健身气功知识荟萃（二）

国家体育总局健身气功管理中心　编

人民体育出版社

编 委 会

出版说明

为充分反映近年来《健身气功》杂志在弘扬中国优秀传统文化、倡导气功科学健身理念等方面所取得的成果，更好地推进健身气功养生文化建设，我们编辑了这本《健身气功知识荟萃（二）》。

本书从文化内涵、机理效果、功法功理、练功诀窍和教学科研5个视角，精选了69篇近年来在《健身气功》杂志发表的代表性文章。这些文章均在尊重原作的基础上进行了必要的取舍，历经编者的遴选、修改和校对等程序，可谓是凝结了所有作者及编者的共同智慧和心血。

作为《健身气功知识荟萃》的续篇之作，本书更加注重把握了文化性，旨在充分体现健身气功深厚的文化内涵；更加注重把握了实用性，力求充分考虑本书的受众面。书中既有学术研究和理论探讨，也有练功诀窍和教学心得，相信无论是健身气功科研、教学人员，还是普通的练功群众，都能从中受益匪浅。

由于时间、篇幅有限，本书收录的仅是部分优秀文章，书中难免也有错讹之处，敬请广大读者批评指正。

目 录

文化内涵

机理效果

功法功理

练功诀窍

教学科研

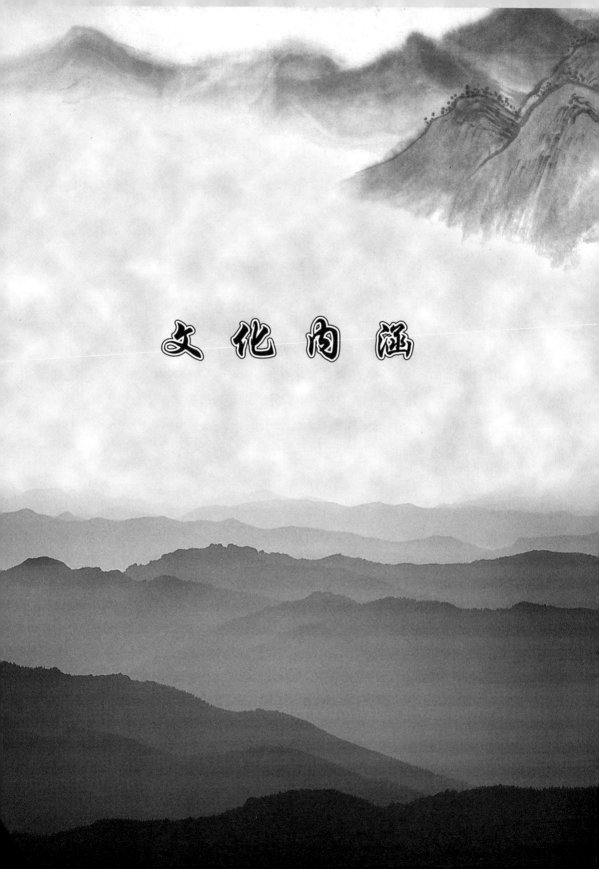

文化内涵

解读文物中的气功

黄　健

一、彩陶盆上的"舞蹈"

彩陶盆，因其内壁绘有舞蹈图画而又名舞蹈纹彩陶盆。1957 年出土于青海省大通县上孙家寨，是迄今为止发现的唯一一件与中国气功起源有关的珍贵文物。

彩陶盆高 14 厘米左右，口径 29 厘米，底面直径 10 厘米，在盆内壁绘有三组相同的黑色图画，每组 5 人，手拉手，面向一致，头侧各有一组同向短斜杠，酷似古人的发辫；每组外侧者的外侧手臂外还画有一道墨线，动态地表现了舞蹈者的动作大而频；下肢的一侧也另有一短斜杠，可能是说明舞蹈者佩有某种饰物。值得注意的是，"发辫"的方向，与"饰物"的方向相反，这也从一个侧面表现出了舞蹈动作大而频的特点。

（一）"舞蹈"产生的背景

据考，此盆为距今约四五千年的新石器时代（也即所谓唐尧时期）的文物。而唐尧时期，我国的中原地区曾洪水泛滥、水患成灾，《尚书》《史记》等对此都有相关的记载。相传由孔子编选的《尚书》汇编了上古历史事件和部分追述古代事迹的著作。该书《虞书·尧典》曰："咨四岳，汤汤洪水方割，荡荡怀山襄陵，浩浩滔天。下民其咨，有能俾乂？"这里的"汤汤""荡荡""滔滔"都是形容洪水汹涌而来的状况，"汤汤"（shangshang）是指大水流的很快，"荡荡，言水奔突有所涤除"，"浩浩，盛大若漫天"，三词连用其洪水之大，灾害之重由此可见一斑。由西汉司马迁撰写的《史记》，是我国第一部纪传体通史，该书《五帝本纪》有一段记载与《尚书·虞书·尧典》极为相似："嗟！四岳，汤汤洪水方割，荡荡怀山襄陵。下民其忧，有能使治者？"儒家经典《孟子·腾文公上》在记载大禹治水时，也谈及了类似情形："当尧之时，天下犹未平，洪水横流，泛滥于天下，禹疏九流。"由此可见，洪水泛滥是彩陶盆诞生的气象原因。

医学常识告诉我们，水灾对于灾区居民而言，其危害远不止即时的"方割""襄陵"，更重要的是水退之后留下的湿气会较长时间存在于灾区，此时的水湿作为病邪，会使人们患上多种疾病。中医学认为，湿作为致病六淫之一，其最大的特性是重着、黏滞，不易祛除，且可停留于人体的多个部位，从而导致各种不同的疾病。常见的如头重如裹、胸闷腹胀、肢体活动不利等。加上上古时期医疗条件有限，此类疾病往往会给患者带来很大的痛苦，于是他们通过各种方式，寻找积极的治疗方法。对此，杂家著作《吕氏春秋·古乐》写到："昔陶唐之始，阴多滞伏而湛积，水道壅塞，不行其源，民气郁阏而滞着，筋骨瑟缩不达，故作为舞以宣导之。"南宋罗泌撰的《路史·前纪》中也有相似的记载："阴康氏时，水渎不疏，江不行其原，阴凝而易闷。人既郁于内，腠理滞着而多重腿，得所以利其关节者，乃制为之舞，教人引舞以利道（导）之，是谓大舞。"而《路史》是记述起自上古的有关历史、地理、风俗、氏族等方面的传说和史事之作。这两段话不但承接《尚书》《史记》《孟子》有关水灾的记载，补充说明了灾区人民患上了由水湿引起的筋骨活动不利、滞着身重类病证，而且为后世展示了患者以"舞"为法，宣导气机、祛除湿邪、活络筋骨的治疗场面。更重要的是，此两者记述的时间上与彩陶盆的"年龄"大致相当，从某种意义上，可以看作是对盆壁舞蹈图画的诠释。这也道出了"舞蹈"产生的直接原因。

（二）"舞蹈"发展的轨迹

"舞"作为动词，有"摇动"的意思；"蹈"古人谓"道也，以足践之如道"；"舞""蹈"连用，前者着重说明手（上肢）的摇动，"蹈"主要说明足（下肢）的运动，而"手舞足蹈"的上下肢运动，必然会带动全身的运动。舞蹈纹彩陶盆的画面展示的也正是快节奏、大幅度的全身性运动。如果湿病患者做此运动，具有利水祛湿，运动筋骨，活络关节等的作用，与《吕氏春秋》《路史》的记载也非常吻合。

气功史的研究表明，这种"舞蹈"是中国各派气功的"鼻祖"。在医学气功方面，最迟于春秋战国时期，上述"舞蹈"已发展为导引按蹻，并与药物、九针、灸焫、砭石一起，成为当时中医临床的五大主要治疗手段。故现存最早的中医经典《黄帝内经素问·异法方宜论》说："中央者，其地平以湿，天地所以生万物也众。其民食杂而不劳，故其病多痿厥寒热，其治宜导引按蹻。故导引按蹻者，亦从中央出也。"而导引出自中央的原因是"地势使然也"。一般认为，这里所说的"中央"地区，正是黄河流域的中部，也就是"汤汤洪水方割，荡荡怀山襄陵"的重灾区。而"导引"的实质是"导气令和，引体令柔"，即通过锻炼使形体柔和，气血流畅。在其后两千多年的漫长发展过程中，导引按蹻与其他医学气功功法一起，被广泛地应用于养生康复、防病治病的医疗实践，并受到广泛欢迎，并在 20 世纪 50 年代，经河北省唐山疗养所刘贵珍等前辈的努力，被国家卫生行政管理部门正式定名为"气功"。稍晚于《内经》的《导引图》则形象地展示了"舞蹈"发展至汉代的盛况。在儒家方面，孔子和他的学生颜回的"心斋"与"坐忘"，变"舞蹈"之"动"为静，既深化了导引的内涵，又拓展了它的外延；这种"静"加上心、息锻炼后，成为后世静坐之典范，更有儒生儒士们"半日静坐，半日读书"。故郭沫若先生说："静坐这项功夫……诸儒是很重视的，论者多以为从禅来，但我觉得当溯源于颜回。"在道教方面，当道士们试图以外丹养生延年失败后，他们转而探求以自身的精气神为"药物"（原料），以丹田"鼎炉"（部位），以意念指导下的呼吸调节为"火候"，在体内练就"内丹"，进而达到养生保健的目的。由于上、中、下三丹田均在位于人体前正中线上，并分属于督、任两脉；又因为在整个练功过程中，意念始终沿任督脉移动，周而复始，如环无端，终结"金丹"，故这种锻炼被名之为"周天功"或"内丹功"。此类功法（习称道家气功）的最大特点，就是所谓"性命双修"。按：性大致上是指人的精神意识活动，命基本是指人的机能，故性命双修大致是说练功过程中同时重视人体的精神和形体。在具体的修炼中又有从上丹田入手的"先性后命"，和从下丹田入手的"先命后性"的派别之异。在佛家方面，佛教自汉代由古印度传入我国以后，与气功双向"互动"，一方面早期佛经中一些与气功相关的内容，如《安般守意经》中的"呼吸四相"等，被练功者所借鉴；另一方面，佛教在其漫长的"属地化"发展史中，"为护法故求长寿命……疗治众病除饥渴……籍外丹修内丹"（《立誓愿文》），即大量地吸取了气功养生保健、延年益寿的锻炼方法，并以此逐渐形成了所谓佛家气功。当上述医、儒、道、释诸家功法与我国传统体育（尤其是武术）结合后，便成为如今正在推广的健身气功。

综上所述，关于彩陶盆与古代气功的关系，我们似可得出如下结论：一、彩陶盆壁上的 3 组舞蹈画面，可能是现存史料中最早的一组与气功起源相关的形体动作，或者是一种气功功法，因此，彩陶盆是研究气功起源的重要文物之一；

二、这种"舞"（也称为"宣导舞"或"大舞"），具有强筋健骨、舒展关节、祛除湿邪等医疗作用，是后世多种气功（尤其是动功）功法的雏形；三、此类"舞"的方法与作用，后被医、儒、道、释各家借鉴后，分别发展为以导引按蹻为代表的医学气功，以坐忘、心斋为代表的儒家气功，以内丹、周天为代表的道家气功，以禅定、止观等为代表的佛家气功，加上广泛地存在于人民大众中间的民间气功，不但极大地丰富了"舞"的内涵与外延，也为民众的养生保健提供了许多有用的方法。

二、行气铭上的行气

行气玉佩铭，一名行气玉铭、行气铭，是一高仅寸半许的十二面中空不透顶小玉柱。据考，这是一件战国初期（约公元前 380 年左右）的文物，也是迄今发现的最早、最直接反映古代气功锻炼的一件珍贵实物，现珍藏于天津博物馆。其上刻有 45 个铭文，正确解读并领会铭文，对于我们了解古代气功的概况，掌握练功，尤其对当今练功中调息吐纳的方法与要领，都有一定的帮助。

（一）铭文解读

郭沫若、闻一多、于省吾、陈邦怀等多位学者曾前后对其进行了释译，气功界比较倾向于郭沫若先生的释文："行气，深则蓄，蓄则伸，伸则下，下则定，定则固，固则萌，萌则长，长则退，退则天。天几春在上，地几春在下。顺则生，逆则死。"（《奴隶制时代》）郭先生在释译铭文后认定，它论述的是古代的导引，而"古人所说的道（导）引，即今人所说的气功"，对行气铭——导引——气功三者之间的关系作了简要的论述。郭氏还认为，铭文讲的："是深呼吸的一个回合。吸气深入则多其量，使它往下伸，往下伸则定而固；然后呼出，如草木已萌芽，往上长，与深入时的路径相反而退出，退到绝顶。这样天机便朝上动，地机便朝下动。顺此行之则生，逆此行之则死。"上述解释在字面上是合理的，但如果结合练功实际细细推敲，则多少有些存疑。首先，要在"一个"深呼吸的回合中，完成如此复杂的过程，除少数训练有素者外，一般练功者恐怕难以实现。再从其中的"蓄"字来分析，也可得出相似的结论，"蓄"有积聚、储

5

藏之意，相当于郭先生讲的"多其量"，而要在一个深呼吸的回合中"蓄"起"多其量"的气，实非易事；如果没有"蓄"，其下的"伸"、"下"、"定"、"固"、"萌"、"长"等环节，就无从谈起。因此，笔者更倾向于认为这是吐纳炼气的几个阶段，或者说它论述的是关于练功吐纳的过程，这个过程大致可以分为三步。

第一步，"深则蓄"，即通过"吸气深入"，使它"多其量"的阶段。其锻炼要领是，通过意守丹田状态下深、长、细、匀的呼吸，把自然界的清轻之气"吸"入丹田；同时，使全身之气向丹田聚集，实现"多其量"而"蓄"的目标。故这一阶段也可称之为养气、聚气。

第二步，从"蓄"到"长"，即使"多其量"之气，开始"伸"，并"定"而"固"，实现"萌"的过程。这个阶段对于呼吸"深"度的要求一般低于第一阶段，但呼吸与意守相结合（也称"意息相随"）的要求较高。随着丹田之气"蓄"而增多，练功者"八触""十六景"等"动触"反应将随之出现，"伸"（舒展）、"定"（停留）、"固"（固定）、"萌"（萌发）等，多与此有关。另一方面，"蓄"积之气还会循经而行，"下"（降落）就是这个意思。这个阶段通常可以称为"炼气"，意思是说与第一阶段重视气的"量"相比，这一阶段注重气的"质"的提高。

第三步，从"萌"至"天"，即"往上长"的阶段。此时，体内"下"降之气，沿着一定的经络，上升至"天"，由此完成行气过程的一个"循环"。

（二）功法推测

关于行气铭讲述的到底是哪种功法，气功界至今尚无定论。笔者赞同以下两说。

一是周天说。周天，是指内丹术中体内之气沿任、督脉周流运转，其中内气仅沿任督两脉运行者，因其范围较小而被称为小周天，如除任督脉外，行气范围再扩大至其他经络者，因内气运行范围大而被称为大周天。上述之第一步相当于内丹术的"筑基"，其结果可使下丹田之气"蓄"；第二步相当于气从丹田下降至会阴的过程；第三步则相当于气从会阴循任脉上升至百会的过程。从铭文"退则天"后面紧接着的"天……地……"推测，两者之间隐去了"天则地"，如果这一推测成立的话，这一阶段还包含了气从百会循督脉下降的过程，也即气循小周天的整个过程。铭文的最后两句似在阐明周天功锻炼的效应与注意事项。"天几春""地几春"也与内丹有关，有认为指上、下丹田，也有认为是百会（昆仑）、会阴（海底）的。但无论哪种说法更确切，指的都是小周天中的部位或穴位，这一点是相同的。天在上属阳，在八卦为乾；地在下属阴，为坤。小周天锻炼时，气沿被中医称为"阳脉之海"的任脉上升直至人体之颠，又循"阴脉之海"的督脉下降至躯干之底，起到了补益正气、通利气血、调和阴阳等作用。"顺则生，逆则死"是练功的注意事项，即认为如果按照其要求去做就顺利，反之亦反。

二是吐纳说。此说更接近郭沫若先生的解释，即认为铭文说的不是一个特定的功法，而是气功锻炼中的吐纳——呼吸锻炼的方法与过程，只不过不是如郭先生说的"一个回合"，而是一系列复杂的过程。从"深"、"蓄"、"伸"、"下"、"定"、"固"、"萌"、"长"几个关键字分析，铭文讲述的是练功过程中由浅（呼吸）入深（呼吸）、由单纯的呼吸到与意念结合的腹式呼吸锻炼的过程，这个过程通常需要较长时间的刻苦锻炼，这种状态的吐纳多用于静功锻炼中。按：关于练功中吐纳的重要性，古今气功家都十分重视，早期气功文献中就有许多论述，如《道德经》有"绵绵若存，用之不勤"等对吐纳要求的论述；《庄子·刻意》有"吹呴呼吸，吐故纳新"等对吐纳作用的记载，而同书《大宗师》之"真人……其息深深。真人之息以踵，众人之息以喉"，说明了经常练功的"真人"的吐纳特征及其与常人的区别；孔子师徒的"心斋""坐忘"则将吐纳与调心结合，使吐纳得到进一步的完善；《汉书·王吉传》之"吸新吐故以练藏"，认识到了不同的吐纳可以对脏腑功能起到不同的作用，对后世的气功应用产生了很大的影响；陶弘景在《养性延命录》中提出的"纳气有一，吐气有六……吹、呼、唏、呵、嘘、呬"，便是流传至今的六字诀。近现代气功家对吐纳同样非常重视，新中国医学气功奠基人之一的刘贵珍，在他整理的内养功中的三种不同类型的呼吸方法，为古代的停闭呼吸注入了新的内容，它们具有可操作性而广泛运用于医疗实践。气功科研事业开拓者之一的林雅谷等，从自主神经对内脏的调节作用的角度，诠释了练功过程中呼吸的生理作用，认为练功者吸气（纳）时，交感神经张力升高，由此引起诸如心率加快、血压升高等使人兴奋的现象；反之，呼气时自主神经中的副交感神经张力升高，由此引起诸如心率减慢、血压降低等使人趋于平静的现象，也是多数气功所追求的吐纳方式，也与铭文之意较为吻合。

总之，早期气功文物《行气玉佩铭》短短45字铭文，论述的是气功吐纳的内容。从文字来看，它讲述的是"深呼吸的一个回合"；从操作层面分析，它阐述的是吐纳炼气的几个阶段，其中关于聚气、炼气、行气等的原则和方法，可应用于多种气功功法，尤其是静功功法中；从成套功法的角度分析，铭文讲的是小周天功的一个完整的过程。

三、导引图上的导引

中国气功在长达四五千年的发展过程中，曾留下了多个珍贵的导引图，如马王堆出土的《导引图》、陶弘景的《导引养生图》、《隋书经籍志》中的《导引图》和《导行图》、《崇文书目》上的《六气导引图》和《黄庭五脏导引图》、《万寿仙书》中的《诸仙导引图》等。然对于气功而言，其中最值得研究的当属1973年长沙市郊马王堆三号汉墓出土的《导引图》，这是现存最早的气功导引图。此图出土时已非常残破，无作者、题跋，也无名称，现名是修复后根据内容而定的。原图长约100厘米，高约50厘米。与《导引图》一起出土的还有《却谷食气篇》《养生方》等文献，也与气功有关。全图分四行绘有40多个导引图像，其中有的图像旁标有文字，这些文字涉及动作、呼吸与治病等；也有的持有器械。据考，马王堆三号汉墓的墓主为当时长沙丞相的儿子，葬于公元前168年，时值西汉。细细解读该图，可以帮助我们了解汉代及其此前气功发展的概貌。

（一）导引的含义

导，古作"導"，意同"引"，本义为以手牵引，故《说文解字》谓"导，引也"；"引"的本意为拉开弓，《说文解字》谓"引，开弓也"。"导引"作为一个词语意为"领路、带路"；作为一种养生方法，有"导气引体"之意，相当于我们现在所说的气功，但有广、狭义之分。广义的导引泛指包括动、静功在内的整个气功，故郭沫若先生在《奴隶制时代》中指出："古人说的道（导）引，即今人所说的气功。"狭义的导引仅相当于气功中的动功，也即王冰之所谓"摇筋骨，动肢体"（《补注黄帝内经素问》）。显然，《导引图》中的导引无论是徒手导引还是持械导引，都是狭义的导引。尽管我们无法看清具体的导引方法（动作），但从整个画面的形体动作来分析，该图反映的不是一套完整的导引方法，而是多个导引法的掠影，与彩陶盆上单一的"舞蹈"相比，这些动作可以用"丰富多彩"来形容，特别是其中的持械导引和仿生导引。在为数不多的持械导引中，以持棍者最易看出，但据专家分析，还有持盘、球、袋者，这在气功发展史上也是十分少见的。以笔者之见，可能和多种武术项目有关，应该也是健身气功·太极养生杖的主要依据之一。所谓仿生导引，是指导引时的动作模仿某些动物，这是图中三大类标题文字的重要内容之一，如："蚕登"、"䧿北"、"熊经"、"鹞"等。其中的蚕即龙、䧿为鹞（雀鹰的通称）、北为背的本字、鹞古指猛禽，也就是说，《导引图》上的这些文字标题都是动物名称及其动作特点，爱好者可以据此举一反三，加以发挥。按：仿生功法及其作用的记载最早见于《庄子》，该书《刻意》篇谓："吹呴呼吸，吐故纳新，熊颈鸟伸，为寿而已矣。此导引之士，养生之人，彭祖寿考者之所好也。"意思是说，具有吐故纳新作用的呼吸锻炼，结合模仿熊鸟类动物的形体运动，能使人延年益寿，是彭祖那样爱好导引、养生的人所喜欢的。《淮南子·精神训》在此基础上补充了"凫浴蝯躞，鸱视虎顾"四个动作，使之更加完善。据推测，名医华佗正是以此为蓝本，结合自己的观察与练功体会，创编了被誉为成套仿生动功之祖的五禽戏。从某种意义上可以认为是前华佗时代的"五禽戏"，也是健身气功·马王堆导引术"先祖"。

（二）导引的方法

古今的导引方法数不胜数，且各不相同，但究其基本"元素"，则不外形体、呼吸、意念的调整（即所谓"三调"），只是动功重视其中的形体调整，静功重视呼吸与意念的锻炼。从现有的资料来看，原始的导引只强调形体锻炼，如《吕氏春秋》中的"舞"，《路史》中的"大舞"，彩陶盆上的舞蹈画面等。但最迟于春秋战国时期，这种"舞"已由单一的形体运动——调身，发展为三调齐全的心身锻炼方法，成书于这个时期的中医经典《黄帝内经》首次明确地将"导引"用于医疗，是现存医学文献中最早将导引作为"常规"措施应用于临床者。《黄帝内经素问·上古天真论》把导引的主要"元素"归纳为"呼吸精气，独立守神，肌肉若一"。其中的"呼吸精气"指的是呼吸锻炼，"独立守神"是指意念锻炼，"肌肉若一"即指形体锻炼时全身肌肉骨骼高度协调如一的状态，表达了三调的意思。《导引图》虽然没有表述的如此明确，但在画面上为一些呼吸方式的文字标题中有所反映，如"卬謣"、"爰嘑"等。按：卬即仰，謣、嘑即呼，爰即猿。它似乎告诉我们，形体动作要与呼吸结合，而这种结合是必须在心神（调心）的主导下进行的，也就是说，画面及其文字中隐含了三调的内容，这种含蓄的表达法，在后世的气功著作中屡见不鲜。据此，有学者认为，《导引图》上的导引涵盖了当今推广的所有健身气功的功法。但纵观气功发展的历史与现状，具体的导引方法远比《导引图》要多，《导引图》所记载的导引法仅是对汉以前功法的概要性描述，或是对当时某些练功场景的图述。如传统气功调身虽有坐、站（立）、卧、行的练功"四威仪"之说，但实际应用时远不止这四种，静功常用坐、立两势；动功则可概括为仿生类、行走类、体操类、舞蹈类及自我拍打按摩类等。其他"两调"也有众多的种类、方法，正是由于这些"三调"具体方法的不同"排列组合"，才形成了中国气功丰富多彩的功种功法；而健身气功的功法便是从这众多的功法中，经专家"去粗取精、去伪存真"的加工过程提炼而成的。

（三）导引的作用

导引的作用，晋代葛洪在《抱朴子》中认为，主要在于"疗未患之疾，通不和之气"，这和我们现在所说的养生保健、防病治病，如出一辙。按："疗未患之疾"指的是防病，也就是如今中医又一次强调的"治未病"之意。"通不和之气"兼有防病和治病双重含义，中医有"百病生于气"的说法，气血不和是众多疾病发生、发展的主要原因之一；反之，使气血调和、运行通畅是治疗疾病的重要手段。《导引图》中有不少"引"字题，即标题的文字中包含一个"引"字，说的基本上是导引的治疗作用，如"引聋"、"引贵"、"引郄痛"、"引肤责"、"引炅中"、"引温病"、"引脾痛"等。其中贵系颓、郄为膝、肤责指积、炅乃热，即所"引"的都是病，此"引"似多含"退"意。

总之，《导引图》为我们展现的是气功发展至西汉的盛况。这种盛况主要表现为，功法大大增多，三调趋于成熟，应用范围扩展。此外，从墓主的身份也可以推测，气功（导引）在当时是受人欢迎的健身方法。

从《内经图》看健身气功养生智慧

欧良树

《内经图》又称为《内景图》《延寿仙图》，被誉为"中华养生第一图"。它深入解析了"不求外物，反求自身"的"长寿密码"，是传统养生家千年不外传之秘要图式。图中每个人物都配以注文，每个细节都饱含深意，并暗藏儒、道、释、医思想、天人合一观念，让人叹为观止，也让每一个养生功修炼者都不禁赞叹其创作者的丰富想象力、严密的逻辑性以及无私的传承态度。

一、《内经图》名称的含义

《内经图》三个字是"小周天体内循经图示"的意思。它所示的是传统养生修炼原理，重点展示的是精气循行于任督二脉的具体情况。督脉是人体奇经八脉之一，它总督一身之阳脉，手足三阳经皆与督脉相交会于大椎，并联于脑，所以督脉被称作为"阳脉之督"，备受养生家重视。而任脉在奇经八脉中有总任一身阴经的作用，它与全身所有阴经相连，凡精血、津液均为任脉所司，所以它被称为"阴脉之海"，也是备受养生家重视的经脉之一。按照易学"阳顺阴逆"的原理，养生修炼则要意引精气顺行于总督诸阳经的督脉，然后再逆行于总任诸阴经的任脉。这样不断后引上升之精气，前送下降之精气，便完成了一次小周天修炼。

那么，普通人的任督二脉是否通畅？其实，只要在不生病的状态下，不但任督二脉是相通的，就是十二经脉也是相通的。真有经脉不通，就会患病甚至死亡。传统养生功所说的打通任督二脉是指使任督二脉更畅通，可以高速运行精气。平时的经脉通路是扁平的管道，只有使任督二脉的管道成为圆形才能高速传输精气。这才能冲开所有的奇经八脉与十二经络。所以，若要谈养生，重点要研究《内经图》关于奇经八脉之任督二脉的养生机要。由此可见，在传统的养生修炼中，经络系统的作用更为重要，佛、道、儒、医、武各家均是如此，其中道家讲究"炼精化气，炼气化神，炼神还虚，炼虚合道"，在百日筑基的"炼精化气"过程中，就是将人体内的精微能量转化为气息先循行于任脉和督脉构成的"小周天"中，由此再进入十二经脉系统的"大周天"内。当大小周天均修炼打通而运行无阻时，身体就会百病皆消。因此，习练健身气功也不妨从中借鉴有益的方略。

二、健身气功的起势

目前编创的九种健身气功的起势，不管是双阳掌、双阴掌，或半阴半阳掌，双手都是起到胸前或膈肌部位，意为气动之火是从心神开始，也就是这张《内经图》喻示传统养生功法的下手处——《刻石儿童把贯串》。《刻石儿童把贯串》代表的是心神，这是健身气功锻炼的起点，只要清静调心，让心神安静下来，才能进入健身气功锻炼之门。这里面有三层意思。

第一就是开始练功时，一定要像儿童一样无忧无虑，什么杂念都没有。如导引养生功十二法开始默念的口诀"夜阑人静万虑抛，意守丹田封七窍。呼吸徐缓搭鹊桥，身轻如燕飘云霄"，第一要求"万虑抛"。

第二就是不管练什么功法，只要一动全身都动。"动生阳"说明，只要功法开始就需要有充足的阳气来助动。我们知道儿童特别是婴儿，古人称之为"纯阳之体"。只要留神，你就会发现，小孩子哭叫一整天嗓子都不会哑，这就是元气充足的表现。儿童常常心生欢喜，喜悦也正是体内阳气充足的一种外在表现。所以学练健身气功时都要面带微笑。小男孩在没有任何欲望的情况下阴茎会勃起，这表明肾气充足。纯阳之体印证一个道理，人体是内外相应的，内心光明清静，外在自然元气充沛，阳气充足，则体力精力旺盛。这就是健身气功起势时的练功状态。

第三就是《内经图》下手处——《刻石儿童把贯串》的意喻。首先，"刻石儿童"代表的是心神。《黄庭内景经》经文说"肺部之宫似华盖，下有童子坐玉阙"，"窥视天地存童子"，皆是将心神喻为儿童。"刻石"又是什么意思？由于古人以圭表测日影时，将一年中日影最长处刻于石圭上，以代表此时为冬至交时之刻，为新的一年的起始。"刻石儿童"则喻示小周天运行起始于心神。其次，"把贯串"是以金钱来喻示健身气功所炼之精气，此处还有将二十八宿依次相连的含义。也就是说，该图喻示的小周天锻炼是按二十八宿的运行顺序修炼的，即按照天道的运行顺序修炼，也就是我们常说的"天人合一"。同时，儿童手握两颗星，使贯串的只有六颗星，古人把这叫作"南斗"六星，相对儿童放掉一颗星就变成"北斗"七星。北斗运转，众星移动，四季更替，所以北斗代表时间，对应于万物的荣衰兴亡；南斗出现，则新的一年又开始了，所以南斗代表天地间一阳初生，万物又开始欣欣向荣。所以，古人有"北斗主死，南斗主生"的说法。这就喻示我们学练健身气功，要经常反复练，不要三天打鱼两天晒网，要持之以恒，像"南斗六星"那样欣欣向荣，蒸蒸日上。

总之，"刻石儿童"喻示滤心静神，返还先天起初本真面目。更明确地说，就是习练健身气功时，首先要滤心静神，排除心中杂念，"炼己筑基"。"炼己筑基"又叫调心。调心也是《道德经》中所说的"清静无为"；调心时就是有天大的事也要放下，让心里没有一粒尘埃。实际上，调心就是健身气功的起始，又是健身气功的最终目的。

三、健身气功的呼吸方法——铁牛耕地

"铁牛耕地"属于一种特殊的腹式呼吸方法。常见的呼吸方法主要有两种：胸式呼吸和腹式呼吸。胸式呼吸以肋骨和胸骨活动为主，吸气时胸廓前后、左右径增大。由于呼吸时空气直接进入肺部，故胸腔会由此而扩大，腹部保持平坦。这也是我们现在一般采用的呼吸方法。腹式呼吸以膈肌运动为主，吸气时胸廓的上、下径增大。腹式呼吸时，横膈肌会下降，腹压增加，感觉空气直接进入腹部，这时若把手放在肚脐上，会感觉到手上、下微微抬放。腹式呼吸可分为顺呼吸和逆呼吸两种。顺呼吸是在吸气时轻轻扩张腹肌，在感觉舒服的前提下吸得越深越好；呼气时再将肌肉放松。逆呼吸则相反，在吸气时轻轻收缩腹肌，呼气时再将它放松。逆呼吸与顺呼吸的细微差别是：逆呼吸只涉及下腹部肌肉，即紧靠肚脐下方的耻骨区。吸气时轻轻收缩这一部位的肌肉，呼气时放松。呼吸在这种方式下会变得轻缓，只占用肺容量的一半左右。所以古人常说："深深吸来，缓缓吐，后天之气引动先天之精"，"呼吸到脐，寿与天齐"。那么，何为"铁牛耕地"呼吸法？

生活在城市中的现代人可能没有见过黄牛（或水牛）耕地的情景，所以很难理解"铁牛耕地"的真实含义。其实图中"铁牛耕地"就是喻示健身气功锻炼中的正确呼吸方法。

将这张《内经图》看成一个面朝左背朝右侧面盘腿而坐的人形，则"铁牛耕地"图的位置正好位于人体的小腹部位。这就启示我们习练健身气功时应采用腹式呼吸，并且是以小腹部的扩张与收缩作为动力。有经验的农夫用牛耕地是不紧不慢的，力气也是很均匀地、慢慢地向前行进。虽然速度不快，但却在速度与力度上始终如一，这就是会耕地。如果犁刀深或浅不均匀，速度有快有慢的话，这块地肯定是耕不好的，说明他不会耕地。这种耕地的力度与速度正是健身气功习练中腹式呼吸所需的状态。用铁牛耕地比喻练功时的呼吸，是在重点强调腹式呼吸的力度要始终保持适度，而且坚持不懈，就是强调腹式呼吸要始终保持既不过大也不过小，且力度要持之以恒。如《老子》中所说的"虚其心，实其腹"。虚其心是说习练时心胸要放松，清静，自然无为；实其腹是说腹式呼吸无论吸气还是呼气，都要让腹部保持均匀的力度，有坚实的气感，但这种力度又并非是有意识的用力，或者刻意地用力，而是自然地习以为常地保持的。

四、健身气功中"气沉丹田""意守丹田"的功用

仔细观察可以看出，《内经图》中下丹田的位置是位于脐后脊前，前七后三的肾下方，从该图与《织女运转图》的比较可以知道，下丹田与人体双肾的大小差不多。丹田是"性命之根本"，它分为下丹田、中丹田、上丹田，分别储藏"精、气、神"三宝，人的体魄强弱，生死存亡，全仰赖丹田元气之盛衰。健身气功的"气沉丹田""意守丹田"指的都是下丹田。所以，下丹田也称为正丹田，它是健身气功习练中一个非常重要的位置。可见，《内经图》给我们感悟健身气功"气沉丹田""意守丹田"，提供了难能可贵的思维途径。

古人认为下丹田和人体生命活动的关系最为密切，是"性命之祖"、"生气之源"、"五脏六腑之本"、"十二经之根"、"阴阳之会"、"呼吸之门"、"水火交汇之乡"，是真气升降开合的枢纽，是汇集、烹炼、储存真气的重要部位。这些观念与《内经图》、健身气功对"丹田"的认识相一致。这些一致表现在以下四点。

　　首先，意守丹田主张相一致。历代养生家都主张意守丹田，因为这个部位对人体生命活动的关系最为密切。它位于人体中心，是任脉、督脉、冲脉三脉经气运行的起点，十二经脉也都是直接或间接通过丹田而输入本经，再转入各经所属之脏腑。俗话说："天有三宝日、月、星；地有三宝水、火、风；人有三宝精、气、神。"精、气、神在传统养生理论中是作为人体生命的三个基本要素出现的。其中精、气是生命活动的物质基础，而神则被视为生命活动的外在表现或称为生命结构的总体功能信息。三者之间具有互相滋生的内在联系：精充气足则神全，神躁不安则伤精耗气；精气不足，神也易浮躁不宁；只有精、气、神充盈，机体的生命活动才可能在健康状态中运行。

　　其次，是对丹田的作用认知相一致。养生家认为，丹田是真气升降、开合的基地，也是男子藏精、女子养胎的地方。人的元气发源于肾，藏于丹田，借三焦之道周流全身，以推动五脏六腑的功能活动。人体的强弱、生死存亡，全赖丹田元气之盛衰。所以历代养生家都非常重视保养丹田元气。丹田元气充实旺盛，就可以调动人体潜力，使真气能在全身循环运行。"意守丹田""气沉丹田"就可以调节阴阳，沟通心肾，使真气充实畅通八脉，恢复先天之生理机能，促进身体的健康长寿。下丹田前通脐，后通肾。由于肚脐是胎儿在母体中存活的根蒂，肾为人的精、命之本，所以，"意守丹田""气沉丹田"时，一吸则百脉皆合，一呼则百穴皆开。呼吸之间便可不断增长元气，进一步调整经脉的畅通。

　　第三，"意守丹田"时坚持"天人合一"、阴阳变化相一致。太极图中的阴阳鱼形是那么柔软和谐，渐升渐降，阴中有阳，阳中有阴，阴阳相抱，首尾相连。人体也是这样，阴阳不能冒尖，一冒头不是寒就是热；五行不能冒头，一冒头脏腑之间的协调关系就打乱了。虽说生命的本质是一股有形的阳气，但是这股阳气应当是柔顺温煦的阳气，而不是亢烈桀骜不驯的阳气。阳气不能总是升发不降，居高不下，生命形成，生命自稳，个体维系更讲究阳气的沉降收藏——"气沉丹田"。常言道"天之大宝，只此一丸红日"，一丸红日高悬天空；"人之大宝，只此一息真阳"，一息真阳下藏于丹田。作为生命个体，"阳气贵降不贵升"，阳气一定要降下来，才能形成脏腑躯体结构，才能维持机体内环境稳定，才能在"天人合一"中独立为人，否则就羽化、气化，融合在天地之间，谈不上个体生命了。

　　目前气候变暖致使自然界阳气升多降少，对五脏影响很大。乱心神，上肝火；肺、肾"失道寡助"，肃降、潜藏不能充分得到秋凉冬寒的"天助"。人体阳气该降不降，就是"内奸家贼"搅得人不能安生。阳气不老老实实待在自己的位置（丹田部位），分布不均匀，总是升多降少，漂浮在上面而引起上热，常见心烦失眠，口干口苦，口疮口臭，头胀痛，血压升高，疮痈肿毒等；下面则会阳气相对不足，形成下寒，常见畏寒怕冷，夜尿，骨质疏松，不孕不育，闭经痛经，腹泻便烂等。

第四，"意守丹田"与现代医学理论与实践相一致。从生理解剖学的角度来看，下丹田的左右是输尿管，上方是肾脏与肾上腺；左上方为脾胃，右上方为肝胆；正下方为小肠，再往下是膀胱，膀胱下面则是睾丸和附睾；下丹田处的水平位置有横结肠，脐上一点是胰脏，左下方是降结肠，右下方是升结肠，十二指肠在此窍穴的右方纵穿而过；再往前的分层空间是动脉和静脉的交叉处，下丹田的后分层空间是太阳神经丛及性腺神经的部位；最后面的分层空间正对位是腰椎骨，下部则是骨盆。正是由于下丹田所处的位置特殊，使意守丹田可以调动起全身各部位、各层次的相互联系，从而激发生命力。又由于下丹田与肾、胰、肝、髓皆可通过植物神经进行联系，性腺还与脑垂体发生连锁性的条件反射，所以意守下丹田可以增强性腺功能，还能使之反馈到下丘脑的植物神经中枢，增强植物神经功能，强化内分泌系统的功能，新陈代谢、免疫能力以及应急能力也都会得到增强。那么，习练健身气功怎么达到"气沉丹田"呢？一句话，"吸气时想着命门，呼气时想着丹田"，这也叫"丹田呼吸法"。

通过对《内经图》这一传统养生文献研究，我们发现，目前国家体育总局编创推广的9套健身气功功法富含传统养生文化精髓，这不仅充分反映出这9套功法的历史继承性，而且也提示我们要更加深入地挖掘这9套功法深厚的文化内涵，以让它们能在新的历史时期发挥出更加积极的作用。

儒家文化与健身气功

司红玉

健身气功是一项通过调身、调息、调心锻炼，改善人体系统功能状态，提高身体健康状况，使身心臻于高度和谐的民族传统体育项目，是中华悠久文化的组成部分。既然健身气功是悠久文化的组成部分，那么它以什么样的具体内容体现传统文化？什么样的传统文化又与其相对应呢？笔者以儒家文化中的德性伦理、格物致知、理学等观点为切入点，紧紧围绕以上两个问题进行研究，认为孔子的德性伦理思想丰富了健身气功练功要素（涵养道德）的内容；儒家的"格物致知"理念是学习实践健身气功的重要方法。

一、孔子的德性伦理思想与健身气功

我国哲学家冯友兰先生认为："中国文化的精神基础是伦理，不是宗教。"英国哲学家罗素在《中国的问题》一书指出："中国至高无上的伦理品质中的一些东西，现代世界极为需要。这些品质中我认为和气是第一位的，这种品质若能为全世界采纳，地球肯定会比现在有更多的欢乐祥和。"由此可见，要研究健身气功与中国文化的关系，首先应该以伦理思想为研究起点，而儒家德性伦理思想则是基础之基础。

"德性"一词首见于《中庸》，"故君子尊德性而道学问……"，意思是君子既要尊德性，又要讲求学问。而德性伦理"是指以个体或共同体品质为核心，以社会关系中的人为本位，以实现人的幸福生活为目的，以和谐为最高范畴的伦理道德体系"。孔子将德性伦理思想主要概括为"仁"，唐代韩愈对孔子所说的"仁"作了高度阐释，指出"博爱之谓仁"。仁者，就要有一片爱心，胸怀广阔，淡泊名利，心理平衡，这些都是长寿的根本，由此得出"仁者寿"的观点。"仁"在这里不仅仅是单纯的情感意志，更是一种普遍性的生命沟通和维护。

"它要求主体双方都把对方当作与自己一样的有血有肉，有情有爱，有着深切的渴望尊重之人，以求敞开情怀，进行情感的交流"。这样就可以摆脱狭隘的本能而与社会融合，以求生命的延寿，实现无限的价值。

健身气功与"德性"有着天然的联系。健身气功作为民族传统体育项目，是一种"特殊的体育项目"，是追求一种比一般体育意识更高的长寿意识。"求延寿之意识，则为求生命自身之延续其历程，至于长久而不断……"由此，求延寿之意识，本身是一种"善行"，是"自身善"。而"善"又属于"德"的范畴，自然作为"求延寿之意识"的体育项目——健身气功，天然就要有"德"的内容。所以，在健身气功习练三要素之一的调心中就有涵养道德的要求。由此可见，孔子的德性伦理思想丰富了健身气功习练要素的涵养道德的内容，使其理论更加系统与完备。

二、"格物致知"与健身气功

朱熹说："人入德处，全在致知格物。"之所以把"致知格物"当作"入德"处，是因为从伦理学的角度讲"致知格物"乃是要明了道德的自然根据。"格物致知"是中国古代儒家思想中的一个重要概念，也是儒家认识世界的一种方法。"'格物'就是穷尽事物之条理，从而达到清楚地认识外在的客观世界和事物；'致知'就是通过理性梳理而掌握客观知识和规律，并且将之运用到自身的养生实践中去。"那么，"格物致知"的过程实际上既是对事物的认识过程，也是自我存在状态的感受过程。运用"格物致知"的观点，从主客体关系的角度分析，习练者（主体）与健身气功（客体）实际是要先格养生文化之理，而后才能致知，使养生实践得以运用。具体过程可以认为是"物格而后知至，知至而后意诚，意诚而后心正，心正而后身修……"也就是说只有心正（使心灵从外物的依附中解放出来，与当下所做的每一件事都能集中精力），才能身修。

将"格物致知"运用到养生上，杜光庭提出"理心至和"的养生观。他在《道德真经广圣义》指出只有"心正"才能"安静心王，抱真守道"。怎样才能"心正"呢？这需要用"格物"，"养护本心的方法没有比淡化欲求更好的了，欲求淡化一分，则本心光一分；本心愈明，其淡化欲求的力量就愈大。所以'寡欲'和'养心'是交互为用的。"这里的"本心"与"心正"有相通的意思，突出只有寡欲，才能在习练健身气功中更好地调到"心正"状态。

程伊川也认为，"或曰养心，或曰养气，何也？曰：养心则勿害而已，养气则在有所帅也。"勿害其心在寡欲，进而通过"致知"强调寡欲在习练健身气功中的重要地位。那么，寡欲与心静、德、寿是什么样的关系呢？还需要进一步"格物"："内静以修德则德善而康，外求人欲则德亡而病。""夫虚静恬淡、寂漠无为者，天地之平而道德之至。……忧患不能处，年寿长矣。"从中可"致知"，寡欲才可心静，心静才可获德、寿，因为心静本身才能使气理平和，达到养阳气的目的。它们是互相制约、互相联系的一个整体，任何一个因素的变化都会导致不同的结果。

习练健身气功具有调心功能。心静时，会使心更"静"，很快就使心与意相通，意与气相合，以此改善血液循环，提高锻炼效果；心不静时，可以用"调息、调身"的方法排除杂念，达到心静的目的。这样，长期的"静"就能转化为养生技术"静谓根也。根安静，柔弱处下，故不复死"；"能安静者，是谓复还性命，使不死"。心灵的静，正是健身气功的根基和养生技术，只有这样才能做到"心息相依"，正如清代薛阳桂在《梅华问答篇》中指出的"心静自然息调，息调自然神凝，所谓心息相依，息调心定者也"。用"格物致知"法来分析长期习练健身气功的功效，可以用"道血气，以求长年、长心、长德。此为身也"来形容。具体到实践中是"学之以道，其人道；学之以德，其人德；学之以善，其人善；学之以至道善德，其人到老长，乃复大益善良"。表明在习练健身气功时，不仅要学功法之"道"，还要学"德""善"之举，才能"令明得阳遂""长寿身不败"。从这个意义上说，道、善、德也是养生技术，是健身气功文化应有之意，这是用"格物致知"法践行健身气功文化的结果。

健身气功器械类功法历史探寻

王 林

古人利用或配合器械进行健身养生的实践活动比较多见。这里，笔者从浩如烟海的史籍记载和养生实践中探寻了部分器械类功法，希冀为健身气功器械类功法的创编提供参考。

一、马王堆《导引图》与器械养生

众多学者对马王堆《导引图》的分析研究认为：我国古代进行养生实践的几种主要运动形式，"根据不同的特点可以分为呼吸、肢体、器械和治疗等功法"。从这一结论可以看出，马王堆《导引图》除徒手导引外，器械运动在西汉时期已经用于人们的健身养生活动之中，主要有棍杖、圆形球、盘形与袋形等辅助锻炼器械。

马王堆《导引图》中以棍杖作为运动器械的，如文字说明为"以丈（杖）通阴阳"图，具体做法是"作屈身转体运动状，双手持杖，两手左上右下"。这种练习形式在健身教学中也经常采用，可以有效地加大腰椎的活动范围，并对肩部的柔韧性有一定的帮助。以盘形作为运动器械的，如"螳螂"图，具体做法是"作体侧运动，双手斜举，双目注视盘形物"。以球形作为运动器械的文字说明已经残缺，"似作折腰式转体运动，脚下有一球状物已残缺"。而利用外物以帮助支撑自己的身体进行锻炼在马王堆《导引图》中出现了，这一做法与《修真秘要导引图》中第38式"仙人脱鞋"极其相似，具体做法是手扶墙进行踢腿或拉伸下肢关节，类似于我们现在的手扶肋木所进行的练习，这一练习方法在今天的体育锻炼、教学或康复医疗中已经十分普遍。以袋形作为运动器械的，如文字说明为"引肤责（积）"，具体做法是"双手持一袋状物，上绘小圆圈，仿佛是象征性的小沙子"。从马王堆《导引图》中可以看出，在西汉时期，人们已经意识到器械在健身养生中的积极作用，尽管运用器械只占整个《导引图》不到10%的比例，但为后世的健身养生等提供了极其有益的启示。

二、《引书》与器械养生

1983年底至1984年初，在湖北江陵张家山汉墓出土的竹简中，有《脉书》和《引书》两部医书。《引书》是用文字来详细说明导引的各单势动作，以及治疗疾病的导引方法。此外，《引书》还分析了人体得病的原因，指出"人之所以得病者，必于暑湿风寒雨露，腠理启阖，食饮不和，起居不能与寒暑相应，故得病焉"。根据《引书》记载，我们发现古时人们利用或借助器械进行导引养生的形式比较多见，所借助的器械种类也各有不同，而且有的器械在《引书》中不止一次出现。现将其列举如下。

①水。如："引痹病之台（始）也，意回回然欲步，……溃产（颜）以塞（寒）水如粢（餐）顷，去水，以两手据两箅……"

②杖。如："病瘘（?），引之之方，右手把丈（杖），乡（向）璧，毋息，左足踕璧，卷（倦）而休；亦左手把丈（杖），右足踕璧，亦卷（倦）而休。"

③悬板。如："若两足步不能钩（勾）而 （膝）痛，两 善塞（寒），取木善削之，令取大把，长四尺，系其两端，以新 县（悬）之，令其高地四尺，居其上，两手空 而厥之，……"

④木柱。如："引 （膝）痛，右（膝）痛，左手据权，内挥右足，千而已；左（膝）痛，右手据权，而力挥左足，千而已。"按：权当为木柱。

⑤蹴鞠。如："支（肢）尻之上甬（痛），引之，为木谈（ ）卧以当甬（痛）者，前后摇之，三百而休。"

⑥饭。如："益阴气，恒坐夸（跨）股，勿相悔食，左手据地，右手把饭，垂到口，因吸饭气，极，因饭之。"

《引书》的挖掘和研究，无疑为西汉时期的健身养生术中存在器械练习的方法提供了又一有力的证据。但是，这里的器械仅仅是作为辅助，且以拉伸关节和按摩作为主要练习形式，并多为医疗服务设计的。当然，根据当时的生产力水平和医疗条件，也可以认为是人们所进行的一种日常锻炼活动，以增强机体抵御疾病的能力。

三、五禽戏与器械养生

五禽戏是汉代的著名神医华佗创编，是一种模仿五种动物动作和神态的功法，由虎、鹿、熊、猿、鸟五戏组成。模仿动物的功法早在汉代之前就有，如《庄子》中就有"熊经鸟伸，为寿而已"的记载。华佗的功绩在于将以前的功法进行了系统总结，并组合成套路，通过口授身传的方式进行传播。五禽戏具体功法开始并没有文字流传，到了南北朝时期，陶弘景的《养性延命录》用文字进行了描述，如"猿戏者，攀物自悬，伸缩身体，上下一七，以脚拘物自悬，左右七，手钩却立，按头各七"，而在《云笈七签》中也有类似的记载，"猿，戏者。攀物自悬，伸缩身体，上下一七，以脚钩物自悬，左右七，手钩七立，按头各七"。后人根据其描述绘制了具体的练习形式。关于五禽戏的相关文献，在明周履靖编辑的《赤凤髓》、曹若水增辑的《万寿仙书》中都有记载，且文字说法基本一致略有出入。这种练习有点类似现在的引体向上，不仅能起到克服自身重量、改善肩关节柔韧性的作用，而且对身体的力量也起到了较好的锻炼作用。这是当时的人们进行仿生健身的一种形象描绘，尽管是一种原始的象形思维，但是已经反映出汉代的人们利用器械进行健身养生的理念。此外，在四川民间流传的《五禽气功》中也有利用器械辅助进行练功的用法。这种功法在各式动作进行练习时或练习后均要借助于沙包、木棒等进行拍打。例如，练习虎功拍打前需要进行翻砂袋的练习，练完鹤功时进行拍打"还需练习原木球棍抵胸口，以增加胸口对外界刺激的抗力"等。

四、《万育仙书》与器械养生

《万育仙书》相传为明末清初医家曹无极所著，是我国最重要、最有影响的古代气功典籍之一，流传至今的许多功法多依此书。书中《诸仙导引功法》中记载："背手立住，以拐顶腰，左边靠之，运气一百零八口，分三咽后用膝跪下，扫地摆进数次。左右同。适应症：腰背疼痛。"这一做法与《修真秘要导引图》中第35式"神仙靠拐"也具有较高的相似性。这种练习方法实质上是利用杖的按摩特点进行锻炼，以符合持久、有力、均匀、柔和的刺激要求，达到功力"深透"的效果，从而取得较好的疗效。

五、太极养生系列器械与器械养生

在太极系列器械中，目前用于健身养生的形制主要有太极棒。太极棒，又称太极尺，是我国民间流传的传统健身法，其外在形制虽不尽相同，但功理一致，主要采用转、卷、倒、摇、绞、缠、拧、抖等方法进行练习。当代已故的百岁老人赵中道擅长此功，他在太极棒的继承发展和传播上做出了贡献。"赵中道先生在 1928 年关东印书馆出版的《太极柔术说明书》序言中介绍：'余民国成立，游历京门，经契友保荐参谋部调查职员，于三年间遇友人介绍西城王永福先生，说给太极功法内功。'" 1942 年出版《太极柔术简章》；50 年代，他在北京创办健身社，大力推广和普及太极棒；1961 年在香港出版《太极尺研究》一书；70 年代，他的函授学生陈达材及其弟子胡广发在香港出版了一些这方面的书籍，在国内外有一定的影响。随着《太极棒气功》《太极棒尺气功》等书籍在大陆的出版发行，这种健身方法日渐为人们所认识并接受。2007 年，国家体育总局组织专家在继承传统器械类功法的基础上，编创推出了健身气功·太极养生杖新功法，更是使这种独具特色的健身养生方式广为传播，并在社会上形成了一个较为稳定的锻炼人群。

华佗五禽戏文化蕴涵溯源

王敬浩

在人类文明史上，养生可谓永恒的话题。从古至今，人们殚精竭虑、锲而不舍地探索与寻找如何养生的途径，企望以此达到完美人生应至的生存状态。五禽戏即是华佗养生探索实践的结晶，不仅为历代民众的身心健康作出了积极贡献，而且对后世的健身养生功法，特别是健身气功的发展产生了深远影响。可见五禽戏在中国养生健身史上具有非常重要的地位。本文拟以历史资料为线索，参照相关文献及现代健身理论，对华佗五禽戏蕴涵的文化机理加以揭示。

一、以动物为模型是受天道自然观的影响

天道自然观是汉魏之际的社会主流思潮,是冲出了"天人感应观"的神学禁锢后所产生的科学的自然观。所谓天道自然，就是指万物都有自己的本性，这个本性乃是它们各自的"自然"；而按照自然本性去行事就是合乎"天道"，即"法则自然"。

按照天道自然观，运动导引的目的就是要恢复人的自然本性，即健康长寿，因为人在不断地偏离自己的自然本性。要想恢复它就得法于道。"物类相致"，人所应有的自然本性，在与人相类的物那里也应该有。自然界中具备健康长寿之特性、与人的生命特征相类似的，自然就是那些可以呼吸的动物了。因此，通过效仿那些动物的行为特征，自然就可以帮助人恢复自己的本性。据此推测，华佗以动物为模型创编五禽戏，就是从动物的活动特征中获得了启示。

当然，这种以模仿动物的特征作为导引健身的方法并非起源于华佗，在其前的《淮南子》中就有模仿六种动物活动特征的导引方法。而早在《庄子·刻意》中也已提到"熊经鸟伸"；在长沙马王堆出土的汉墓帛画中，也有题为"鹞背""龙登""熊经"等的导引图谱，种种事实说明仿生养生的现象已普遍存在。华

佗同样选择以模仿动物的特征作为导引健身祛病的方法，正是与他所处的时代刚从"天人感应观"的神学禁锢中走出，天道自然观重新获得生机的历史锲机有关。

二、中医理论是创编五禽戏的思想源泉

华佗说"人体欲得劳动，但不当使极尔"，意思是说人应当多用力和做动作，但不能达到极限或过度，这样就可以保持肌体的健康了。这是针对"静"而提出的"动"以养生的思想。动静关系正是阴阳关系的体现，而体现人体阴阳关系的中介是"气血"。

汉代时期，阴阳观念成为了医学理论体系形成的认识论前提。当时最有代表性的医学著作《黄帝内经》提出，阴阳平衡是人体健康的本质。人体内的阴阳平衡是通过筋脉舒和与气血通畅的状况表现出来的。若气血失畅，脏腑经络之气闭阻不通，日久则百病丛生。要使气血通畅、筋脉舒和就应该运动。如《吕氏春秋·尽数》指出："流水不腐，户枢不蠹，动也。形气亦然。形不动则精不流，精不流则气郁。"是在强调"动"的作用。这里的"动"是对过度"静"的修正，是用"动"来平衡"静"。动静平衡，也正是阴阳平衡的思想体现。既然动静之间有个平衡，那么"动"就应有个"度"，或者说有个外在的标准。这个标准就是出汗。

当然，出汗也有标准，如果汗出不透或出汗之后受风、受湿邪也会发病。因此，华佗提出运动的标准是"沾濡汗出"，且出汗之后要"因上著粉"。粉，不仅有令人舒爽的感觉，还有收敛、杀菌的作用，因而可以防止风、湿的侵犯。

出汗是"动"的结果，是衡量"动"的效果的标准。出汗的作用就是通畅经络，使脏腑与肌肤之间能够通达，进而宣泄体内的"虚邪贼风"。如果人体已经感受了风邪怎么办？采用运动导引达到出汗以把"风邪"逼出体外是一种重要的方法，因而华佗说"体中不快，起作一禽之戏，沾濡汗出"，用的就是汗法。生活在现世、正气不足的人们，如果能经常通过运动做到出汗，就能避免邪气侵入过深而造成顽疾。这一点在《中藏经》中有所应证，书中提到，"导引则可以逐客邪于关节，按摩则可以驱浮淫于肌肉""宜导引而不导引，则使人邪侵关节，固结难通，宜按摩而不按摩，则使人淫随肌肉久留不消"。可见华佗创编五禽戏有其明显的防病健身意图。由上可见，华佗作为一位医生，却运用导引运动

的形式祛病健身，自然是与医学中的阴阳、气血理论分不开的。

三、五行观念是确定五禽及其动作的直接依据

"五行的规律和阴阳的对立，决定着世界上事物的一切联系、运动、转化等。"由于阴阳家的推动，五行这样一种世界观迅速得到了发展，并在汉代成为占统治地位的世界认知模式。可以说，华佗之所以能超越以往的养生家而创立完整、系统的导引健身方法，是与当时"五行世界认知模式"分不开的。

（一）以五为数是受到五行理论的启示

在华佗以前，没有固定的数。譬如，《庄子·刻意》仅提到"熊经""鸟伸"二数，《淮南子·精神训》中提到"熊经""鸟伸""凫浴""猨（猿）躍""鸱视""虎顾"六数。根据《庄子·刻意》"二数"产生的时代推论，"二数"应是阴阳思维的产物。即熊在地为阴，鸟在天为阳；"熊经"在腹前为阴，"鸟伸"在背后为阳；熊代表走兽，鸟代表飞禽。依此类推，"六数""八数""五数"也应是与古人多样的认知图式相一致的。然而，"阴阳五行学说作为解释世界上一切事物的解释模式，最终在医学中被固定和继承了下来，而在其他领域则已逐渐消失。其原因是阴阳五行学说较为正确地说明了那些生理病理现象"。而"六气""八卦"却没有在医学领域里继承下来，因为它们不比阴阳五行学说在解释生理病理现象时更具合理性。由此可见，华佗以五为数编创五禽戏应是受到五行理论的启示，并且是对五行理论模式的具体应用。

（二）根据五种动物形态特征与人五脏的对应关系选择五禽

如前所述，华佗意识到运动可以通达内外，通过对形体的"动摇"，就可以使脏腑内的"谷气得消"，使"血脉流通，病不得生"。所以，他在选择五禽的时候，当是从分析动物的形态与动作特征入手，有针对性地选取具有特殊意义的动物，及其特征性的动作作为模拟的对象，这是中国古代文化"比类取象"思维方式的具体表现。

在做取舍的时候还关系到古人的"顺"和"逆"的辩证思维。顺，是指顺应自然之道；逆，是指逆转人自身的人化趋势，而归于自然。具体到人的健身运动来说，顺应当是顺应人体的生理规律，而人的生理规律应当与动物的一致，我们或称之为本能；逆应当是增强人在日常生活中较少运用，却对健康长寿必不可少的能力，而这些能力却可以从动物身上习得。因此，华佗在选取五禽的时候，应当是基于以下考虑。

一是受到当时已经存在的一些仿生运动方法的启示。最直接的应当是《淮南子》中所提到的六禽。我们把华佗的五禽"虎、鹿、熊、猿、鸟"与《淮南子》的六禽"熊、鸟、凫、猨（猿）、鸱、虎"相比较，发现华佗的五禽少了"凫""鸱"两种动物，而这两种动物又同属于"禽类"，猜想可能因此就把它们相并为一，以鸟代表一类。不过又加了"鹿"。这样，每种动物就各代表一类。这样的取舍，是看到了不同类动物所具有的特殊的健身价值。

二是与当时追求长生和生命主体性的文化观念有关。如选择鹿，可能与鹿象征长寿、吉祥的观念有关；鸟，其最初原形应当是"鹤"，可能与飞天、羽化升仙、神仙长寿等长生不死观念有关；虎，可能与其为百兽之王，象征神威与王权统治有关；猿，可能与其具有灵性、神性（自由性）、人性而酷似人类有关；熊，可能与其凶猛且直立如人有关。至此，可以说，华佗看到了五禽的生理规律与人的一致性，人只要按照五禽的习性去做就应当健康长寿。这是"顺"的思维。

三是以人的生理条件为基础，以通畅经络、气血、筋脉，进而增进五脏六腑的功能为目的确定动作。据此，有两条逻辑线索，一条是"内线"，即以按摩五脏六腑为原则寻找相应动物特征；另一条是"外线"，即以通畅经络气血为原则寻找相应动物特征，而达此目的的关键就是脊柱的运动，因为脊柱前有任脉、后有督脉，二脉连通全身经络。古人早已意识到脊柱运动的重要性，故华佗说"引挽腰体"，就是脊柱做前俯后仰的运动。然而，人体是个统一体，两条线索不可能截然分开，对脏腑锻炼的同时，自然也锻炼了脊柱，这是个整体过程。亦如华佗所说"动诸关节"，就是指对身体各部位的全面锻炼。现代生理学研究认为，脊柱里有着复杂的神经中枢，其上与脑干相连，其下与周围神经相连。运动脊柱就对整个神经系统产生了刺激作用，其结果可导致神经的营养作用加强，同时也可促进神经—内分泌—免疫网络的联系，从而对身体产生全面的促进作用。可见，华佗正是看到了人们在日常生活中较少主动运动脏腑和脊柱，但脏腑和脊柱的运动对健康长寿却是非常重要的这一点，才采取模仿五禽的动作进行锻炼。这是"逆"的思维。

（三）"戏"的命名使五禽动作以完整套式固定下来

"戏"，与原始的"舞"有关。在原始社会出现的猿猴舞、雀鸟舞、熊舞等以模仿动物动作为内容的各种"舞"，《尚书》里把它叫作"百兽舞"。到汉代，"百戏"盛行，"百兽舞"又融入到了"百戏"中。东汉张衡在《西京赋》中对汉代宫廷百戏有较为详细的记载，其中提到许多由人扮演动物的假形戏，如熊戏、虎戏、猿猴戏、大象戏、大雀戏、大龟戏、大蟾蜍戏及其他不知名的奇兽演出。因而，戏在汉代泛指歌舞杂技之类的活动，具有观赏性和自娱性。

以"戏"命名五禽动作，除了是把五禽戏归类为杂耍之外，还有就是把五禽戏当作了一种完整的表演形式，在演练时讲究情境性。这一点从"百戏"的表演中也可以看得出来。"百戏"表演时，每一种假形戏都有一套相应的服饰道具，表演时所演动物一边舞蹈，一边前进，喷吐彩焰的火树在前面引路，旁边还有一些小演员怪模怪样、戏乐逗弄动物。

就华佗的五禽戏而言，其内容是由五组主题各异的动作构成，每组动作又由几个动作组合构成。每组动作都可以单独起到锻炼身体的作用，如华佗说"体中不快，起作一禽之戏"；而五组动作全部练习，则可以达到全面健身的效果，如华佗的学生"普施行之，年九十余，耳目聪明，齿牙完坚"。可见，五禽戏不同于以往的"熊颈""鸟伸""鸱视"等单个动作，是一种既有复杂动作组合，又有完整理论基础的套路形式。以"戏"的形式练习动作，将练习者置于游戏与表演的情境中，把形体与内脏、身与心、人与自然有机地联系了起来。这种在自然和谐的状态下进行的运动，对于人的健身作用远远超过了单个动作的简单重复。

因此，华佗以"戏"命名五禽动作，是五行理论整体观的体现，超越了宫廷"百戏"的娱乐意味，转向了健身养生领域，并使五禽动作以完整套式固定下来，为后世的健身养生开辟了先河。

五禽戏与古井贡酒的健身养生智慧

司红玉　王占和　王莹

智慧点亮人生。智慧同样照亮人类健身养生前行的脚步，造就出千古流芳的佳酿与戏韵。这就是文中要说的：由华佗五禽戏发展而来的健身气功·五禽戏，由"九酝春酒"发展而来的古井贡酒蕴涵的健身养生智慧。斗转星移，岁月穿梭；两样"国保"，一样风采。她们以中华民族特有的睿智，实现着人类健身养生、延年益寿的追求与梦想。在此，我们泛舟远航，穿越历史的漫漫长河，领略那清虚明静的健身养生智慧吧！

一、说"戏"

五禽戏的健身智慧在于法自然之道而内导外引。即："人体欲得劳动，但不当使极尔。动摇则谷气得消，血脉流通，病不得生，譬犹户枢，终不朽也。为导引之事，熊经鸱顾，引挽腰体，动诸关节，以求难老。吾有一术，名五禽之戏，一曰虎，二曰鹿，三曰熊，四曰猿，五曰鸟。亦以除疾，并利蹄足，以当导引。"

当时已是名医的华佗称五禽戏为"术"，并以此术为导引而除疾病，显然含有深意。术，在传统文化中属于形而之下的范畴。《易经》说："形而上者谓之道，形而下者谓之器。"形而上的东西就是指道，既是指哲学方法，又是指思维活动。形而下则是指具体的，可以捉摸到的东西或器物。作为一代名医，华佗深谙阴阳、熟知五行、更懂得法自然的道理。他所谓的"吾有一术"，既含有健身的技术方法，又具有哲学思维形式。据史料记载，远古时代我国中原大地江河泛滥，湿气弥漫，不少人患了于关节不利的"重腿"之症，为此，"乃制为舞"，"以利导之"。具有"利导"作用的"舞"，正是远古中华气功导引的一种萌芽。《吕氏春秋·古乐篇》也有类似记载。这种"舞"与模仿飞禽走兽的动作、神态有关，现有的考古文物和历代文献均有依据。1973 年湖南长沙马王堆三号汉墓出土的 44 幅帛书《导引图》中也有不少模仿动物的姿势，如"龙登""鹞背""熊经"，有的图虽然注文残缺，但仍可看出模仿猴、猫、犬、鹤、燕以及虎豹扑食等形状。

华佗"年且百岁而犹有壮容，时人以为仙"。在古代，"仙"往往是对炼养有成者且长寿的方士的尊称。在通往"仙"的过程中，华佗的"养性之术"为："行气、药饵、宝精，三者而已也。"《觅冬日》中说得好："冬暄闭目坐，和气生肌肤。初以饮醇醪，又如蛰者苏。外融百骸畅，中适一念无。旷然忘所在，心与虚空俱。"意思是在练功过程中，心神高度入静，自然体内太和之气油然而生。流畅周身肌肤，在元气的熏蒸下，只觉得如饮美酒一般；继而又似初春，蛰虫刚刚苏醒的感觉，身体似消融，四肢百骸舒畅极了，好像自己不复存在了。

华佗五禽戏，动静结合、刚柔相济、通过意气并行、以意领气、以气导劲、气惯周身的内导和模仿五种动物形态的外导，达到以心交天地，以情动造化，形神意气的有机结合，从而入化为天人合一的情态。所以说，五禽戏不失为在亳州这块富有传奇色彩的土地上孕育的智慧瑰宝。

二、品"酒"

古井贡酒的养生智慧在于取自然之物而内饮外宣。酒的内饮功能可舒经活络、调理脏腑，而酒后外宣真言、畅情悦志皆具养生作用。公元196年，曹操向汉献帝刘协进献家乡亳州产的"九酝春酒"。"春"字隐喻了该酒的养生智慧。曹操的《九酝酒法》，是目前所知中国历史上关于酿酒方法的最早的文字记载。以"春"来名酒，意在此酒冬酿春熟；更是"此为春酒，以介眉寿"。

内饮时，因为酒性温而味辛，温者能祛寒、疏导，辛者能发散、疏导。所以，饮酒也就有了疏通经脉、行气和血、温阳祛寒，能疏肝解郁、补益肠胃、杀虫驱邪、辟恶逐秽、宣情畅意等功能。至于酒的功用还有诸多经典阐释。《黄帝内经》中曰："经络不通，病人于不仁 (即神经肌肉麻痹)，治之以按摩醪药。"《汉书·食货志》中曰"酒为百药之长"等。若追溯到纪元前，我国古代医药家就认识到酒能通利血脉、引药上行，可以使药力外达于表而上至于颠顶头面，增加药物吸收的功效，使理气行血的药物作用得到较好发挥。不言而喻，酒具有医疗保健、养生的功效。《黄帝内经》有"汤液醪醴"，醪醴是一种味薄而甜的酒，也能治病。药王孙思邈所著的《千金要方》中更有"酒醴"专述，全书收藏酒方80余首。《归天琐录》曾记载了"治聋明目，黑发驻颜"的"周公百岁酒"，此方，曾有人服用四十载，寿逾百岁，其家三代服之，"相承无七十岁以下人"。东汉名医华佗的《中藏经》中也载有"延寿酒方"等记载。以上讲的是酒的内饮功效。

外宣情志更是酒可随性即兴的本性。在当时巫术盛行，巫师的"舞"（禹步）需通过祭祀的形式表现出来。而"饮惟祀"，是说在祭祀时必饮酒，即"饮必祭，祭必酒"，"凡饮必祭所始,礼也"。就在这样的环境下，一来为更好地繁荣巫术活动的祭祀，以争取民心；二来为取悦君王期盼"万寿无疆"的心理需求，三为打点君臣之间的情感交流，曹操的"九酝春酒"伴随着他的政治抱负献给了汉献帝刘协。当然，"九酝春酒"的品质不负曹操所望，既成就了酒自身作为贡酒的"皇位"身价，也为君臣之间"一壶浊酒喜相逢""对酒当歌""酣饮不知醉"增添几多缘由。酒助兴，诗言志。从曹操写的"盈缩之期，不但在天；养怡之福，可得永年"的诗句，也可感悟到天人合一的养生哲理。其实，在我们这个借酒力而言志的国度里，诗酒佳句俯拾皆是。另外，从生命哲学上讲，诗和酒都是实现生命价值的途径和手段。它们让人从理性教条、名缰利锁、生活压力、社会法则中解脱出来，恢复自然天真的人性本色，以表现人生的真实价值和意义，实现养生的终极目标。因而，曹操所作的千古流芳的诗篇与他的"九酝春酒"之功效不无关系。至于华佗，他不仅懂酒、饮酒，也曾把酒作为药引子、养生酒等。

既然，古井贡酒具有内饮外宣的养生智慧，人们不禁要问：是什么原因给予它这种智慧呢？关键在于其具有的独特性。首先，是"桃花曲、无极水、九酝酒法、明代窖池"，彰显的是养生价值；其次，是经过千年古井水系长期训化，古井上空形成的"哑铃"状芽孢杆菌微生物群系，更具丰满、柔和益于代谢的养生特色。当然，古井贡酒人秉承的"贡献·共享·共赢"的价值观，他们积极倡导的"少喝酒，喝好酒，适度饮酒有益健康"的现代饮酒理念，更是赢得世人赞许。正是以"色清如水晶，香纯似幽兰，入口甘美醇和，回味经久不息"的独特风格，四次蝉联全国白酒评比金奖，也是巴黎十三届国际食品博览会上唯一获金奖的中国白酒。不仅如此，它还先后获得中国驰名商标，中国原产地域保护产品，国家非物质文化遗产保护项目，被世人誉为"酒中牡丹"。总之，古井贡酒之美，实乃饮者品德之美、实乃继往开来之美、实乃领袖群伦之美、实乃中国礼仪大统之美。善饮者以实践获贡酒之趣；不善者借文学品贡酒之趣，各司其道，贡酒趣无穷哉。

三、解"梦"

这里所解之梦，是指庄子的蝴蝶梦。亳州钟灵毓秀，英才辈出。庄子、曹操、华佗等，都是这块蕴才积盛之地的骄子，他们为创造辉煌的中华古代文明做出了不可磨灭的贡献。生于涡河岸边的庄子，为战国时期蒙（蒙城）人，他的哲学思想、道家学说影响久远且弥足珍贵，他也是中国酒神精神的滥觞。

庄子喜饮酒，而且擅品酒、论酒。他认为，"饮酒以乐为主"，"饮酒以乐，不选其具矣"，就是说饮酒以高兴快乐为第一，饮酒目的是获取快乐。他自称酒中之言，是从"无己""无功""无名"的精神状态中表述的，是酒后自我精神的自由流露。在庄子看来酒后的话才是本真的，才符合自然之道，才可以统领其他言语，这种原始酒神精神呈现的是醉，是审美情绪中完美的内在冲动的极境，是忘却自我将生命融入宇宙的飘然境界。这种境界在庄子的"心斋"中描述为：洗涤心中杂念的静功养生方法。也就是说，通过饮酒的操作方法能获得"心斋"的养生功效。为什么"心斋"能养生呢？因饮酒而忘却自我，真正做到了"虚""静""明"。对此，庄子认为："静则明，明则虚，虚则无为而无不为也"；又说："水静犹明，而况精神！天地之鉴也，了物之镜也。"总之，不为一时之耳目心意所左右，截断意念，敞开观照，这样精神便自由了，心灵便充实了，也就达到了审美的最高境界。庄子还认为，通过饮酒能够实现"独与天地精神往来，而不敖倪于万物，不谴是非，以与世俗处"，可以"齐生死，等是非"，达到天人合一的最高境界。看来，《庄子》所言的"吹呴呼吸，吐故纳新，熊经鸟申（伸），为寿而已矣"的养生方法，也存在于他醉酒后的梦境里。

有一日，庄子携着装满了酒的葫芦，信步出游，来到漆园听雨亭，他为当时春光所陶醉，放情畅饮，随后便醉倒在听雨亭内的石凳上。因酒，使他醉入"独与天地精神往来"的境界；为寿，使他潜意识里的"熊经鸟申"化为蝴蝶。于是，便有了"梦为蝴蝶，栩栩然蝴蝶也，自喻适志与！不知周也。俄然觉，则蘧蘧然周也。不知周之梦为蝴蝶与？蝴蝶之梦为周与？周与蝴蝶则必有分矣。此之谓物化"。庄子醉了，而他这一醉，醉出了一个千古蝶梦；这一梦，梦出了一个哲学命题——物我合一；而这一命题，则留下了让人类为之兴奋又为之沮丧，为之迷惘又为之觉悟的关于自然、关于生命、关于世界的思考，如纯粮原酒，甘醇馥郁，留下无穷回味。人一旦进入物化的境界，物我的界限就消失了，物亦我，我亦物，两者难分难解。"物化境界在审美领域是一种最高的境界，它指的是主体抛弃了各种功利因素，真正契入对象的内在精神之中，与对象合为一体。在至一中得到了统一，形成出神入化的意境"。庄子在"醉"的状态下，写出了一部道家著作，其中部分内容是关于养生的典故。他因威望极高，势必对当时的蒙城（今属亳州）酒文化产生极大影响，也为"九酝春酒"的产生提供适宜的人文环境。

四、言"智"

漫步浩瀚的历史长廊，我们说罢五禽戏、品过古井贡酒、浅解蝴蝶梦，才真真切切地为古代先哲的健身养生智慧所震撼。这戏、这酒、这梦，从表面上看虽不相及，但是，法自然之道的戏的内导外引、取自然之物的酒的内饮外宣、入自然之境的梦的物我合一，怡然逾越它们各自狭义的本能，而融入健身养生的智慧海洋，这就是：

（一）入境入神

智慧，产生于清虚明静、物我合一的境界。说戏、品酒、解梦中的健身养生智慧也需要这种境界，并从这种境界中体验生命的意义。所以，在这个过程中，既要置身于大自然优美宜人的环境；又要创设一种澄明敞放的心境，以情入境，用一种开放的心态接纳万物，包容世界；同时，要营造一种自然幽深的意境，使戏、酒、梦中含蓄、潜在的形象浮动于脑，生发于心。

（二）明心会意

健身养生的智慧，源于健养者对生命的领悟或体验。就其本身而言，五禽戏、古井贡酒、蝴蝶梦这三者并不会，也不可能直接地赐予任何人一种灵丹妙药。而只有当向往健身养生者结合自己的人生体验，方可领悟到从戏、酒、梦中传达出来的本来含意，达到对某种人生、生命的理解。这种明心会意的过程是一种悟道的过程。它是一种渗透在知觉、想象、情感中的感悟、领悟与深切的体悟。所以，当戏、酒、梦中的情感体验与自身的生命体验、感情活动紧密地融为一体，以自身的情感融入戏、酒、梦的情感，方可引起更加强烈而深沉的情感活动。

（三）睿智豁达

著名作家艾青为古井贡酒写道："聪明的人越喝越聪明，愚蠢的人越喝越愚蠢。"这话有一定道理。无论是戏、是酒、还是梦，它们作为健身养生智慧的客体存在，只有当追崇者的心灵与之共舞，发生同频共振、自由交往、自然融合时，才能发生应有的效应，也只有在此时此刻，才能找到那种"独与天地精神往来，而不敖倪于万物"的感觉。从而领悟品味悦心悦意、睿智豁达的境界。此时此刻，心灵受到震荡与洗涤，人与自然、人与社会、人与自我的和谐境界便自然产生了。

总之，五禽戏、古井贡酒、蝴蝶梦言及健身养生智慧，它的重要意义就在于：从情感上认知中华民族优秀的健身养生智慧，在思维活动中放飞想象，使其无拘无束地驰骋，尽情地体验五禽戏、古井贡酒、蝴蝶梦带给生命活动的意韵与境界。

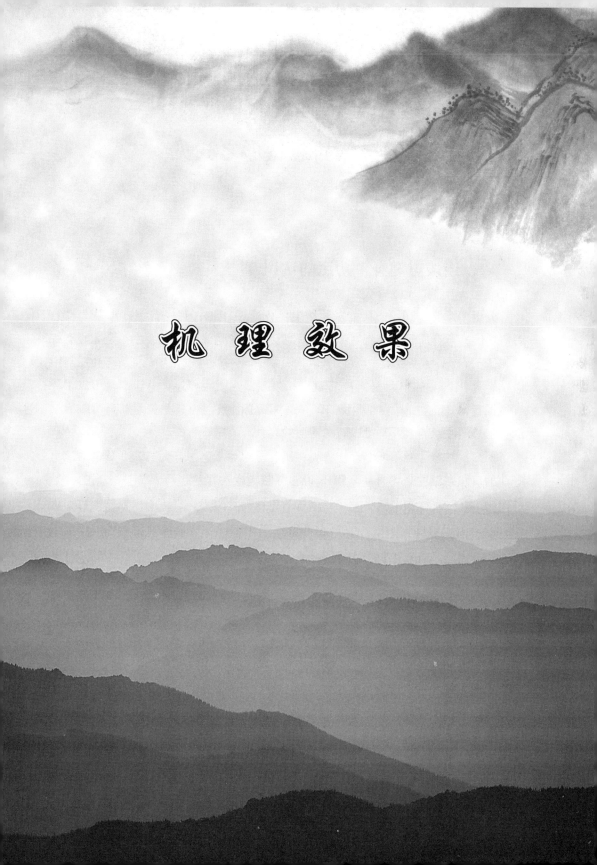

机 理 效 果

健身气功意气形之我见

张广德

一、谈谈对健身气功意的认识

关于"意"的问题，在许多著作中早有论述。如《鸡峰普济方》认为"意者气之使，意有所到则气到"。《气海拾零》说"达摩西来无一字，全凭心意练功夫"。《抱朴子》云"行气或可以治百病，……或可以延年命"。《周易与中医学》指出，"从《周易》主客观同一性模式出发，经过训练，意是可以主导气血循行的"。这些说法告诉我们，一是练功必须练意，二是"意"是可以引气的，三是"练意的气"是可以防病治病的。

那么，"意"能不能引气强身呢？研究资料显示，意守劳宫穴 3 分钟后比意守前的皮肤点温度平均升高 0.5℃，说明练意（或意守）起到了以"一念排万念"的作用，在一定程度上减小了身体远端的血液循环阻力，促进了气血的畅行，进而既调整了中枢神经系统，净化了大脑，便于全神练功；又调整了植物神经系统，使交感神经紧张度降低，从而五脏六腑得安。实践和实验均证明，练功意守至少有 3 大好处：一是排除杂念，净化大脑，便于全神练功。二是有助于改善皮层下植物神经中枢的功能，促使交感神经和副交感神经配合协调，保证人体更准确地适应环境；同时也使心血管、呼吸、消化等系统的功能得到改善。因为植物神经系统主要是支配内脏、血管和腺体的，在维持人体的随意性和非随意性活动中起着重要的作用。三是有助于活跃脏腑经气、增强机体的防病能力。

根据上述分析，表明人体在意守的主导下，身心可以得到主动调整，身体内环境的稳态更加平衡，从而取得身心健康的效果。这与气功家所说的"意到则气到，气到则血行，血行则病不生"和医家所说的"恬淡以养神，虚无以养志"的理念是相一致的。

如何意守练意呢？《素问·上古天真论》云"恬淡虚无，真气从之，精神内守，病安从来"，其中"恬淡虚无、精神内守"两句就是讲练意的方法，而"真气从之，病安从来"讲的是练意的目的。在这里突出了练意的特点，就是练意专一。正如《保生秘要》所云："摄心归一，专其一处，皆可止念。"这种方法在古代气功中称为"存神"。我认为这种存神法，是当前健身气功的通用方法，也是简要的练意方法。需要指出的是，健身气功在用"意"的过程中特别强调"火候适度"。因为意念如水火，水可以载舟，也可以覆舟；火可以给人带来温暖，但又可造成玩火者自焚。就是说，练功时"既不能不守，也不能死守"。因此，健身气功对意守的要求是"意形结合，似守非守，绵绵若存，犹如清溪淡流"。

二、谈谈对健身气功气的认识

从造"气"字的含义来看，一是充盈宇宙、自然界之大气。二是灵精之气，实指的是肾气。三是指人们吃食米谷而化生的有生命活力的水谷精微之气。

第一，自然之气

中医认为，"天地合气，命之曰人"；《内经》说，"气者，人之根本也"，"气和则安，气乱则病，气散则死"。均强调气血，特别是气与人体的健康和生命是密切相关的。这种自然之气如何锻炼呢？现代医学认为，深长的腹式呼吸是可行的最好方法，其优点表现在以下 3 个方面。

第一个方面是细匀深长的腹式呼吸是用力最省、功效最高的呼吸方式。人体解剖学告诉我们，呼吸系统从机能上分为两大类：一是由鼻、气管、支气管、细支气管等组成的管道系统。它们没有和体内气体进行交换的能力，只是一套供气体通过的管道系统，因此被称为呼吸无效腔。二是肺。肺是由许多极小的肺泡（约 7.5 亿）所组成，是真正进行气体交换的场所。管道系统虽然没有和体内气体进行交换的作用，可是每次呼吸，空气又必须先充满这些地方之后才能到达肺泡进行气体交换。因此，应该把吸入空气量减去管道（呼吸道）所占的容积，才是具有实际价值的呼吸量。据此，我们做一道数学题。比如在相同的情况下，甲用深长的腹式呼吸，8 次/分，1200 毫升/次；乙用浅短的呼吸，32 次/分，300 毫升/次。从表面来看，甲乙每分钟的呼吸量均是 9600 毫升，但实际上到达肺泡的空气量却有很大差别。因为这里有一个呼吸无效腔的问题。通常鼻、气管、支气管、细支气管的空气容积为 150 毫升。因此，对甲来说，每次呼吸真正到达肺泡的空气量为 1200－150=1050 毫升，每分钟的实际换气量是 1050×8=8400 毫升。对乙来说，每次呼吸真正到达肺泡的空气量为 300－150=150 毫升，每分钟的实际换气量是 150×32=4800 毫升。不难看出，甲在 1 分钟内就比乙多吸空气入肺为 8400－4800=3600 毫升，10 分钟就多吸入肺 36000 毫升。

第二个方面是细匀深长的腹式呼吸是提高腹腔脏腑机能的重要一环。"因为腹腔内藏着除了心肺、脑之外的全部脏器，包括消化系统、造血系统、泌尿系统、内分泌系统、淋巴系统的一部分，并拥有大量的血管和神经。自人类直立行走以来，腹式呼吸退化，是以胸式呼吸为主。这样腹部运动就减弱了，造成废物堆积、血流滞缓，从而引起各种疾病。"而深长的腹式呼吸，由于可对上述 5 大系统相关器官进行自我按摩，从而有助于消除肝脏淤血，促进血液循环，帮助消化吸收，加速毒素的排出，减少自体中毒，收到提高脏腑机能的效果。

第三个方面是细匀深长的腹式呼吸是延长寿命所需要。在民间对寿命有个通俗的称呼，叫"气数"。所谓气数，就是讲人呼吸的次数。一个人一生中的呼吸次数是一个相对的量。当然，每个人相对的量是不同的，它就像一个电器开关，这个开关正常使用是有次数的。《思考中医》中曾比方说是一万次。这一万次就是这个开关的气数，如果一天开一次，可以使用一万天，一天使用两次就是五千天。如有一人的寿命是 80 岁，每分钟呼吸次数为 16 次，每天呼吸次数为 1440×16=23040 次，每年按 360 天计算，那么每一年的呼吸次数为 23040×360=8294400 次（八百二十九万四千四百次），80 年的呼吸次数为 8294400×80=663552000 次（六亿六千三百五十五万二千次）。这就是这个人一辈子的呼吸次数，也是他一生的气数。换句话说，这个人将这（六亿六千三百五十五万二千次）呼吸次数用完就寿终正寝了。如何延长这个人的寿命呢？通过实现细匀深长的腹式呼吸来减少每分钟呼吸的次数是重要方法之一。假如由每分钟 16 次减少到每分钟 8 次的呼吸，那这个人的寿命虽然不能成倍延长，起码有望度百岁乃去。相反，如果将单位时间内的呼吸次数增加一倍，那这个人的寿命虽然不会缩短 40 年，但起码会减寿，这也是从事剧烈运动的人的寿命比一般人还短的主要原因之一。所以，庄子提倡"踵息"，踵就是脚跟，是人体的最下部。呼吸怎么能到脚跟呢？实际上是指深长的呼吸，这个呼吸道家称为"息息归根"，归根曰静，静则复命，达到长寿。由上可见，健身气功习练者都应该学会深长的腹式呼吸，并运用到每次练功和日常生活中来，将其作为我们一生亲密的朋友。需要强调的是，呼吸的锻炼是有原则的：一是应取自然呼吸。如清代李涵虚在《道窍谈》中说的，"一呼一吸名曰一息，须顺其自然"。二是练呼吸要循序渐进，量力而行，不能急于求成，把握好"莫忘莫助"的古训。就是说既不能忘记主动调整呼吸，也不要勉强硬练，只有这样，方能达到强身健体的预期效果。健身气功的每一套功法都是以导气为根本，强调在自然呼吸的基础上，重视细匀深长的腹式呼吸，从而达到强身健体之目的。

第二，灵精之气如何保养

灵精之气如何保养呢？中医倡导，节欲保精。关于这一点，中西医的观点不很一致。这里，我主要从中医角度来谈。性反射是动物（包括高级动物的人）的3大本能（食欲、防欲、性欲）反射之一，它保证着种族的繁衍和人类的发展。因此，性生活是人类不可缺少的内容之一。掌握适当的性生活，对男女双方的健康、和谐家庭、促进幸福等都有积极的作用。但是，《黄帝内经》也强调"房劳过度则伤肾"，是劳伤致病的重要因素之一。如明代的光宗皇帝朱常洛，身体本来就很虚弱，他父亲神宗皇帝的妃子郑贵妃为了讨他的欢心，一次进给他美女数名，不久就卧床不起，即位一个月就病故了，年仅37岁。类似的例子在历代帝王中是很多的。翻开我国封建社会的历史，从秦代到清朝末年共有259位皇帝，有生卒年月可查的209位，平均寿命只有39.3岁。他们身居宫廷，吃有山珍海味，穿有绫罗绸缎，休息有亭台楼阁，可谓应有尽有，享不尽的荣华富贵，按道理讲应该长寿，可是却偏偏短命。什么原因呢？原因当然是多方面的。但我认为他们纵酒欲、贪女色是主要原因之一。所以，中医历来反对纵欲，主张节欲保精。

古代有一个"四叟谈长寿"的故事。说的是某国四方出了4位99岁的老寿星，分别来自北地、南川、东海、西岳。皇帝知道了，立即派人把这四位老寿星请来，让他们谈谈各自的长寿秘诀。北地寿星抚摸白发，第一个答到："我活九十九，日日百步走。"南川寿星捋了一下胡须说："我活九十九，晚餐留一口。"东海寿星说："我活九十九，爱乐不爱忧。"最后轮到西岳寿星，他面色羞愧、欲言又止，好不容易在皇帝和三位同仁的劝说下，低下头小声说："我活九十九，老婆长得丑。"这个故事告诉人们：保精是使人长寿的重要一环。明代医学家张景岳说："欲不可纵，纵则精竭，精不可竭，竭则真散……故善养生者必保其精，精盈则气盛，气盛则神全，神全则身健，身健则病少。"因此，古今练功家对此也都很重视。有一首"善身歌"值得提倡，具体是"天有三宝，日月星；地有三宝，水火风；人有三宝，精气神；会用三宝天地通。"西安曾有位140岁的老和尚，他的长寿秘诀是"酒色财气四面墙，人人都在里边藏，只要你能跳出去，不是神仙也寿长"。可是他又认为"酒无不成礼仪，色无路静人稀，财无不成世界，气无反被人欺"。实际上，他强调的是这四方面都要适度。

第三，水谷精微之气

从中医学的观点来看，气字头加"米"字的氣，是指人们吃食米谷而化生的有生命活力的水谷精微之气。用现代语言来说，就是所谓的营养。中医认为，胃主受纳，脾主运化，脾胃是脏腑气化升降的枢纽，是水谷之海，气血生化之源，人体赖以生存的仓廪，故有"脾胃为后天之本"之说。正如《寿亲养老新书·饮食调治》所说，"饮食进则谷气充，谷气充则气血盛，气血盛则筋骨强"。这些均在告诉人们调理脾胃是健康的保证，"有胃气则生，无胃气则死"。

说到这里，我想到了一个故事。三国时期，有一次诸葛亮因军粮运济困难，急待速战速捷。为此，曾派使者送给司马懿女人衣服刺激他尽快出战。不料，司马懿接过来信和衣服以后，不仅没生气，还穿上女人衣服设宴款待了来使，宾主落座，开怀畅饮，不谈政事。司马懿只问来使："丞相可好？饮食怎样？"使者答："饮食有所减少。"司马懿听后，二话没说，只叹息了一下："嗟，食少事烦。"未说下文。使者回来将此事如实向孔明禀告后，孔明先生顿时惊讶不安，从此卧床不起，结果为司马懿所胜。原来他们两人都懂得"食少事烦，胃气已败，生将不久"的医学原理。

如何修炼水谷精微之气？修炼水谷精微之气的方法很多，但总的来说不外节饮食、适寒暖、调情志三个方面。健身气功亦很重视水谷精微之气的锻炼，主要表现在3个方面：1.重视调整情志，避免习练者因情志波动剧烈使主管消化的脾胃功能减弱。2.重视深长的腹式呼吸。深长的腹式呼吸可使横膈膜上下移动的幅度加大，一方面有助于增强对脾胃等脏腑的按摩，提高其蠕动力；另一方面又能促使消化液的分泌，从而起到助消化吸收、补中气、壮元气的强身作用。3.从动作来看，强调两臂交替上托下按，可促使脾胃经脉，疏通畅行，收到和胃健脾的效果。正如"八段锦"中所述的调理脾胃需单举。

以上讲了三种气的概念。这三种气，通过习练者意识的运用，呼吸的控制和形体的调整等有序地配合，逐渐形成真气。此真气，中医也称为元气、原气、正气，是人们强身健体、延年益寿之本。

三、谈谈对健身气功形的认识

形，是指形体，包括人体的脏腑、皮肉、筋骨、脉络及充盈其间的精血。中医认为"形乃神之宅，有形方有神"。晋代著名养生学家嵇康说："形恃神以立，神须形以存。"张景岳说，"吾之所赖者，唯形耳，无形则无吾矣"，又说"精血即形也，形即精血也"。说明保养形体（包括保养精气）至关重要。

如何养形？中医认为，动以养形。因为运动可以提高大脑、心肺和胃肠的生理功能，可以使骨骼坚实、肌肉发达，对提高抗病能力大有好处，故有人把运动称之为"生命的滋润剂""青春的美容师"。但是，片面的强调运动又会引起弊端。国外一家保险公司在追踪了五千名已故运动家的寿命和生前健康状况后发现，有些人在 45 岁左右就患了心脏病，许多人的寿命比普通人还短。由此认为，过分剧烈和持久的运动是造成这种情况的重要原因之一。如美国女排明星海曼、短跑名将格里菲斯·乔伊纳的猝死，都是运动过度或剧烈运动引发的结果。

应该怎么动呢？中医认为，动勿过极是关键。正如《黄帝内经》所云："形劳不倦、不妄作劳以养形。"华佗也指出"体欲常劳，劳无过极"。唐代大医药家孙思邈在谈到如何健康时举了一个生动的比喻说，灯用小烛，小烛节油，灯可以长期光亮，人也是如此。国家体育总局编创推广的健身气功强调"动作徐缓、呼吸匀长、节奏平稳、协调自然"的运动，正是古人形劳不倦、适动养形的具体体现。如何做到"适动养形"呢？我认为，一要身正，做到"顺项提顶、肩平而顺、松腰敛臀、舒胸气沉"。二要体松，做到"欲体松、神宜静、内外结合、贯穿其中"。三要遵守运动三原则：有恒（长期坚持）、有序（循序渐进）、有度（运动量适度），"强度大小要恰当，操之过急要严防，一曝十寒不可取，比赛莫把输赢讲"。

以上分别阐述了意、气、形的问题。那么"意、气、形"是什么关系？经验告诉我们，"意、气、形"是相互促进、三位一体的。"练意"离不开"练气"，因为气顺方能神宁；"练气"也离不开"练意"，因为意到则气到；而欲有成效地"练意"和"练气"，又离不开"练形"，因为形助意气，只有形正方能气顺神宁。因此，"意、气、形"三者是一个统一的整体，是强身健体、防治疾病极为重要的部分，被称之为"健身气功之精髓"。

具象思维是三调合一境界的特征性意识活动

刘天君　魏玉龙

健身气功锻炼中的思维活动与日常生活中的思维活动不同，一般日常生活中的意识活动属外向性，而练功则需要将意识活动转为内向，其区别主要在于思维形式。故练功过程中调心操作的关键是完成思维形式的转换，即从日常以抽象思维、形象思维为主的思维方式逐渐转换为以具象思维为主的思维方式。而进入了具象思维的意识状态，也就是进入三调合一境界。这是因为，具象思维的运演过程是身心合一乃至天人合一的，而这正是三调合一境界的本质特征。

一、具象思维与三调合一

具象思维的心理学定义为：个体对其意识中的物象资料进行有目的加工（构建、运演、判别）的操作活动。这个定义有两个方面的内涵：首先，物象是具象思维操作的媒介。物象不同于形象思维的表象，也不同于抽象思维的语言；它是感知觉本身，是具象思维区别于形象思维和抽象思维的本质特征。其次，有目的的操作活动，即主动操作。从思维发展心理学看，具象思维是婴儿时期动作思维发展提高的结果，对物象资料进行有目的的加工操作，是动作思维转化为具象思维的必要条件，其有目的的操作体现了主动性。

气功锻炼中常常需要练功者对自己的感知觉进行加工，例如所谓"气感"就是练功中对体内气血运行的感知觉。气功锻炼中对于气感等感知觉进行加工的心理过程需要采取直接方式，即不将其抽象为表象或概念之后加工，而是对感知觉本身进行操作，也就是具象思维操作。

理解具象思维与三调合一的关系关键在于明了物象的性质物象。如前所述，物象即感知觉本身，不是感知觉的符号或表象。而感知觉本身是身心合一的，对感知觉本身进行运演，就是身心合一的操作过程，故具象思维与三调合一相通。

二、具象思维的发展过程

在思维发展心理学上，思维一般可以分成动作思维、形象思维和抽象思维三种形式。而动作思维是人类各种思维形式演变和发展的基础，具象思维的形成也是从动作思维开始的。动作思维是运演（加工、变化）动作、感觉以解决问题的思维形式。它是伴随着直观的、具体的动作而进行的思维活动，又被称为直观动作思维、感知运动思维、直观行动思维等等。从人类的进化看，在没有形成语言文字时，古猿人主要以其狩猎、打斗等的具体动作，来感知和认识周围的环境，是人类最早的思维形式。从思维发展的角度看，幼儿思维就是比较典型的动作思维。比如，幼儿出生以后对母亲身体和气息的识别和依恋，就是通过动作思维实现的。即使在成人阶段，动作思维也充斥在我们生活的方方面面，如对于自身身体疼痛的感知，是不能用语言和表象来思维的，只能靠自己的感觉来实现，即使用最充分的语言表述和绘图说明，医生或周围其他的人也只是理解个大概，至于疼痛的程度是别人无法体会的。这些都是动作思维的具体表现。可以看出，动作思维是以具体的感知觉（痛觉、温度觉、触觉、本体觉以及视听觉等）即物象为媒介的一种思维形式，它是具象思维的初级阶段。

思维发展心理学指出，直观动作思维有两个发展方向：一是逐步消退，逐渐让位于儿童期的具体形象思维；二是走向成熟，逐步发展为成人期的高度发达的直观动作思维，或称技术思维、操作思维、实践思维。成人期高度发达的直观动作思维虽然在熟练程度和深度广度上远远超过了幼儿期的同类思维，但它仍然是物源的、摹写的具象思维，在思维形式的层次上并没有提高。直观动作思维还有另外一个发展方向，即向高层次的具象思维迈进，发展演变为心源的、想象的具象思维及物源的、想象的具象思维。除少数独具天赋者之外，这个发展方向对于大多数人来说是潜在的，但在学习和掌握了基本的操作程序之后是可以实现的。向高层次具象思维迈进的发展方向在本质上符合直观动作思维内在的、欲主观驾驭物象变化活动的发展趋势；这一发展方向的实现对具象思维形式的确立至关重要，只有实现了高层次的具象思维操作，才能够按思维目的的要求对物象进行主观的变革加工，具象思维才足以作为一种独立的思维形式与抽象思维和形象思维并驾齐驱。

三、具象思维的操作步骤

高层次具象思维操作的基本程序包括构建物象和运演物象两个步骤，以及贯穿于这两个步骤始终的判别物象。

（一）构建物象

物源的物象一般容易构建，无须有意操作，下意识即可完成。心源的物象则大都需要包括如下环节的操作过程。

1. 设立中介意念

意念的含义是：有指定意义的思维判断。为构建心源的物象，往往需要在意识中首先设立一个抽象或形象的意念作为中介，它常常是一句短语或一帧情景表象。比如，我们感到周身燥热，准备以感觉思维操作的方法使自己凉爽。应做的第一步，即是在意识中设立一个能够诱导出凉爽感觉的中介意念。可以选用"周身凉爽"的短语，或想象他自己站在海岸边的礁石上，凉爽的海风迎面吹来的景象。

2. 诱导物象产生

这是构建物象的关键环节，即借助已经设立的中介意念去诱导相应的体验，也就是以词语概念的意义或情景表象的意境为媒介，引发出所需要的特定感受。如果想象自己站在岸边礁石上为海风吹拂的景象之后，便应借助于这一情景表象的意境去诱导身体被海风吹拂的感觉。一旦凉爽湿润、心旷神怡的感觉（伴随着情绪）油然而生，这一步就完成了。

3. 舍弃中介意念

物象既已建立，中介即须舍弃。非此则不能使意识直接把握物象，而仍须以概念或表象作为过渡，那就是未曾步入具象思维的大门，而只在门边徘徊。在获得了凉爽感觉之后，即应把那帧想象中的海边图景忘掉，让意识直接和完全沉浸于凉爽的感觉之中，如此才利于对它进行进一步的加工。

（二） 运演物象

运演物象是对已经建立起来的物象进行变革加工的过程，它是一切具象思维，包括高层次和低层次具象思维操作的主要内容。但高层次具象思维是以意识主观变革物象，而低层次具象思维则是通过变更客观事物的变化活动而变革物象。运演物象的内容是无限丰富的，但就其操作的基本领域而言，包括对物象的时空运演和属性运演两个方面。

1. 物象的时空运演

物象的时间运演是延续或中断物象的每一个变化状态，乃至于延续或中断物象变化的全过程。物象的空间运演包括确定物象的方位，扩大或缩小它的范围，旋转它的角度，使它做种种运动，等等。如上，把凉爽的感觉从前胸扩展至后背，从体表深入于体内，属物象的空间运演；而延续或中止全身或某一局部的凉爽感觉则属物象的时间运演。

2. 物象的属性运演

物象的属性运演包括质和量两项内容。运演物象质的属性，即变革它的规定性特征，使一种物象演变为另一种类。运演物象量的属性是指增减它的强度，改变它的程度等。如上，在增加或减弱凉爽感觉的强度时，是对物象量的属性作了运演，如果他变凉爽的感觉为其他感觉，如柔滑感，便是运演了物象质的属性。

（三） 判别物象

判别物象的操作贯穿于具象思维的全过程。它对构建物象和运演物象起监督控制作用，以保证整个思维进程按预期的具体目的发展。判别物象与思维的目的性直接相关，涉及思维的深层本质，本文注重探讨具象思维的形式，故仅介绍它的操作内容。差别物象的操作内容即根据思维目的的要求，限定构建物象和运演物象两个步骤的方向、规范、进度，它具体落实于这两个步骤之中，而又超越于它们之上，对它们实行全面驾驭。如上，无论是在诱导凉爽的感觉产生时，还是在对已产生的凉爽感觉进行扩展收缩、增强减弱的再加工时，均时时以心目中所向往的凉爽状态为标准，直至我们如愿以偿。

四、意守丹田的操作

这里，以气功锻炼中最常见的"意守丹田"为例，来说明气功三调合一境界的具象思维的操作机制。意守丹田的操作不是思考"丹田"这一词语，因为"丹田"这一名词只是脐下一寸半之丹田部位的符号，意守丹田不是要守其符号，而是要守丹田部位本身，这就排除了意守丹田操作中的抽象思维。意守丹田也不用形象思维，因为形象思维需要对事物形成表象（回忆或想象中事物的形象），而丹田是无形的，看不见、听不见、闻不到、摸不着，故根本无法形成关于它的表象。那么，意守丹田应该怎样操作呢？回答是：要主观诱导丹田部位的感觉，用心理学的语言表达，就是要进行丹田部位的感觉操作，即构建丹田的物象（感知觉本身）。

怎样才能感觉到丹田的存在呢？这就是气功锻炼中的"以意引气，意到气到，气到力到"，当意念主动指向丹田部位，并达到一定的时间和强度时，人体的内气自然会聚集到丹田，而当内气的聚集至大脑足以觉察其存在时，对于丹田的气感就产生了，最常见的是温热或力度的感知觉。继续意守时，已形成的感知觉又会进一步牵动意识指向丹田，引动内气进一步向丹田聚集，如此往复，使丹田的感觉物象不断强化。丹田的物象就被构建起来，并被不断运演和判别，最后就形成心源性的丹田物象，具象思维也就被训练成功了。

这种具象思维形成的意守过程，若从中医及气功学角度来说，是神、气、形互相影响的过程；若从现代医学、心理学角度来说，是以心理影响生理、生理再作用于心理的过程；若从辩证唯物主义哲学角度来说，则是精神和物质相互作用的过程。这就如同意守丹田那样，在意守丹田之初，丹田的物象本来是不存在的，该物象的生成是由于"以意引气、意到气到、气到力到"的结果，也就是三调合一境界的行程。

浅谈三调合一境界

丁秋波

三调合一境界，是指健身气功锻炼从达到启动气机开始的身息心融为一个整体的理想的生命功能状态，是以体验到气机运行为基础的一个神意境界。那么，如何感知、为何强调、怎样达到和提升三调合一境界，则是本文要阐述的重点。

一、感知三调合一境界

三调合一境界是习练健身气功的一种感知过程，这种感知过程来自如下几个方面。

（一）从练功阶段中感知

练功阶段从三调的角度可划分为以调身为主、以调息为主和以调心为主的三个阶段，即初级、中级和高级阶段。初级阶段从调身的形体规范开始，在熟练掌握动作套路的基础上配合呼吸，达到身息心协调一致的练功状态。可见，这个阶段又分为单独调身和配合呼吸调身两个阶段，但还没有把调息作为练功的主要内容。中级阶段从形体动作为主递进到以体会气息为主开始，其关键一环是启动气机、形成丹田。这个阶段以启动气机为分界线，又可分为以调呼吸之气为主和以调由神意和呼吸引动的体内之气为主两个阶段。启动气机即达到三调合一境界。启动气机以后，向气充足、气通畅的方向发展，属于提升三调合一境界。

（二）从启动气机中感知

启动气机是练功的一个瓶颈。也是感知三调合一境界的关键环节。那么，三调合一境界从什么时候开始？如果把它与天人合一的高级境界相提并论，总是作为遥不可及的愿景，则定调过高；如果在以调身为主阶段做到身息心的三调合一，但还没有体验启动气机，就称为三调合一境界，则定调过低。笔者认为三调合一境界是从启动气机开始的。为什么？

境界是指"事物所达到的程度"。三调合一达到什么程度才称为三调合一境界呢？这里的"境界"是指气功境界，而气功境界必须有一个基础——气机运行，没有气机运行的境界不是气功境界；气功境界是一种内在境界，而体验内在境界必须有一个条件——气机运行，没有气机运行是体验不到内在境界的；气机运行只有在启动气机以后才能体验（觉知）到，才能在意识里打下烙印，才能成为一种内在境界。所以，从"知"的层面到"境"的层面、从外形习练到内在境界体验，必须从启动气机开始。启动气机是三调合一和三调合一境界的分水岭。

启动气机是从通过调息、调心，把神意和气息紧密结合了，精气的纯度、神意的敏感度提高了以后，所出现的丹田部位的动弹开始的。这句话是说身息心三调在启动气机时是一个合一的整体境界——三调合一境界。

（三）从周身一气中感知

作为三调合一境界起步的启动气机，仅仅是气机运行的萌芽。萌芽后的成长壮大则是提升三调合一境界。气机通过反复运行，从巩固丹田、扩展丹田、两田合一、三田合一到周身一气。在周身一气阶段，能体验到气机运行到达头面手足、在全身形成一个神和形气结合在一起的三位一体的状态，即周身一气的三调合一境界。其主要标志是从此有了一个能同时体验到的全身都充满了气的整体状态。

如果说启动气机是"星星之火"，则周身一气是"燎原全身"——壮大到气满一身。只有周身一气才能体会一动无有不动的周身一体状态。一般调身时说周身一体、调息时说周身一气，他们是同境异名、同体异名，合称周身一家。周身一气是三调合一境界的重要里程碑。

（四）从生命之体中感知

健身气功"在理论上以人体生命整体观为指导"。"古人把人的精神和人的肉体看作一个整体，并以此考察人的生命活动，认为人是形气神三位一体的生命体。""人的生命是形、气、神（也可称为形、气、意）的三位一体"。

神形合一、神气合一、形气合一的整体，都是同一个形气神合一的整体。这是一个非常真切的体验——"生命之体是一个'整的'"。这个生命整体是从周身一气的三调合一境界中体验到的。

二、为什么强调三调合一境界

因为三调合一境界是健身气功的理论规范、实践基准和练功追求。

（一）从理论规范看

传统气功理论既深奥又神秘。丹田一词，"《归根指南》便搜集了二十五个别名，如'太极之蒂……'"。玄关窍的异名在《性命圭旨》中就列出30个。"'意守'二字，古代称'存想'、'存念'、'存神'、'禅观'、'返观'、'止观'、'心斋'、'精神内守'等等"。仅仅是别名、异名等，就造成传统气功文献的读之玄妙、习之无门。

健身气功肩负着传承传统气功的历史使命。健身气功以三调合一境界规范理论体系，是对传统气功的扬弃、综合、开拓和创新，是"科学性、实践性、实用性"的高度统一。

（二）从实践基准看

三调合一境界是健身气功实践性的重要体现。健身气功 "在实践上以'三调合一'为基准"。这里的"基准"把握了健身气功的统一性。由此吸取不能"造玄"的历史教训；由此杜绝练功偏差，健身气功锻炼只有正常的练功反应，没有任何练功偏差，这已被十年来健身气功的实践所证明。

（三）从练功追求看

练功是有明确目的与追求的，能否找到门径很重要。健身气功明确了三调合一境界这个目标与追求，练功就能取得事半功倍的效果。明确了启动气机这个转折点，就能主动地意与气合，快捷地获得气感，达到三调合一境界。明确了周身一气这个里程碑，就能自觉地气机运行，迅速地提升三调合一境界。习练所有功法的目标与追求都包含在三调合一（方法）中，都为了三调合一境界（结果）。千变万化，不离其宗。这个"宗"是三调合一境界。法无优劣，契机者妙。这个"机"是三调合一境界。

三、怎样进入三调合一境界

"健身气功是一种将感觉和运动结合起来进行锻炼的项目"。逐渐增强意念贯注的程度，习练者可以逐步体会意念活动在练习过程中的感受。三调合一境界是在"意念贯注""感觉和运动"中逐步地迈入门槛的，其方法有三点。

（一）从体验启动气机迈入

体验到丹田气机动弹的一瞬间即为启动气机。启动气机则感受到一种内在境界，称为初级的三调合一境界。从此调息即转入第二阶段。从这个意义上说，调呼吸之气的目的之一是启动气机。启动气机就达到了三调合一境界。气机怎么启动？请参阅《健身气功》2011 年第 5 期《如何启动气机之我见》。除文章中的内容以外，就怎样迅捷地启动气机，还应强调下述两个方面。

（二）从递进三调主次迈入

功理功法殊途同归，归处是三调合一境界。健身气功"一五六八"和"十导马大太"九种功法，都要求神意和形体相结合。"一五六八"分别有"形意合一、形神兼备、寓意于形、神与形合"，"十导马太大"分别有"形神共养、意形结合、形意相随、形与神俱"和"以神领舞，调练形体"。强调调身，是因为练功初级阶段应以调身为主要内容。但是，调身的实质不在于调身本身，而在于三调合一境界。在三调中，息是联系身与心的桥梁和纽带，只有及时地将以调身为主递进到以调息为主，才能更好地用心去关注息，才能快捷地启动气机，达到三调合一境界。

（三）从转换练功方式迈入

任何练功的方式方法都是"拐棍"，实质是三调合一境界。一般人都习惯于听口令词练功，练熟了舍不得扔，其实"学会了走路"就应该扔掉"拐棍"。听口令练熟了应转为听音乐练，听音乐练熟了应自由练，自由练通过循序渐进地延长时间成为持久练。持久练可以是整个功法，也可以是其中一节、一个动作，甚至一个姿势（定式练习），关键是要选择适合自己的内容和保持练功状态。诸多功法只不过是三调侧重点不同而设计的动作套路而已，形式不同，内容和目的都是为了三调合一境界。法贵精专，重在微妙。持久练习能更好地精神内守，能快捷地启动气机和提升三调合一境界。

四、怎样提升三调合一境界

这是本文重点，也是笔者真切的练功体验。

（一）从气机变化中提升

启动气机是练功一个质的飞跃。它的标志是气机在丹田有了动点，能感觉到丹田微弱的气机运行——开合状态。三调合一境界从此开始。启动气机以后提升三调合一境界，关键是要使这微弱的"星星之火"成为"燎原之势"，而要成为"燎原之势"就必须密切注意气机变化。

气机是怎么运行变化的？请参阅《健身气功》2008 年第 5 期《外导内行升降开合》和 2012 年第 3 期《寓意于气 意与气合》。后一篇文章有王占和老师归纳的气机变化过程的"三从三到"，归纳得很好，在此表示感谢。从气机变化中提升三调合一境界是通过气机反复地开合升降，在体内气充足的基础上使气机通畅而实现的。体验气机通畅的有效途径是形体放松。

（二）从形体放松中提升

形体放松的基础是气充足。通过气机穿透形体的放松才是真正的三调合一境界，没有气机运行体验之前的形体放松不是三调合一境界。体会气机的运行规律使形体放松，是提升三调合一境界的有效方法。

拿健身气功·十二段锦的盘坐来说，从散盘到单盘到双盘，从短时双盘到较长时间的双盘，很多部位都会反复疼痛，从先痛部位（如骶骨和股骨头处）到后痛部位（如坐骨、髂前上棘处）、从痛到不痛的过程都是有矩可循的。这个过程是通过气机运行渗透形体使形体放松的过程。形体放松依赖于气机运行。气机运行渗透形体不但透皮入肉，骨头也要通透。在气机运行对形体部位"洗礼"的过程中，很多部位（包括尾骨和胯、膝、踝等）的骨节处都会咯、咯地响，所以杨柏龙老师说"放松是练出来的"。这个渗透、放松的过程犹如《金丹真传》中说的"使神冲气，气冲形，薰蒸全身百骸"；又犹如老子所说的"抟气至柔"。体验这个渗透、放松过程是三调合一境界的提升过程。

《黄帝阴符经讲解》中有："练功者如能掌握自身气机的变化规律，其修炼功夫达到一定的境界，就能延缓衰老。"放松过程中的气机变化也是有轨辙可循的：体验气机运行中的膨胀、鼓荡、冲刷、挤压；体验通过气机运行无数次地对身体的渗透、穿梭，疼痛部位慢慢疼痛减轻、气机通畅；体验形体部位宛如徐徐地溶解、酥化；体证到似乎成个虚无状态。这个虚无境界就是气机通畅的放松态，是三调合一境界提升的标志性感觉。它是练出来的，不是意识造出来的，练的时候要处理好宋天彬老师在1996年《谈气功的三调》中"有意之调、无意之调、似调非调"的关系。

魏用中老师说："切实关注一下自己的脖子最里头，给一点意念，让它放松。"能关注"最里头"即是一种三调合一境界，没有气机体验的人是想不进去的。放松是必须从气机运行再到气机通畅才能实现的。形体放松是形气神整体的三调合一境界，体验形体放松的有效途径是持久练习。

（三）从持久练习中提升

只有持久练习才能更好地体验三调合一境界。任何紧张都在消耗身体能量，都不可能持久练习。形体放松，体内的内分泌结构会自然优化。《胎息经讲解》中有："神不离身，炁亦不散，自然内实，不饥不渴也。"笔者曾连续习练健身气功·六字诀10小时，也曾连续蹲起11小时（3000个），其间都不吃不喝不停顿，一气呵成。笔者体会持久练习：放松而没有拙劲；既在练也在养；呼吸与动作节律分明，速度均匀，自然流畅。练六字诀时无论气机怎么外导内行、运行变化，意守丹田不变，周身一气的整体背景状态不变。练蹲起时轻飘飘的，感觉上起比下蹲还轻松；在体验气机运行的力量使形体起落中慢慢地将形体淡化了，将呼吸之气淡化了，进而把形体和呼吸之气都似乎忘了。这样的持久练习有利于身体放松和提升三调合一境界。这样的耐久力是健身气功锻炼的真实效果。如果不是在心息相依、身息相随的三调合一境界下，是不可能坚持的。在持久练习中，能提高精神的集中度和感觉的敏感度，能体验形精合一的整体状态。

（四）从形精合一中提升

精，是使传统气功玄奥神秘的重要内容之一。笔者查阅 20 多本气功文献关于精和形的定义，对比近 30 个关于精的定义，有代表性的有：

"精是构成人体形态结构和维持生命活动的基本物质，是有形而主静的。"
"广义的'精'，是构成人体和维持生命活动的精微物质，包括精、血、津液在内。""广义的精，泛指体内所有与健康长寿、防病抗病有关的精微物质，包括精、气、神、血、津液等在内，它藏于五脏及全身各处。"庄子说："夫精，小之微也。""精是构成人体和维持生命活动的基本物质"。"精也者，气之精者也"。

笔者也查阅了几乎所有健身气功书籍关于形的定义。在《健身气功二百问》对精和形的定义中，把精的内容几乎都包括在形中了，形和精合二为一了。

精是有形的组成人体的微小物质。现代科学认为，人体都是由精微物质组成的，科学术语叫细胞，叫原子、夸克。精和形相似于"建筑材料"和"高楼大厦"。以前曾有四位一体的整体观（精、气、神、形）。三位一体的整体观是把四位一体的"精"（建筑材料）和"形"（高楼大厦）合二为一了。健身气功舍繁就简，调身包涵了形和精。

在持久练习的三调合一境界中，体证到形和精是"一个整的"，合二为一的，分不出粗的是形、细的是精。这是从真切的练功体会上说的。正如医学家张景岳所说："精血即形也，形即精血也。"

体悟和阐明精即形，就剔除了传统气功关于精和精微物质的玄妙。这个从理论和实践两方面的转玄为朴、合二为一，符合健身气功健康发展的科学性、实践性、实用性和普适性。

（五）从日常生活中提升

启动气机以后，关键是日常生活中要意守丹田。笔者家距办公室 3.5 公里，走路上班总是意守丹田，并与呼吸紧密结合，感觉很轻松。笔者在行政中心 19 层上班，步行上楼梯时保持意守丹田和周身一气的状态，感觉不会累。日常生活的言行举止都是练功内容，一呼吸、一动念、一讲话、一动作都是一个整体的，都能保持三调合一境界。不管以哪个丹田为中心的开合，都是随着呼吸全身整体的张缩、起伏。把身体各个局部用气机连成一个整体后，体验到身动气机必动、呼吸之气动气机必动、意动气机必动的形气意三位一体的三调合一境界。这个境界是主体和客体融为主体感受的健身气功三调合一境界。这种 "人不练气气练人、行住坐卧不离这个（丹田开合的三调合一境界）"的自动化练功状态和周身一动无有不动的整体觉知状态，犹如著名道士李道纯所讲的"身心合一、神气混融、性情成片"。

法无定法，境无定境。三调合一境界不尽相同，但丹田启动气机、三田合一、周身一气等过程都是共通的。三调合一境界具有层次性。周身一气（体）后，有很多更高的境界（笔者没有体验过的）需要通过持续锻炼才能得到逐级体验。周身一气的三调合一境界也具有层次性，笔者只能谈及周身一气初级的三调合一境界。

健身气功"强调'三调合一'的境界"，"在实践上以'三调合一'为基准"。这是与时俱进的体现，符合科学发展观，符合时代特色。我们应以健身气功为主体意识，以"精神内守"为主导心境，不断提升三调合一境界。以上若有不当，敬请同仁斧正。

试论健身气功的健心机制

刘宇星

国内外学者的研究告诉我们，有氧、非竞争、可控性强、中等强度的体育运动有利于改善心理健康。健身气功的运动特征与这一模式的要求有相当程度的吻合。事实上，健身气功因其"三调"的运动特征，特别是"调心"内容的介入，更具有促进心理健康的内在作用机制。在中国传统健身养生术中，健身气功这一独具特色的运动一直被人们用来锻炼身体和调整身心。近几年的研究也证实，习练健身气功可改善现代人的心理健康已成为不争的事实。本文将通过四个方面探讨健身气功产生心理效应的机制。

一、特定动作和意念的身心效应

健身气功功法中的一些特定动作能有效地改善心理健康。如六字诀中"呵"字诀对应的就是心。在中医里心"藏神"，是一个特殊的系统，在经络上既与心包经有关，又与心经有关，所以练习"呵"字诀时，手腕转动相对比较多。由于手腕转动会刺激大陵穴（厥阴心包经的原穴）、神门穴（少阴心经的原穴），并且两手腹前相靠捧掌时，要求目视掌心劳宫穴（属心包经，为心经与心包经交会之处），使心脏的手少阴心经与手厥阴心包经两条经脉同时得到了锻炼，具有清热降心火、安定神志、养心怡情的作用。

易筋经"青龙探爪式"中，通过转身、左右探爪及身体前屈，可使两肋交替松紧开合，达到疏肝理气、调畅情志的功效。传统医学认为，肝主疏泄，说明肝有舒展、通畅、升发和调达的作用。因为人的情态活动除由心所主之外，又与肝有密切关系。"两肋属肝"，所以活动两肋的动作，同样能起到调整心态的作用。

健身气功的功法技术，虽都是以三调中的某一调锻炼为主，主张通过动作变化、呼吸吐纳或意守入静导引气的运行，但对具有统领作用的意念活动一般有三

55

个要求，一是要求意念随形体动作的运动而变化；二是在某些动作中需要配合特殊的意念活动。如十二段锦"微撼天柱""掌抱昆仑"要求意守大椎穴，"背摩精门"要求意守肾俞穴，"温煦脐轮"要求意守神阙穴等；三是有一些动作要求配合形象性的意识思维活动。如"出爪亮翅式"向前推掌时，开始意想轻推窗户，然后逐渐加力，直到有如排山倒海之势推出，收回时则意想海水还潮等。由于意念要根据动作的要求不断进行转换，就会逐渐排除各种不良杂念和紧张、抑郁的情绪，促使大脑得到充分休息，帮助人的精神情志得到转换调解，缓解精神紧张，提高情绪的稳定性,消除人们的烦恼和缓解内心的冲突，使人们从失衡的心理状态中走出来，克服现代人的心理障碍，达到整体优化心境状态的作用。

二、不同阶段调心入静的身心效应

调心是健身气功"三调"的核心环节，也是调身和调息的目的。这是因为练功中，无论是姿势动作的调身、呼吸吐纳的调息以及意守某穴位进入某种意境，都是在意识的指挥参与下进行和完成的，所以调心贯穿于功法练习的始终。健身气功锻炼实际上主要是通过意识的运用来调整自己的心理和生理过程，改善身体器官功能，达到人体生命运动的最优化。通过调心达到入静，能使习练者处于一种安宁、轻松、愉快的良性心理活动状态，不仅有利于调节健康的心理、心态，同时也有利于促进身体机能的调解，达到改善身心健康的目的。三调运用的关键词是"调"，为调整、调和之意，是主动进行的调整，而"调"必须有意念活动的参与才能完成。换言之，"三调"是在主动的意念条件下进行或实施的。"用意"是意识活动，属精神性的东西，是练习健身气功的特点和要求，健身气功的健心作用也主要体现在"用意"这一要求上，因而健身气功从本质上讲是一种"意功"。在健身气功学练的整个过程中，"用意"贯穿始终，只是在学练的不同阶段，用意的内容和层次有所不同而已。

（一）重形隐意

初学者刚刚入门，对健身气功动作的理解和接受都可能很费劲，尚处于懵懂层次，要强调"全身意在精神"，显然是不切实际的。因此，此阶段重在外形摹仿练习，不要过于重意。当然，这时的不重意不是指不用意念活动或不要重视意念活动，而是指把注意力集中到功法动作上来。如动作的方向路线怎么变化，手脚如何运行等，不断地用意念来指导每一动作尽量做得正确、连贯和圆活，也就是把意念调整放到动作的掌握和理解上来。所以初学者的意在外形是一种初级层次的重形隐意活动，是以学习掌握动作为目的的感知过程。

（二）意形并重

在这个阶段，一方面还要注意动作的规范和标准，不能使之走形变样，另一方面开始探求健身气功的内在实质和精髓，并加上了较高要求的意念认知过程。这时练功者不仅要把健身气功的"内"和"外"和谐地结合在一起，使动作更加娴熟和规范，而且加深了对健身气功动作内涵的理解，在内意与外形的开合、虚实、动静等变换上开始积蓄"内劲"，追求"上下相随，内外合一""行似流水，连绵不断"的练功状态，并逐步向"以意行气，以气运身"的目标努力，达到"内外合一""形神兼备"的功法要求。

（三）重意形随

经过练功者长期的锤炼，当动作达到自动化时，就会很自然地进入"重意形随"的阶段。这个阶段由于外形的动作经过很长时间的反复演练，像走路一样已经成为一种自动化的行为，可以说练习者已经领悟到了外形的精髓，并根据自身的特点和理解，把健身气功的内与外协调有序地结合在一起，对健身气功的真谛也有了自己的感悟。这个阶段即便不再关注外形，功法动作也不会脱离健身气功动作的原理。所以练功者这个阶段要重在对健身气功"真意"（所谓真意，是指意识活动宁静时的自觉状态）的锻炼，开始把注意力集中在内在的追求上。只有用意，才能练意，达到意动形随、身心并练的要求，也才能超越肢体动作，逐步进入三调合一的身心境界。

（四）无形无意

拳论中有"有意却无意，无意出真意"之说，说明达到"无意"之境乃是"神韵"的最高境界。"无意"之境也就是"忘我之境"，老子对此境界以"大方无隅，大音希声，大象无形"做了形象的比喻。这一比喻富含深刻的辩证法思想，可以理解为最方正的反而没有棱角，最高的声音是听不到的，最大的形象是看不到的。在"合乎自然"的长期练习中，练习者对健身气功的运用和掌握已经到了随心所欲的阶段，一举手一投足，自然做出符合功法原理的动作，即所谓不讲规矩而合于规矩，达到"屈伸开合任自由"的一种理想境界。此时不管是形还是意，都已如拳谚所云"拳无拳，意无意，无意之中是真意"，达到了一种收发自如的"无意"境界，成为了一种活动的本能，久之能在心境上淡泊返朴，在精神上养成定力，达到健身气功对心理调节的最高境界。

三、形、气对神的相互关联效应

古语有云："形不正则气不顺，气不顺则意不宁，意不宁则神散乱。"说明神、形、气是相互联系、相互促进的整体。只有形正体松，才能达到气定神敛。庄子也提出"形全精复"（形体健全，精神充足）的观念。合理的姿势与动作练习，不仅能起到伸筋拔骨、柔筋健骨、疏通经络、调畅气血的作用，而且体现了内实精神、外示安逸、虚实相生、意动形随、内外合一的要求，从而能够改善精神情志。庄子还指出"人大喜邪，毗于阳；大怒邪，毗于阴，阴阳并毗"，告诉我们人的精神心理现象，如情绪的好坏与阴阳二气也有密切关联，人的喜怒是由阴阳二气造成的。于是，庄子说"乘乎云气而养阴阳"。这里的乘云气就是驾驶云气，养阴阳就是调养阴阳。不论是乘还是养都含有主动养生的意思。健身气功练习中通过主动调养阴阳二气，可以调整人的心态情绪，产生良性心理效应。庄子不仅认为"形全精复"，而且还意识到培养人的精神生命反过来会促进物质生命的培养。因此，《庄子》就有"无视无听，抱神以静，形将自正"的论断。心神安宁，则自然气息平和、形正体松。健身气功中安宁、轻松、愉快、喜悦的良性心理活动，不仅有利于调节健康的心理、心态，同时也有利于促进身体机能的调节，达到身心健康的目的。

四、调心的实质是达成三调合一

健身气功的不同功法，虽然对三调有不同的侧重，但最重要的不是任何一调的调整，而是三调运作的协调和统一，即强调三调过程中的形气神合一。古人认为人的生命是形、气、神三位一体的，三者的协调统一是人们追求的目标。健身气功将身体和精神归纳为形、神，并认为气是联系形神的纽带，人体的形和神依赖人体之气而形成一个有机的整体。调身、调息、调心分别对应人体的形、气、神，三者是相互联系，不可分割的统一体。"善养生者，必保其精。精盈则气盛、气盛则神全、神全则身健"，故健身气功以神、意、气等内为主，以形、力、劲等外为辅，要求行功练气，虚静求心，以心行气，以气运身。练功中的"三调"实际上是同时进行的，只不过在练功的不同阶段，侧重点不同而已，最后的要求都是做到形、神、意、气的和谐一致。健身气功以人的思想、精神心理状态为练功基础，心理状态与功法动作、养气合神统一起来，通过内外协同的"完整一气"来实现对心理的调节，起到调整心态平衡和健心的养生功效。

健身气功基本要素解析

胡晓飞

健身气功是以健身为目的，以较为和缓的形体活动为基础，身心状态趋向于调身、调息、调心三者合一的体育运动项目。也就是说，在健身气功中，柔缓的身体运动是其表现形式，调身、调息和调心是其练功手段，而趋向于三调合一是其练功准则。因此，在习练健身气功时，如何认识三调、理解三调和做好三调，是我们健身气功练习者应该重视的核心问题，这也是值得我们大家进一步进行讨论的问题。

一、关于调身

（一）调身的概念

调身，即调整身形，是对身体姿势或动作进行主动自觉的调整和锻炼，使之逐渐达到练功的要求和目的。它是调息和调心的前提，是进行健身气功锻炼的基础，其基本目的是"形正体松"，所谓"形不正则气不顺，气不顺则意不宁，意不宁则神散乱"就是这个道理。它也是增进健康的重要手段。"流水不腐，户枢不蠹"，"一身动则一身强"，"生命在于运动"，"体育者，人类自养其生之道，使身体平均发达，而有规则次序之可言者也"等都是古今论述调身效果的名句，这些都是调身效果的具体作用和体现。而传统练习中熊经鸟伸、引体令柔、导引按跷等都属于调身范畴。

（二）调身的对象及内容

1. 调身的对象

调身是针对人体内外、上下、四肢百骸的调整，所以，调身的对象繁多。从上到下包括：头、颈、肩、肘、腕、掌、指、胸、腹、胁、肋、脊、背、腰、臀、髋、肛、腿、膝、踝、足、趾等；对于五官包括：眼、耳、鼻、喉、舌等；对于躯干包括：胸腔、腹腔、盆腔、脊柱等；对于五脏包括：肝、心、脾、肺、肾等；无一不是健身气功的调身和养护的对象。

2. 调身的内容

针对上述对象，其调身的内容又可谓丰富多彩，包括：身体姿势、动作形式、动作方位、相对位置、练习手段、练习方式、练习轨迹、练习速度、练习强度、练习量、练习频次、练习秩序、练习前的准备和练习后的整理等，这些元素，无法穷尽，也无一不属于健身气功的调身内容，而这些内容无一不是为宁神调息、经络畅通、气血周流、壮骨强筋、阴阳平衡、五脏调和服务的。

（三）调身的方法和要求

在健身气功练习中，其基本目的就是达到"形正体松"，而围绕着这一目的，对整个身体的调整都有明确具体的方法和要求，例如"形正"的要求是松静站立、头颈正直、竖脊含胸、沉肩坠肘、松腰沉髋、舌抵上腭、目视前方等；而"体松"的要求则是欲体松、神宜静，内外结合、贯穿其中。而对健身气功调身所采用的方法和要求，则应遵循每套功法的具体演练方式和功法特点习练，在各套功法书里都有具体的描述，在此不须赘述。

（四）调身的特点及作用

围绕着健身气功的基本目的和要求，健身气功的调身表现出如下一些特点和作用。

1. 形体中正、动作舒松

在进行健身气功的练习中，无论是对身体姿势的要求，如行、立、坐、卧；还是对各种动作过程、方法的要求，如俯仰、屈伸、旋转、跑跳、升降、开合等；都要求练习者做到身体不偏不斜、中正安舒，肢体不僵不拘、充分放松协调，这在所有9种健身气功功法中都有体现，而虚实分明又有利于练习者做到形正体松。这个特点可以帮助练习者获得功法特有的益处。

(1) 敛神助息

有研究表明，放松自然的身体姿势和动作，能更好地帮助练习者思想的入静、呼吸肌的工作和胸腔副压的形成。这是因为，身体放松能使全身肌肉产生最大限度的放松，进而有效地减少不必要的额外刺激，降低大脑皮质的兴奋性，进而有助于练习者思想放松，精神宁静；而含胸拔背的放松状态，又可使呼吸肌和胸腔处于良好的放松状态，这将有利于悠、匀、细、缓的呼吸形式的形成。反之，如果练习者不能做到虚实分明，就很难形成形正体松，身体某些肌肉就会处于紧张状态，这必然向相应大脑皮质发放一系列向心性的神经冲动，进而影响入静的效果。所以说虚实分明、身体中正可帮助练习者敛神和调息，是调神、调息的基础。

(2) 周流气血

研究发现，充分放松肢体，可以有效地增加甲绉微循环的开放数量，促进肌肉内毛细血管畅通。就是说形正体松的身体姿势，有助于全身肌肉最大限度的放松，毛细血管开发数量的增加，进而促进全身的血液循环。从中医来讲，又可使得全身的经络畅通、气血周流。我们练习站桩都有这个体会，越是放松的部位，越有舒适温暖的感觉；我们练功后，自感皮肤温煦，全身发热，而这种热就是经络畅通、气血周流的真实写照。中医认为，"经络遇热则通，血得热则行"；"通则不痛，不通则痛"。因此，形正体松的特点又有助于内调脏腑，防病保健。

2. 柔缓圆匀、运动周身

"柔缓圆匀"是指，练习中动作形式要绵柔，而不能僵硬，动作速度要缓慢，而不能过快；动作的轨迹应该是弧形，而不能直来直往；同时动作过程要均匀、连绵不断，而不能忽快忽慢，时断时续。整个练习要有"丝绸"般柔顺的感觉，如健身气功五禽戏中的鸟飞。而"运动周身"是指，全套功法练习要全面、完整和有序，而不是只重局部、片段、杂乱无章或头痛医头、脚痛医脚，在健身气功各套功法中无不体现这个原则。这个特点有助于练习时动作的虚实分明和形正体松，因此也具有帮助练习者敛神行气和周流气血的作用。

(1) 形神合一

能帮助练习者精神和肉体趋于结合。老子说"营魄抱一，能无离乎"，由此可见练功的目的就是使精神和肉体化为一体。而要想达到精神和肉体合一，最重要的是要求练习者思想和身体处于高度的放松状态。而要达到这种状态，从调身的角度来说就要做到身正体松，而柔缓圆活和周身运动的特点则是形成身正体松的基本条件。因为，动作的柔和缓慢、圆活连贯，则会使练习相对简单、平稳和舒松，这可以很好地帮助练习者做到身体中正，从而为体松心静服务。同时，还可以减少练习者由于身体姿势、动作形式、动作速度和练习过程不协调给精神带来的额外负担，减少其对大脑皮质的额外刺激，从而帮助练习者更好地进入形神合一的境界。反之，如果动作僵硬、直往或时断时续，则势必造成练习者精神紧张、思想分散，结果是难以入静。

(2) 动息结合

有助于练习者动作和呼吸的协调。健身气功的呼吸特点是悠、匀、细、缓、深、长，并且要求动作配合呼吸，动作为呼吸服务。这不同于武术和技击等其他体育项目所讲究的以气催力。设想如果练习时动作紧张僵硬、速度太快、忽快忽慢或时断时续，这样不仅会造成练习时需氧量大大增加，使练习者不得不调整呼吸节奏、速度和粗细来增加摄氧量，以维持身体对氧的需求；而且，还会造成呼吸的时断时续、时粗时细、时快时慢。这样，就不能获得"悠、匀、细、缓、深、长"的腹式呼吸，进而影响植物神经的调节和意守入静的进行，因为"息调则心定"。由此，只有把动作做得柔和缓慢、连贯圆活，才能更好地为呼吸服务，保证呼吸的悠、匀、细、缓、深、长。

(3) 愉悦身心

可以使练习者通过练习获得身心快乐。研究表明，"长时间、连续性的、中量至重量级的运动、深呼吸会使脑分泌出内啡肽"。而内腓肽也被称之为"快感荷尔蒙"或"年轻荷尔蒙"，意味这种荷尔蒙可以帮助人保持年轻快乐的状态。而健身气功这个特点正好符合长时间、连续性中量级和深呼吸的要求，也就是通过健身气功的练习可以有效地产生这种"快感荷尔蒙"。所以，我们都有这样的体验，每当练习结束身体微微出汗时，身体都有周身温暖舒适、神清气爽之感。这就是为什么每当看到晨练归来的大爷大妈们，都有容光焕发，青春再现的感觉。

(4) 通经活血

有利于练习者经络的畅通和气血的运行。《吕氏春秋·尽数篇》："流水不腐，户枢不蠹。"东汉名医华佗信奉："人体欲得劳动，但不当使极尔；动摇则谷气得消，血脉流通，病不得生，如户枢终不朽也。"因为，这种运动特征可以使得全身上下、四肢百骸放松舒展，这就改善了气血在经络中的运行环境；另外，周身的运动，也可以使得经络内气血活跃，出现熵增的现象，进而加强其流动，而气血流动则是防治内脏疾病的有效方法。

（5）强心益肺

健身气功周身运动的特点，可以有效地增进练习者的身体健康，改善其心肺功能，起到减脂降压的作用。因为健身气功的这种特点也是符合现代有氧运动特征的，而有研究表明："长时间缓慢柔和的有氧练习，可以降低血液黏滞性，而血小板的数量不变。"诸多的研究也证明："柔缓的有氧运动可以有效地增加练习者血液内高密度脂蛋白胆固醇，而降低低密度脂蛋白胆固醇，从而代谢掉练习者的脂肪，软化其血管，消除动脉硬化、预防糖尿病的发生。"有氧运动带给练习者的益处有："增加血液总量，增强肺功能，改善心功能，增加骨骼密度，减少体内脂肪，改善心理状态。"

（6）天人合一

圆活的特点有利于练习者充分地适应自然万物。总结自然界、社会界的现象和规律不难发现，圆的形式最适合事物的存在，而圆或周期性的变化形式又最适合事物的发展。如，自然界大到宇宙天地，小到原子、中子，其存在和运动的轨迹都是圆的形式；生物界的动植物，其生命都是以圆的形式存在的；社会发展和人们的思维过程也都是以螺旋性形式逻辑上升的，这说明圆的形式最适合事物的生存，最有利于社会的前进。因此，健身气功这种不论是一动、一式或一套功法，都讲究弧形运动，循环往复，周而复始，强调柔缓圆连的特点，符合天人合一的思想，这有助于练习者适应自然，建立天人合一的观点，进而促进人类生命的发展，达到健康长寿的目的。

3. 松紧结合、动静相兼

在练习中动作要有松有紧、有虚有实，而这种松紧虚实中还要体现出松静结合的特点，并且强调松是根本，紧是手段，松贯始末，紧勿过僵过长。"松"指的是练习时人体各关节、肌肉、韧带等组织的充分放松，也就是虚。"紧"则是指身体缓慢而适当的用力，也就是实。"动"是指在意识指导下的动作导引，包括内动和外动。"静"则是指在动作导引中运动系统或局部的似停非停的表现，有内静和外静之分。例如易筋经的"倒拽九牛尾式"，五禽戏的"虎扑"，八段锦的"两手托天理三焦"等练习中体现的比较充分。其功能如下。

（1）**启动内气**

前面提到"松""静"有助于全身气血的周流，而"紧"则可以使相应部位的经络、穴位、肌肉韧带、神经血管等受到一定强度的牵拉刺激，这样有利于内气或血液的启动和正常运行。例如《健身气功·五禽戏》的"鹿抵"，因为其要求大幅度的侧拉和拧转身体，因此可以有效地刺激腋下的肝经，腰背部的命门穴、督脉和膀胱经，以及腰背部肌肉，从而起到疏泄肝气，畅通督脉，调补肾气和松解腰部肌肉粘连的作用，进而达到补肾壮腰、益气通阳的目的。反之，如果动作松懈抻拉不到位，或时间过短思想不集中，就不能对其产生有效的刺激；如果动作太大，用力太猛，或时间过长，肢体过僵，就有可能造成对身体局部的伤害。现代许多关节疾病的康复疗法，都是采用静力牵张来进行的。

（2）**松解粘连**

练习中身体和肢体的放松，可使肌肉内毛细血管的开放数量增多、甲绉微循环畅通。而适当的用力，则可以刺激经络穴位和血管神经，从而达到启动内气，剥离肌肉粘连，促进血液循环的目的。根据生理原理，人的每一块肌肉都是由肌纤维、血管网和神经等构成，而组成肌肉的肌纤维束都是由结缔组织薄膜包裹的。如果一个人因为工作或生活习惯的原因，局部肌肉受力过多，造成长期紧张，就会使其血管长期受压，导致肌肉供血不足；加之风、寒、湿邪的侵袭，久之则会使肌肉的弹性降低，发生劳损或粘连，疼痛加剧，比如说，长期使用电脑者。这时候，我们通过松紧结合的牵拉肌肉，特别是在旋转的情况下进行，如"五劳七伤往后瞧"，就可以很好地疏松有关肌肉，使其气血畅通，长期练习必然使其僵硬缓解，粘连解除。

（3）**宁神调息**

前面已经提到，放松的练习形式，有助于意念的集中、入静的进行、呼吸的徐缓和气血的周流。而动静结合的练习特点也有助于自律神经的协调，从而使得左右白细胞中的淋巴细胞和粒细胞的平衡得到加强，进而提高人体的免疫力。另外，静能使精神放松下来，进而使心率减缓、血压下降。所谓"静则神藏，躁则消亡"，"静则少费"，就是这个道理。另外，动静相兼的特点也是松紧结合的前提，如果没有外动内静的练习特点，就不会有精神的安宁、动作的舒展和肢体的放松；反之，如果做不到外静内动，就不能充分地牵拉肢体，达不到动作所具备的健身效果。

4. 强调旋转、尤重躬身

在练习中不仅要求头颈、躯干在垂直轴上的大幅度旋转，在额状轴上的蠕动，而且注重躯干的俯仰、折叠和屈伸。如易筋经中的"卧虎扑食""青龙探爪"；五禽戏中的"虎扑""鹿抵"；八段锦的"五劳七伤往后瞧""两手攀足固肾腰"等动作。

（1）**畅通任督**

中医认为，任脉起于会阴穴，沿腹、胸上行抵于咽喉；而督脉也起于会阴，沿脊柱之内上至脑户，终于龈交穴。故健身气功的练习强调躯干大幅度的旋转、折叠、俯仰、屈伸、蠕动，可以有效地刺激命门穴，牵拉腹背部经脉，尤其是刺激任督二脉，这样可以起到气血周流、畅通任督的作用，而中医又讲"任督相通，百脉皆通"，因此，这又有助于全身气血的畅通。

（2）**改善颈椎**

因为，颈部第七颈椎棘突下有个穴位叫大椎，在其两侧0.5寸的地方各有一穴称定喘。而颈项的大幅度旋转可刺激到颈后的大椎穴和定喘穴。针灸原理告诉我们，大椎为六阳经总汇，而针灸定喘具有益气通阳、宣肺平喘、退热止疟、凝神豁痰的疗效。因此我们强调颈项的转动，可以有效地刺激大椎和定喘，起到益气通阳、预防哮喘的功效；同时，大幅度的转头还可以使颈部周围的肌肉、韧带和筋膜得到牵拉，从而改善局部的血液循环，濡养局部器官，进而达到梳理颈椎，预防小关节紊乱，防治颈部肌肉僵硬、劳损和椎间盘突出等疾病的目的。

（3）**充慧增智**

中医认为，肾藏精、生髓，髓上通于脑，故称"脑为髓海"。还认为，肾受五脏六腑之经而藏之，而肾的盛衰又直接关系到五脏、骨骼及脑的功能是否正常，即肾精充盛则髓满骨坚，精力充沛，耳聪目明，动作灵巧。又由于"肾主作强，出伎巧"，而腰为肾府，乃肾之精气濡养之所，肾与膀胱相表里，足太阳膀胱经经过腰部；此外，督脉、冲脉、带脉诸脉也分布于腰部，且督脉贯脊属肾。因此，健身气功强调腰背部大幅度的转体、俯仰、躬身和腰椎的蠕动，有利于刺激腰脊周围的肌肉、神经、韧带的血液循环，可以改善腰背部的力量，松解腰部肌肉的粘连；同时有助于畅通督脉、任脉、冲脉、带脉、肾经和膀胱经等经络，进而达到壮腰补肾、固摄膀胱、调和气血、健脑益气、充慧增智的目的。

（4）强壮核心

意思是说，这个特点可以提高练习者核心区域的力量。"核心区域是指人体的中间环节，是以腰椎—骨盆—髋关节为主体，包括附着在它们周围的肌肉肌腱及韧带系统"。该部位是人体环节动作运动链的最基本环节，为人体各种肢体动作提供了稳固的支撑和附着点，直接影响着人体各种技能性身体动作的质量；这个区域的肌群的神经肌肉系统，往往是在人体完成各种反射性和随意性肢体性动作过程中首先被激活的部分，是人体动作程序最早发生效应的受动环节；该部位还是人体骨连接最精致和神经系统最脆弱的部分（脊柱和脊髓位于此区域），这个部位运动系统中骨骼—肌肉的解剖结构和功能，大都起到支撑保护和稳定作用。而健身气功大幅度转体、躬身和折体的特点，正好可以刺激核心区部位。因此，可以有效地提高练习者的运动能力和自我保护能力。

（5）提高免疫

中医认为，"背者胸中之腑"，这里的腑指的是阳；加之背部有督脉，"督脉总督六阳经"。因此，调养好背部，对于调理全身之阳气具有重要作用。此外，背部还有各脏腑的背俞穴，刺激这些背俞穴对于有效地调理内脏，防治一些疾病具有良好的作用，比如叩击肺俞、肝俞、肾俞等对预防糖尿病具有较好的效果。而从现代医学的角度来看，当代的医学认为人的背部皮下有大量功能很强的免疫细胞，由于人手平时不易触及背部，故而这些对健康相当有益的免疫细胞一般只能安静地在那里"歇息"。练功时，可以刺激"休眠"状态的免疫细胞，"激活"它们的功能，奔向全身各处，并积极地去消灭入侵的病菌或体内的癌细胞。练功中以旋转、折叠、屈伸来加大对背部的牵拉，从而也可以起到"唤醒"背部免疫细胞的作用。但要注意的是，有严重心血管疾病和椎间盘突出症的患者，不要做幅度太大的转体动作，以防对脊柱产生压迫，从而引起交感神经兴奋性的提高，进而引起心率加快，血压上升。

5. 熊经鸟伸、重在反序

指的是练习时强调采用模仿动物的伸展以及与平时习惯相反的动作。伸展和反序的作用在于：

（1）塑形美体

伸展和反序练习有助于骨骼沿着正确的方向健康成长，形成正确的身体姿势，并使筋坚韧、结实、柔伸，使身体显得挺拔、结实而又秀美。还可使肌肉、韧带和骨骼得到牵拉扯动，从而可以加快局部的血液循环，使其养料充分，骨关节之间的距离扩张充分，骨骼和软骨得到良好的生长环境，生长充分，身高增加，从而有利于青少年的生长发育。

（2）弥补薄弱

因为反序练习的特点就是强调练习平时不锻炼的地方，即反常态练习，而这样正好会弥补练习者的薄弱环节，这对于中老年人和缺乏运动的人尤为重要。因为这部分人由于气虚血衰，本身就肌肉失养无力，这时候很容易由于意外造成肌肉拉伤，比如搬运重物，打个趔趄，踩空台阶，甚至是打个喷嚏都会伤着腰。如果我们平时加强了反序练习，增加了腰、踝、背等局部的力量，就可以避免损伤的出现；同时还会对已有的损伤起到康复作用。

（3）通经畅血

中医认为"五脏有疾当取十二原"。这就是说，五脏有病，要取他们的原穴（阴经以输代原）来治疗。而人体中的原穴大都分布在腕踝附近，这样，若我们在进行伸展运动时，注重对自己的腕踝加大用力，就可以直接刺激原穴，打通经络，防治疾病。而这一点在健身气功的练习中是经常出现的。

（4）放松身心

人们的日常活动，大都是躯体直立、内合、朝前和向前的。这样，支配这类活动的神经系统就处于兴奋状态，反之，支配那些俯身、外展、朝后和向后等活动的神经则会处于抑制状态。这种兴奋和抑制状态的长期失调，必然会造成神经系统的疲劳，从而导致疾病的产生。研究表明，反序运动能使人体的神经系统得到全面锻炼，从而建立新的平衡。同样，因为这种练习是刺激与平时习惯相反的肌肉，根据生理学"一侧肌肉的兴奋，必然引起对侧肌肉的抑制"的原理，这样通过健身气功的反序练习，就能很好地放松与之对应的肢体。比如说，"鸟伸"的反弓形可以有效地牵拉颈前、胸腹、腿前和脊前的肌肉群，从而使颈后、腰背等臀后肌群得到放松，这对防治现代人群由于经常坐办公室工作而引起的颈椎病、腰肌劳损等疾患非常有效。另外，充分地伸展练习，同样可以放松身体。其原因是：第一，伸展为逐渐加力；第二，伸展均至不能再伸的程度；第三，伸展的运动特征均为缓慢且持续约20秒至1分钟；第四，伸展后均会有愉悦爽快的感觉；第五，伸展后会不自觉地想移动自己的身体。因为这样可以有效地改善身体的血液循环，同时使紧张、僵硬的肌肉得到放松。

（5）舒肝利胆

中医认为，"肝主筋，其华在爪"，"肝属木，喜疏泻条达"，"肝有邪，其气留于两腋"。健身气功中强调贯力于指的推举、撑按、挑掌，抻筋拔骨的舒展身体，大幅度的举臂折体。例如，八段锦中的"攒拳怒目增气力"一式中两腿屈蹲后，两手拇指在内，其余四指依次卷指，成握固状，放在腰部两侧，可以有效地刺激练习者的爪、身体侧面的腋下、胁肋和各关节的筋，进而达到引体令柔、疏泻肝气、舒肝利胆的目的。

（6）改善柔韧

老子说"柔弱胜刚强"，越是柔韧的生物，越有生命力。俗话说：筋长一寸，寿高十年。《庄子刻意》中指出："吹嘘呼吸，吐故纳新，熊经鸟伸，为寿而已矣。此导引之士，养形之人，彭祖寿考者之所好也。"即是说通过呼吸练习和模仿动物的伸展练习，可以达到保健身体、延年益寿的目的。而健身气功强调伸展、反序的特点，可有效地改善练习者的柔韧性，进而起到延年益寿、预防损伤和提高练习质量的作用。

6. 行在缠绕、动在梢节

练习时肢体的各关节要注重旋转缠绕，特别强调远端末梢关节的运动。如易筋经中的"倒拽九牛尾式""出爪亮翅式"；五禽戏中的"猿提"和各戏的手型；八段锦中的"攒拳怒目争气力"等，这些可以起到：

（1）通经活络

其一，中医认为，人体手三阴经从胸走手，在指端交于手三阳经；手三阳经从手走头，在头部交于足三阳经；足三阳经从头走足，在足趾交于足三阴经；在足端，足三阴经从足走腹。也就是说，手指是手三阴三阳的交接点；而足趾是足三阴三阳的交接点。我们知道，任何连线最容易出问题的地方就是连接点，也就是说，经络最容易淤滞不通的地方就是指端或趾端。其二，根据经络理论，人体肘关节和膝关节以下是各条正经重要穴位所在，称为井、荥、输、经、合（合称"五输"）。其中，井穴多处于手足之端，比作水之源头，是经气所出的部位，即"所出为井"；荥穴多位于掌指或趾关节之前，比作水流尚微，萦纡未成大流，是经气流经的部位，即"所溜为荥"；输穴多位于掌指或趾关节之后，比作水流由小到大，由浅注深，是经气渐盛，由此注彼的部位，即"所注为输"；经穴多位于腕、踝关节部位之上，比作水流变大，畅通无阻，是经气冲盛运行经过的部位，即"所行为经"；合穴位于肘、膝关节附近，比作江河水流汇入湖海，经气由此深入，进而回合于脏腑部位，即"所入为合"。其三，中医还认为，"五脏有疾也，当取十二原"（《灵枢·九针十二原》），原穴分布在腕踝附近，针灸医生取穴治病时，通常首选这些穴位，以达畅通气血、治疗疾病的目的。所以，在健身气功练习中，通过加强屈伸肘膝、立掌提腕、卷抖手指、摆扣脚踝、提落脚踵、抓跷脚趾的梢节动作，不仅可以有效地刺激练习者指、趾端等经络连接点，还可使井、荥、输、经、合及各原穴得到刺激，进而有效地畅通十二正经，达到保健五脏六腑的目的。

（2）增智充慧

现代医学研究发现，大脑感觉中枢可管理全身的痛、温、触、压以及位置和运动觉等躯体感觉，手掌（尤其是手指）和脚掌在感觉中枢所占的面积将近总数的一半。资料表明，经常用脑，可以促进脑细胞活动增多，有利于建立更多的突触联系，使突触前后膜增厚，接触广泛。健身气功强调畅通肾经，重视手指的活动，加上学练健身气功是一个学习过程，包括许多功法技术、练功原理、养生知识和教学方法等知识技术需要学习，使练功者在学练过程中经常用脑，这样使大脑得到锻炼，达到增智充慧的目的。

7. 强调虚实、更重蹲起

"强调虚实"是指，在练习过程中，不论是动作的过程、形式和状态，还是身体的姿势、部位、表里，都要有虚有实，包括上虚下实、内虚外实、外虚内实、左虚右实（右虚左实）、前虚后实（后虚前实）等练功特点。

（1）增力补钙

有研究表明："长期进行力量练习的中老年人，可以有效地避免血中钙的丢失。"上海体育学院科研处邹军等研究发现："太极拳运动有助于提高绝经后妇女的骨密度值，促进平衡能力。"绵阳师院体育与健康教育学院刘先军研究发现："八段锦锻炼是防治原发性骨质疏松症的有效方法。"因此，健身气功强调练习时重心的移动是在虚实分明的基础上柔和缓慢进行的，加之，练习时有上下蹲起的练习要求，这就增加了练习者腿部的负担。

（2）延缓衰老

俗话说："人老腿先老。"中医认为，"足为肾之根"，而"肾为先天之本"，"肾主宰着人的生、长、壮、老矣"，中医还有"肾为作强之官，出伎巧"的理论。健身气功强调的各式桩功、虚实分明的重心移动和大幅度的蹲起等锻炼，有利于练习者的腿部锻炼，调补肾气，进而出现行动轻巧、思维敏捷、神采奕奕、保持青春健身效果。

8. 强调中和、简单易行

健身气功的这个思路，强调中和是指从阴阳平衡出发的，而不是偏阴偏阳。这包括练习强度、练习量、练习形式和练习要求等。比如，练习有动有静，有前就有后，有上就有下，有紧就有松，有左有右。练习强度，基本保持在最大心率的60%~70%，并且可以自己根据情况控制；练习时间控制在1小时以内，并且要求节奏和缓。同时，健身气功技术规格、练习方法上也体现出至简至易的指导思想。使练习者能够一学就会，练起来也显得轻松愉快，游刃有余，一练就喜欢。这个特点完全体现在各套功法的各个部分，如此有助于练习者：

（1）协调阴阳

通过中和的特点可以调摄练习者的阴阳。"一阴一阳谓之道"，"阴阳者，天地之道也，万物之纲纪，变化之父母，生杀之本始，神明之府也"。常言道"高山之巅，难见秀木；大树之下，难觅美草"，"孤阴不生，独阳不长"，因此，练功强身其核心最主要的是要协调身心、内外的阴阳。而从练功来说，动为阳，静为阴；开为阳，合为阴；向上为阳，向下为阴；紧为阳，松为阴等。健身气功就是通过这样有规律的对称性练习来引导气血平衡运行的，从而达到调摄练习者阴阳，促进气血周流，预防脏腑疾病的目的。

（2）调摄心态

中国文化讲究中庸和中和之道，2010年我国平均年龄为119.9岁的十大寿星的第一条共同特征就是心态平和，世界卫生组织提出的"科学生活方式"中"四大基石"之首就是"心理调节"。而健身气功这种强调中和的特点，有助于练习者在柔和缓慢、节奏匀连、圆活对称、强度适中的练习中领略中华传统文化的魅力，进而逐渐使自己沉浸于祥和平静的环境和氛围中，使自己的心态得到调摄而渐趋恬淡，情操得到升华而逐渐高尚，进而为建立和谐社会服务。

（3）延年益寿

这种中和简单的特点，有利于练习者避免伤害，并获得颐养天年的效果。很多人认为只要运动就对健康有利，我们说不完全对，动要看怎样动、动的幅度和强度。葛洪认为："养生以不伤为本。"《黄帝内经》也主张："形劳不倦、不妄作劳以养形。"华佗则主张："体欲常劳，劳无过极。"唐代著名大医药家孙思邈，在谈到如何健康时，举了一个生动的比喻，灯用小烛，小烛节油，灯可以长期光亮，人也是如此。也就是说适量的锻炼才是有利于健康长寿的，而现代科学也是这个观点，认为"强度在心率180减年龄（老年人170减年龄）的有氧运动最适合人们健康长寿，而传统练习的强度表述是"微微出汗而不喘""小劳"。习练健身气功的朋友应该都有这样的体会。

（4）**防伤易练**

这种特点可以避免练习者的意外受伤，而且很方便大家进行练习。因为，健身气功强度不大，难度要求不高，而且讲究对称性练习，加之要求动作柔和缓慢，所以，可以避免动作幅度过大、强度过猛及局部负担过重造成的运动系统损伤，同时，还可避免运动过激造成的心血管等系统的意外。另外，健身气功动作简单，强度不大，对场地要求较低，而且可以因地、因时、因条件进行练习，这种简便易行的特点必将成为普通百姓健体强身的好伙伴。

二、关于调息

（一）调息的概念

调息是指练习健身气功时，在意念的作用下，通过身体运动的配合，主动自觉地调整和控制呼吸，将日常的平和呼吸，引导到绵、缓、细、匀、深、长的腹式呼吸。

（二）调息的对象及内容

呼吸是人类的基本特征之一，可保证机体由自然界获得氧气、排出二氧化碳，以维持人体的正常生理活动。呼吸可包括外呼吸和内呼吸。外呼吸是指在肺内进行的外界空气与血液的气体交换，也称肺呼吸。所谓内呼吸是血液与组织细胞间的气体交换，也称组织呼吸。而健身气功中的调息主要是指调整肺呼吸，也就是外呼吸。

（三）调息的方法和要求

1. 自然呼吸法

不加意念、顺其自然地进行呼吸，也叫混合式呼吸，健身气功的初学者一般宜采用鼻吸口呼的自然呼吸法，然后在平时习惯的自然呼吸的基础上，随着练功程度的逐渐深入，逐步达到意、气、形三者的合一。

2. 顺腹式呼吸方法

吸气时膈肌下降、腹部外突，呼气时膈肌上升、腹部内收的呼吸方法，也称"等容呼吸"。

3. 逆腹式呼吸法

与顺腹式呼吸方法相反，是指吸气时腹部内收、呼气时腹部外凸的呼吸方法，也称"变容呼吸"。

4. 吐字呼吸法

指呼气时结合默读字音进行呼吸锻炼的方法。如健身气功·六字诀。

当然还有胎息法、胸式呼吸法、软呼吸法、硬呼吸法、提肛呼吸法、停闭呼吸法等多种。不过，健身气功大多数功法采用的是逆腹式呼吸法。

（四）呼吸练习的作用

1. 按摩内脏

腹式呼吸是以膈肌上下蠕动为主的呼吸，而深长的腹式呼吸可使膈肌运动幅度加大。从运动生理学的角度来看，正常人在自然呼吸时，其膈肌活动幅度只有2~3厘米。而练功一段时间后，其膈肌活动范围可以增加到6~10厘米，甚至达到12厘米。"因为腹腔内藏着除了心肺、脑之外的全部脏器，包括消化系统、造血系统、泌尿系统、内分泌系统、淋巴系统的一部分，并拥有大量的血管和神经。自人类直立行走以来，即以胸式呼吸为主，腹式呼吸退化，这样，腹部运动就减弱了，造成废物堆积、血流滞缓，从而引起各种疾病。"而深长的腹式呼吸，由于可对上述五大系统相关器官进行自我按摩，从而有助于消除肝脏淤血，促进肝脾胃及各有关系统、器官的血液循环，帮助消化吸收，加速毒素的排出，收到提高脏腑机能的效果。

2. 节省能量

膈肌深长的运动，可使其得到较多的锻炼，力量得到加强，平时的呼吸也变得深缓，次数减少，达到机能节省化的目的。这是因为，呼吸系统从机能上可分为两大类：其一是由鼻、气管、支气管、细支气管组成的管道系统，它不参与气体交换，只是一套供气体通过的管道系统，被称为呼吸的无效腔。其二是肺，它由许多肺泡组成（约7.6亿个），是氧气和二氧化碳交换的场所。每次呼吸时，无效腔里都要充满空气，运送它的出入是需要能量的，这样，呼吸次数减少，消耗在运送无效腔中气体的能量就要减少。

例如，假设甲、乙的呼吸无效腔容量都是150毫升，甲用深长的腹式呼吸，10次/分，1600毫升/次；乙用浅短的混合式呼吸，20次/分，800毫升/次。

从上面看来，甲乙每分钟各自的呼吸量均是16000毫升。但实际上到达肺泡的空气量却有很大差别。

对甲来说，每次呼吸真正到达肺泡的空气量为1600－150=1450毫升，每分钟的实际换气量是1450×10=14500毫升。

对乙来说，每次呼吸真正到达肺泡的空气量为800－150=650毫升，每分钟的实际换气量是650×20=13000毫升。

不难看出，甲在一分钟内就比乙多吸空气入肺为：14500－13000=1500毫升。这样一天下来，实际交换的气体体积就相差很大。这就会看到练功者每分钟肺通气量减少，而换气量反而增加，进而达到节省能量的目的。

3. 促进回流

深长的腹式呼吸可以使肺叶下部气体的比例减小，并由于呼吸深度加大，有利于大静脉和心房的扩张，从而加强静脉回流，促进血液循环，起到健身的效果。

4. 缓解症状

对动物实验和临床经验表明，呼气中枢兴奋性增强时，可扩散到副交感神经，而副交感神经兴奋增强时，又能使远端小动脉舒张，解除其痉挛，从而使血液微循环阻力减小，心率减慢，血压下降。所以，当加长柔缓呼气时，可以有效地改善心血管系统功能。

5. 强肺抗衰

研究表明，正常人膈肌每下降 1 厘米，其肺活量将增加近 300 毫升。而深长的腹式呼吸可以使练习者膈肌下降的范围较正常人多出 4~8 厘米，肺活量增加 1200 毫升以上。而这些增加的空气是要完全进入肺泡进行气体交换的，这样一方面是增强了练习者的呼吸功能，另一方面，也增大了肺泡的气体交换比例，改善其局部血液循环，延缓肺泡的衰退，对预防老年性呼吸系统疾病具有重要的作用，所谓"用进废退"就是这个道理。

6. 保健脏腑

健身气功中六字诀是通过在呼气时发出嘘、呵、呼、呬、吹、嘻六个不同声音来分别影响肝、心、脾、肺、肾和三焦等脏腑功能的。并通过呼吸时，同意念和动作的配合来导引体内的气血，使之在相应的经络上畅通地运行。其原理是，各脏腑内部运动和经络的运行，受体内外不同作用力的影响，而呼气时采用不同的口型，可使唇、舌、喉部产生不同的形状变化，造成胸腹内压力的变化，使相关脏腑受到不同的压力和刺激，相关的经络产生共振，从而达到畅通气血，调节血液，并有转化和释放一种积极的内酚酞激素以达保健养生的作用。

(五) 呼吸练习的注意事项

1. 因需择息

健身气功强调呼吸自然，是指根据练习的目的选择呼吸方法。调息有自然呼吸、逆呼吸、顺呼吸、停闭呼吸等方法。对于初学、体质孱弱、心肺疾患和心功能不全者，应采用自然呼吸法，以免给心肺增加负担。对于体质较好，又有一定的健身气功基础者，在空气较好的户外练习时，可选择逆呼吸法，以便较好地调节神经系统，较大限度地吸收氧气，排出二氧化碳，增进健康水平。对于肠胃疾病、高血压病和肺部疾病的康复患者，可选择深长的腹式呼吸。呼—停—吸的呼吸方法可以有效地使交感神经兴奋性增强，适合低血压和消化机能亢进者练习；吸—停—呼的呼吸方法则正好相反。

2. 动息结合

可在动作或姿势正确熟练以后结合呼吸练习，强调动作为呼吸服务。具体结合动作的方法是：起吸落呼，开吸合呼，松吸紧呼，先吸后呼；吸气时提肛吊裆，舌顶上腭，呼气时舌尖下落，松腹松肛。因为这样符合人体解剖生理的需要，一般来说身体的起、开、松和肛门的撮合可使胸腔负压增加，有利于空气的吸入；而身体的落、合、紧和肛门的放松则正好可使胸腔负压减少，适合于二氧化碳的排出。

3. 轻吸重呼

深长的腹式呼吸，可以加强肺泡壁周围弹性纤维网的弹性和膈肌力量，有助于改善肺气肿的症状。因为生理学理论告诉我们，肺本身是不会吸气的，它是借助于呼吸肌的收缩使胸腔容积增大，胸内副压增高，从而使大气压将空气通过呼吸道压入肺内形成吸气的。而呼气过程是由肺本身完成的，这是由于肺泡周围除有一层血管网外，还有一层纵横交错的弹性纤维网，它就像一条条橡皮筋一样，当吸气时，随肺泡的膨胀而被拉长、拉紧，这时如果肺气肿患者的吸气过重、过猛，就会使已经失去弹性的弹性纤维网的负担过重甚至断裂，使病情加重。因此，肺气肿病人锻炼时应采取轻吸气的方法。又因为，当呼吸肌放松而不再被拉长、拉紧之后，这层纵横交错的弹性纤维网就随之缩短，压迫肺泡，使肺泡内空气被挤压出，形成呼气。而采取重呼气的方式较易将肺泡内的浊气排出，且有助于加强肺泡壁弹性纤维网的弹性和膈肌力量，这样便能防止受伤，改善呼吸功能，以达增进健康之目的。

4. 注重鼻吸

一般来说，呼吸练习最好采取鼻吸，这样较易控制呼吸深度，而且卫生，不易引起肺部感染，呼气时可根据情况采取鼻或口呼。

三、关于调心

（一）调心的概念

所谓调心，就是对自我意识和思维活动主动自觉地进行调整和控制，并使之逐渐达到练功的要求和目的。它是我国古代健身法中普遍采用的一种以心理活动调控生理活动的方法，是健身气功"三调"中最重要的一环。因为，健身气功练习中，无论是肢体运动、呼吸运动，都不同于自然状态的肢体活动和呼吸活动，而是一种受意念调控的肢体运动和吐故纳新活动。中医所说的，"心者，君主之官也"和"主明则下安，以此养生则寿，殁世不殆，以为天下则大昌"就是这个道理。

（二）调心的对象及目的

调心即是调神，中医讲"心主神智"，也就是自觉地调节中枢神经。也就是通过道德修养、调摄心神、少思寡欲、安静愉悦等方式，来达到心清、神静、意念专一的"返璞归真"境界，其核心目的就是要"涤除玄揽"，使"思想趋于单一"。

（三）调心的方法及要求

调心的方法很多，包括意守、存思、观想、调神、练意等。但归纳起来无外乎是：

1. "以一念代万念"的意守类

意，即意念；守，即相守不离；意守，就是摄心归一、专其一处，即在动作达到自动化，呼吸细匀柔缓的练功中把全部注意力集中到身体的某一穴位、某一部位或某个动作上，而相守不离，借以排除"杂念"，逐渐达到练功的要求和目的。即老子所说的"营魄抱一，能无离乎；涤除玄揽，能无邪乎"的境界。如健身气功中的"意守丹田"、"意注天门"、健身气功·五禽戏鹿戏中的意想自己是原野中的梅花鹿，意念在于"众鹿戏抵、伸足迈步"的动作。

由于人体有了大脑这个活动中心的存在，并且由此向有关的组织器官不断地发出良性"冲动"（即生物电变化，古人称为"媒"），人体有关组织和器官，也就不断地发生能量的变化。这种变化又由于意念活动的不断强化而得到加强。健身功法上所说的"心到意到，意到气到，气到力到"，就是指意念和意守的作用。"意守"是练功活动中对意念活动的锻炼，而意念活动又是练功活动的始动的主导环节。

2. "以念制（治）念"的存想类

就是在调身、调息及基本安静状态下，把注意力集中或存放在预先设定好的"目标"上，这个目标是一套既定的"程序"，通过运用这种有序化意念思维的"正念"，来排除"杂念"，以达到练习目的。如"健身气功·十二段锦"中的"河车搬运毕，想发火烧身"。

（四）调心的作用

1. 平静情绪

现代医学研究表明，有 50%~80%的疾病与精神紧张和心理异常密切相关，如消化性溃疡、溃疡性结肠炎、支气管哮喘、冠心病发作、高血压、甲状腺亢进、癌症等等。而意守入静时，可以使大脑皮质进入抑制状态，起到以一念排万念的作用，从而达到调节中枢神经系统，并且改善皮质下植物神经系统的功能，降低交感神经兴奋性，促使交感神经和副交感神经协调配合。使人忘却烦恼，心情舒畅，并更准确地适应环境，使内分泌功能正常，防止上述疾病产生。

兴奋和抑制活动乃是高级神经的基本过程，一切反射，包括高级思维活动都赖于神经细胞的兴奋过程。由于兴奋伴随着生化成分的转化消耗，因此当其持续过长或过强时，则可导致高级神经中枢的机能障碍。根据高级神经活动规律，兴奋过程必须在抑制过程的密切配合下，才能行使其正常生理职能。入静状态下的内抑制和其他生理现象一样，它不但保证了各种反射的精确实现，对大脑细胞生化成分及生理机能也具有保护调节和恢复的作用。此外，正是由于意守有助于改善皮质下植物神经中枢的功能，所以随之出现的就是心血管、呼吸、消化、生殖、泌尿等系统功能的改善。因为植物神经系统主要是支配内脏、血管和腺体的，在维持人体的随意性和非随意性活动中起着重要的作用。

2. 健脑增智

意守入静后脑电波趋于同步化，脑细胞电活动达到有序化，高级神经的功能活动得到增强，神经调节性作用进一步改善，整个机体处于一个新的动态平衡状态。这样会促使基础代谢降低，单位氧耗量下降。通常情况下，人们熟睡时单位氧耗量较清醒时降低 10%，而入静时单位耗氧量则低于熟睡的水平。入静时大脑细胞的物质成分又具有补充、恢复的作用。入静时可导致熵增率变小，血浆中皮质激素、生长激素含量下降，中枢神经介质 5-羟色胺水平提高等情况，表明此时实现了良好的储能作用。

高级神经学说理论认为，脑电图快波占优时，具有较高的代谢率；慢波占优时，脑具有较低的耗氧量。另外，当大脑皮质某一部位紧张或兴奋时，这部分脑细胞分解过程就加强；而当其放松或抑制时，这一部分脑细胞的合成过程就加强。当意守入静时，意守的这一部位或一点在大脑皮质的代表点就兴奋，脑电波快波就占优势，而其他大部分将产生抑制，从而形成低的耗氧量，脑细胞合成能力就增强，这样可以提高练习者大脑皮质神经细胞功能，改善练习者的神经分化和抑制能力，从而起到健脑增慧的作用。

3. 畅通气血

1993 年，北京体育大学生理教研室和运动医学教研室在室温 20~25℃条件下，用上海医用仪表厂生产的 ST—1 和 SK—1 数字体温计，对 35 人意守劳宫 3 分钟前后"皮肤点温度"作了测定，发现意守后比意守前皮肤点温度平均升高 0.5℃。我们在生活中也有这样的体会，当你把思想集中在身体某个部位时，也会有局部血液循环加强，热感出现；中医认为，血得热则行，经络遇热则通。这样，通过意守身体某个部位或穴位，可以达到畅通经络、运行气血、保健脏腑的目的。

有些养生家把脐内视为人体的中心，称为"丹田"。意守丹田，可使气息中和，不致有所偏盛。因为此处主要是脾胃之所在，加之意守入静，可有效地调节植物神经，使迷走神经兴奋性增强；意守丹田有助于加强腹式呼吸，使膈肌上下蠕动增强，有助于按摩肝、胃。所以在临床上可见到消化系统功能有显著改善，并可由此反射性地对相应部位的生理功能引起一系列的良好变化，包括增加肠胃蠕动，促进消化酶的产生等。而中医称脾胃为人的"后天之本"，气血生化之源。因此一些内功修炼者把意守下丹田视为"筑基之法"，通过意守脐内，可使练习者很好地做到气沉丹田，从而有助于壮中气，补元气。

4. 缓解疾病

中医认为"意到则气到，气到则血行，血行则病不生。"《诸病源候论·腹痛候》中也有"正偃卧，口鼻闭气。腹痛，以意推之，想气往至痛上，俱热，而愈"的记载。从这一原理出发，通过意守患处或穴位，可以使该处气血周流，缓解病症。古人常用意守内关来退心火和小肠湿热，借以改善胸闷、心悸等症状。此外，还通过意守涌泉来防止肝阳上亢、火气上逆所导致的眩晕、头痛等症状。梁代著名中医陶弘景曾有 "凡行气欲除百病，随所在作念之，头痛念头，足痛念足，和气往攻之，从时至时，便自消矣"的论述，这指的是缓解病痛的一种方法。说明，用意念导气来通调经络、畅通气血、缓解病痛是可行而有效的。

5. 引导动息

是指练习时意念要引导呼吸和动作。意识引导呼吸，使呼吸加深、加长，并且匀柔和缓；意念引导动作则可以使动作放松、自然、到位，从而增加练习的效果。如练习健身气功·五禽戏，除要模仿好虎、鹿、熊、猿、鸟的动作以外，还要模仿这些动物的神态，以及要想象这些动物生活的意境，才能练好。

（五）调心的注意事项

1. 身心恬愉

《素问·上古天真论》云："恬淡虚无，真气从之，精神内守，病安从来。"其中的"恬淡虚无、精神内守"，就是讲练意的方法，而"真气从之，病安从来"讲的是练意的目的。清代名医张志聪在《素问集注》中解释说："恬，安静也。淡，朴素也。虚无，不为物欲所蔽也。"蔽：遮挡、蒙蔽之意。

2. 用意专一

就是说，要做到视而不见，听而不闻，强调一念排万念，不可三心二念，不可有杂念。《保生秘要》所云"摄心归一，专其一处，皆可止念"，就是这个道理。唐代诗人白居易有诗云："身适忘四肢，心适忘是非。既适又忘适，不知吾是谁。"

3. 火候适度

意即意守的强度要轻柔适度。健身气功主张"不可用心守、不可无意求，用心着相，无意落空，似守非守，绵绵若存"。意思是说用意强度不要太小，也不能太过，不要强求，要用意适度。因为，意念如水火，水可以载舟，也可以覆舟；火可以给人带来温暖，但又可造成玩火者自焚。练功时既不能不守，也不能死守。不守，杂念常常较多，必然影响练功效果；意守太强虽然可以减少杂念，但易招致头痛头胀、精神紧张等不适状态；死守，便容易出现偏差，甚至会导致意守的内容无法摆脱，也就是我们常说的着相的出现。另外，意守的时间也不要太长，还要遵循循序渐进的原则。

4. 意随形变

为提高意守效果，防止意守太过，可采取意念随着动作和姿势改变的方法。如当动作向里合时，可意守丹田；当两掌置于面前时，可意守劳宫；当转颈时，可意守大椎；当转体或弯腰时，可意守命门。这样做，一方面较容易使意念到位，达到事半功倍的效果；另一方面，可防止意守某一部位或穴位太久，造成出偏。心理学原理表明："意识是流动的，它不可能停在一处不变。"

5. 因需用意

根据你要想畅通的经络，选择适当而有效的经验效穴来意守。如要使心血管健康，可意守劳宫、涌泉、太冲等穴位；使脾胃健康，则可意守足三里、关元或气海等穴位；要使呼吸系统健康，可意守大椎、商阳等穴。

值得一提的是，健身气功的三调，虽然各有各的手段、方法和作用，如果三者不结合，就无法达到最佳效果，也会失去健身气功预防和治疗疾病的内涵。因此，在练习健身气功时，我们要追求三调合一，而要想趋于三调合一，调身是调息和调心的基础和前提。只有做到动作的正确到位，节奏的柔缓均匀，并且达到自动化阶段，才可能结合调息，使之达到悠、匀、细、缓、绵、长的境界。也只有把动息结合做到娴熟自然，才能够使您心旷神怡，充分入静，达到一念排万念的目的。我们还更要清楚地认识到，上述三调的实践，只是手段，我们的目的是为了健康长寿，生活幸福。为了这个目的，我们最重要的是要实践科学的生活方式，更要切实重视养练结合，要注重享受练功的过程，这样才可达到事半功倍的效果。

涵养道德与健身气功锻炼

李金龙

古往今来，我国的气功发展演变出了许多流派，但是它们有一个共同的特点，那就是非常重视练功与涵养道德关系的把握，总结出了"功从德上来，德为功之母"，"练功不修德，必定要着魔"等经验心得。今天我们所倡导的健身气功同样重视涵养道德，提出了健身气功锻炼要与涵养道德相结合的要求。当前，健身气功在国内外的开展状况健康良好，参加健身气功锻炼的人数和站点越来越多，许多习练者对健身气功·易筋经、五禽戏、六字诀、八段锦四种功法的动作掌握已经达到了准确、娴熟的水平。为了提升健身气功锻炼的效果和涵养道德的水平，我们需要进一步思考古人有关"功与德"的经验心得，弄清楚涵养道德与健身气功锻炼之间的关系。

一、道德与涵养道德的区别

我们一般把道德解释为是人们共同生活及其行为的准则和规范。而在修炼气功的古人眼里，道德的涵义有广义和狭义之分。广义道德的含义一般是指存在于宇宙万物之中，也体现于人的生命之中的基本规律。例如中国古人总结出的易道、圆道、阴阳之道、中庸之道等，把"赤子之心"理解为人的本性，即最基本的"德"。狭义道德的含义一般是指规范人与社会、人与人之间的行为准则。如儒家所倡导的"己欲立而立人，己欲达而达人"，"己所不欲，勿施于人"。佛家所提倡的"诸恶莫做，众善奉行"，"行善积德"。道家要求人们破除私欲，清心寡欲。清除心灵深处的私心，培育自己最基本的德性，也就是我们现在一般所理解的道德涵义，譬如助人为乐、知足常乐、尊老爱幼等。健身气功中所谓的道德，是指在处理人自身、人与人、人与社会、人与自然的关系方面带有规律性的认识和行为规范，只有认识和遵循了这些规范，才会产生人自身、人与人、人与社会、人与自然的和谐状态，就人自身而言即是健康的生活方式状态。

二、健身气功锻炼与涵养广义道德是把握术与把握道的关系

涵养道德与健身气功锻炼之间的关系表现为"把握道"与"把握术"的关系。在中国古人看来，道是形而上的东西，是自然、社会、人自身生命的规律，而人对规律认识和把握的方法与途径属于有形的东西，谓之术。认识和把握了规律叫做"得道"或"知道"，认识和把握规律的过程称为练功或修道。如此看来，涵养道德即是对规律认识和把握基础上的运用和实践，而健身气功锻炼则是一个体悟规律和认识规律的过程或途径。在《健身气功社会体育指导员培训教材》中提出的松静自然、动静相兼、练养结合、循序渐进、持之以恒等锻炼要领，就是阴阳之道、中庸之道等规律的体现，对阴阳之道和中庸之道的准确理解和把握，无疑对上述锻炼要领的理解有莫大的帮助。反过来说，健身气功锻炼是实践过程，给我们理解广义道德提供了途径和渠道。从认识论的角度，健身气功锻炼是健身气功锻炼要领产生的基础和条件。因此，所谓把握道与把握术的关系，也就是掌握理论与进行实践的关系。

三、健身气功锻炼与涵养狭义道德是功里与功外的关系

涵养狭义道德是对练功者按照健康生活方式进行生活的要求，这就意味着我们把涵养狭义道德归入了健身气功锻炼外注意事项的范畴。健身气功锻炼的注意事项可以分为练功时和非练功时的注意事项。练功时的注意事项主要是指锻炼要领、负荷、三要素等的把握，实际上是广义道德的范畴；而非练功时的注意事项我们把它归入涵养狭义道德的范畴，用现代的话说即是非练功时的健康生活方式。

在已经出版的有关健身气功的著作中，我们看到了很多关于健身气功锻炼的注意事项。譬如，《健身气功二百问》中谈到了健身气功锻炼事项，包括锻炼的时间、方向、环境、天气和锻炼者的心态、锻炼的负荷等。有的书中提出了功

前、功中、功后的注意事项以及饮食、睡眠等要求。在曲黎敏所著的《健身气功与养生之道》一书中谈到了"练功前：活动关节，输布气血；练功后：拍打全身，把汗擦干"，分析了"哪些人不宜练功""哪些情况下不宜练功"等问题。所有这些要求和注意事项，按照上文对广义道德和狭义道德的解释都可以分作两部分：一部分是练功时的注意事项，一部分是非练功时的注意事项。只要遵守了这些注意事项，就可以获得健身气功锻炼的良好效果。在所有影响健身气功锻炼效果的因素中，涵养狭义道德即非练功时的影响因素是最为重要的因素。

有这样一个事例很能说明这个问题。一个曾经练功数十年的人，早已经掌握了练功过程中的条条要领和各个注意事项，也取得了很好的练功效果。虽然年事已高，但却红光满面，神采奕奕，气足形壮，知道他的人都说他气功练得好。但是有一次他家中遇盗，损失了一大笔钱财，精神上受到了巨大打击，之后便变得郁郁寡欢，神疲意懒，面容憔悴，半年之后就去世了。这说明此练功者没有正确对待家中被盗、丢失钱财这件练功以外的事，只注意到了按照练功时的要求去做，却没有按照非练功时的健康生活方式要求去做。

中国古人早已认识到了人的心理和情绪与人的健康之间的关系。两千多年前的《素问·阴阳应象大论》即认为"喜伤心，怒伤肝，忧伤肺，思伤脾，恐伤肾"，并指出情志的变化能够使气发生变化。《素问·举痛论》即说："怒则气上，喜则气缓，悲则气消，思则气结，恐则气下，惊则气乱。"兴起于上个世纪 30 年代的心身医学认为，心理和社会因素与遗传、生化、免疫等生物学因素一样，在疾病的发生、发展、治疗和预防中起着重要的作用。所谓心身疾病，又称心理生理疾病，是指那些病因或发病过程与心理因素明显有关的一类躯体疾病。人体的各个器官系统都可能罹患心身疾病，但那些与情绪关系特别密切，由植物神经系统、神经内分泌系统和免疫机制支配的器官系统则更易于罹患此病。心身疾病种类繁多，且患病率相当高。国外资料表明，在综合性医院的门诊病人中，50%~80%属于心身疾病。我国医院门诊病人的抽样调查也证实了这一结果。这一结果说明了现代医学研究与我国古代医学在疾病成因认识上的一致性，进而提出了保持良好情绪和心理状态的健康生活方式要求。建立在古人对疾病成因认识基础上所发明的气功文化，强调涵养狭义道德，即心理情绪保健、个性行为调整、社会道德修养等健康生活方式要求，早已成为预防疾病、保证健康的不二法门。这也就是为什么古人提倡"功从德上来，德为功之母"的道理所在。

四、涵养狭义道德应该成为健身气功锻炼生活化的主要内容

《健身气功与养生之道》一书末尾提出了"健身生活化，时刻能健身"的观点，就健身气功锻炼的生活化而言，书中建议：等公交练起势；电脑前出爪亮翅；没事儿左右似射雕；排队可以背后七颠等等，的确是不错的建议。其他有关健身气功的书中也有持这样观点的。就练功生活化的含义而言，一般理解为把练功作为生活中的一个组成部分，形成习惯，长期坚持，结合自己的工作、学习、饮食起居等进行局部或整体的功法锻炼。当然，仅有这样的理解和行为方式是不够的，健身气功锻炼所收获的不仅仅是学会几套功法和动作，教给习练者的应该还有健康生活方式，对待人与事、人与社会、人与自然的正确态度及思维方式，诸如系统整体、阴阳平衡、中和适度、与人为善、助人为乐、遵守社会规范等观点。由此，我们所理解的练功生活化还包括用这样一些态度和思维方式指导自己的生活，在现实生活中检验自我在健身气功文化学习中学到的健康生活方式，也就是所谓的涵养狭义道德。练功者生活在纷繁复杂的社会之中，要面对生活中的各种矛盾和突发事件，道德涵养水平高就可化解矛盾和烦恼。练功的时间毕竟是有限的，而将涵养狭义道德的要求融入生活，就会在处理人自身、人与事、人与人、人与社会、人与自然的关系中，时时、事事、处处按照健康生活方式的要求去思考，去处理问题和矛盾，去工作和学习，去饮食起居，去锻炼和休息……这样，就会保持健康的心理状态及和谐的人际关系，就会使精神宁静而不浮躁，意气中和而不偏颇，达到健康的效果。

健身气功的动静机理

张国明

习练健身气功的过程，贯穿着动中有静与静中有动。动可以强壮肌肉筋骨，促进血液循环，改善脏腑机能；静可以培元固本，调节神经系统，改善睡眠，使人精力充沛，心情愉快。因此，自古就有"动以养形，静以养神"的说法。

中国古代哲学中的阴阳学说将世间万事万物分为阴、阳两个方面，就动与静、形与神两个对立统一体来说，动代表阳，静代表阴；形代表阴，神代表阳。就其本身的属性来说，动则生阳，阳生则阴长；静则生阴，阴生则阳长。动静适中，则阴阳互生，消长转化，生化不息。阴阳偏盛、偏衰，则阴损及阳，阳损及阴，最终导致阴阳离绝而死亡。在健身气功习练的过程中要达到养形和养神的目的，就要做到动中有静、静中有动。通过动与静的协调配合，来平衡人体阴阳，达到形神共养，身体与精神协调发展，进而适应自然和社会环境的目的。

所谓动中有静，就是在习练健身气功的过程中，通过动作、呼吸、意念的配合，使动作逐渐柔顺、协调，意识逐渐放松、入静，即保持身体动、意安静的状态。习练健身气功时，保持意识的松弛、宁静，会对大脑神经的兴奋性进行良性的调节，使过度兴奋的神经受到抑制而恢复平静，得到适度的调节，达到适当的兴奋状态。平衡的神经系统会对脏腑器官和肌肉组织进行适当的调节，使受异常兴奋神经控制的组织器官得到充分的放松，组织器官的放松则会促进气血运行，从而促进体内代谢产物以及有毒有害物质的排泄。体内代谢产物和有毒有害物质的排出，减少了对神经系统的损害。处于平静状态的大脑神经又会对身体进行良性调节，从而形成一个良性循环。正如《医述·医学溯源》中所说："欲延生者，心神宜恬静而无躁扰。"心灵虚静则神安，神安则五脏六腑的气机协调，精气充实，身康体健。因此，在习练健身气功的过程中，做到身体柔顺、放松和入静，对于维护身体的健康状态是非常重要的。

所谓静中有动，就是在习练健身气功的过程中，保持一定的身体姿势相对稳定，使四肢和脏腑的血液流量相对减少，大脑血液供应相应增加，从而获得充足的养分，通过滋养脑髓，进一步激发大脑的主动调节作用。也就是保持身体相对静止、大脑组织有序活动的状态。这里的大脑有序活动是指符合人体生理规律的自然的动，是排除身体内外环境中各种干扰因素的纯然的动。此时虽然大脑进入到意识空白的宁静状态，但是却充满着无限的生机和活力，是显意识逐渐隐退，潜意识开始做功的状态，是"如如不动"、"寂而常照"。老子在《道德经》中提出的"致虚极，守静笃"，充分说明了在习练健身气功的过程中，应该保持大脑的灵性。只有这样，才能不断深化练功境界。当大脑达到纯净的动的状态后，就应该朝两个方向发展。一是将意识转移到病灶部位，哪里不舒服，就意守哪里，用良性的心理暗示，自然而然地引气攻病灶，想象气血通畅了，信心增强了，疾病就可能自然消失；身体无病的人意守丹田，培养真气，真气充足，则身体强壮，精力充沛，健康长寿。二是通过体悟、照察人生，使自己对世界产生深刻的认识，理解生命的真实意义，从而形成正确的世界观、人生观、价值观，使自己的思想豁然开朗，心灵获得净化和超脱。

　　"动"与"静"是相对的，其形相分，其质相联，动中有静，静中有动，动极生静，静极生动，两者相辅相成，既相互促进，又相互制约，从而构成一对既对立又统一的矛盾统一体。正确理解动与静的关系，掌握动中有静、静中有动的要领和尺度，对于平衡人体阴阳，促进身心协调发展，增进健康，延年益寿有着重要的意义。

健身气功与"夹脊"

康　涛

一、"夹脊"之源流出处

夹脊又名夹脊穴、挟脊、夹背脊、佗脊、华佗夹脊等。在健身气功功法中，不光有穴位名词的使用，更多则作为动词运用，夹脊引自于道家丹门术语，指两肩胛辅夹其脊，形成一夹道，因名夹脊。

夹脊最早出自《内经》，《素问·刺疟》曰："十二疟者，……又刺项以下夹脊者必已。"最早将夹脊刺法应用于临床的，据文献记载首见于华佗。《后汉书》注引《华佗别传》曰："有人病脚躄不能行，佗切脉，便使解衣，点背数十处，相去一寸或五分……言灸此各七壮，灸疮愈即行也。后灸愈，灸处去脊一寸，上下行端直均匀如引绳。"此处华佗所点背数十穴当为今之夹脊穴。华佗在《内经》的基础上，结合自己长期的临床实践，确定了夹脊穴的基本定位，并用于治疗临床顽疾，所以后世又有"华佗夹脊治百病"一说。

二、"夹脊"的医疗保健作用

（一）扶正祛邪

刺激夹脊可以补虚泻实，使虚弱低下的机能得到增强与补充，使体内留滞郁结的痰湿、淤血等邪实被驱除与排出，达到扶正祛邪之目的。强健夹脊，可以补益中气、安守精神，提高人体免疫功能，防御和抵抗各种致病因素的侵袭。

（二）调和阴阳

夹脊与督脉相通，督脉为阳脉之海，与六阳经有联系；督脉与任脉相贯通，任脉为阴脉之海，与六阴经联系。通过刺激夹脊，可以调节任督二脉，达到调节阴阳平衡的目的，使脏腑、组织器官之间的生理功能恢复平衡，达到协调统一。

（三）疏经通络

夹脊处的脊神经与血管丛分布于身体各部，组成了一个与经络相关的网络系统。通过刺激夹脊，具有疏经通络的功效，进而激发经气，行气活血，调节神经系统与经络系统的生理功能。在临床实践过程中，通过对夹脊进行刺激，可以起到很好的止痛效果，对头痛、坐骨神经痛、四肢关节痛等，都有明显的止痛作用。之所以疗效显著，也是在于刺激夹脊可以通经活络，调和气血。

三、功法中"夹脊"的健身机制

夹脊从第一颈椎起至第五腰椎止，于各椎棘突下旁开 0.5~1 寸，左右计 48 穴，再加上骶椎的 8 个夹脊穴，总计 56 穴。夹脊归属于奇穴，是不属十四经脉的俞穴，故又称为"经外奇穴"，它与其他奇穴不同，它穴位多，且处于重要的解剖位置（每穴下面都有脊神经与血管丛）。没有一味药可以入奇经八脉，就现在的医疗手段来看，西医仍没有很好的解决办法，而中医是可以通过锻炼的方法来医治的。从保健养生的角度讲，针灸、按摩和拔火罐，都赶不上练导引功法。传统的中医学理论认为夹脊穴因位于背部督脉和膀胱经之间，且与某些经脉的经筋密切关联，故能治疗全身疾病。现代人长时间伏案工作、久看电脑屏幕，患颈椎、腰椎病的人越来越多，身体不适便寻求按摩、针灸，殊不知这与他们平日疏忽体育锻炼有很大关系。健身气功的九套功法在编创中充分考虑了自我锻炼对人体健康的影响，尤其突出了对脊柱的锻炼。下面以健身气功·八段锦和健身气功·易筋经为例进行解读。

在健身气功·八段锦中，要求每势动作内劲的蓄发均出自脊柱的夹脊部位

（两肩胛脊中间空窍），其运动规律也都是以脊柱为轴心向全身延伸。加之人身督脉贯通脊柱，与全身经络相连，脊柱两侧膀胱经上的俞穴又直接与五脏六腑相通，脊柱的运动真可谓是牵一处而动全身。在"两手托天理三焦"一势中，双臂上举时就有一个夹脊的动作，对活动夹脊穴很有好处，可舒缓背部的疲劳感；另外两掌向上托起并上举到最高点的时候，要稍微定住，屏息一会儿。屏息就可让我们的气机在五脏六腑之中鼓荡一圈，即"内按摩"，用气机按摩我们的五脏六腑。两手托天理三焦这个动作，通过双手上托，缓缓用力，可有效刺激颈夹脊、胸夹脊，使三焦通畅、气血调和；同时，双臂反复地上举、下落，还可锻炼肘关节、肩关节和颈部，有效防治肩背病、颈椎病。"左右开弓似射雕"一式时，要求两腕交叉搭于胸前，夹脊放松，开弓竖脊劲达夹脊，有利于抒发胸气、消除胸闷，并有疏理肝气之功效。在做"调理脾胃须单举"时，要求两掌上下分撑脊柱对拉拔长，内劲上下分行达于两掌劳宫，通过牵拉腹腔对胃、肝、胆起到很好的按摩作用。"五劳七伤往后瞧"一式中，扭头旋臂不仅可以刺激大椎穴，调整大脑与脏腑的调节能力，还可以有效刺激夹脊穴和膀胱经上的俞穴，以增强人体的免疫功能和促进自身的良性调整，利于缓解和消除亚健康状态。"摇头摆尾去心火"这个动作对夹脊也有明显的刺激效果，这一式中，"摇头"并不算太难，难点主要是在"摆尾"。"摆尾"真正动的点是督脉的根部尾闾处。所以，"摆尾"又被认为是通督脉的动作。古人把这个过程比喻为"过三关"，即尾闾关、夹脊关和玉枕关。人体气机从尾闾关到夹脊关运行缓慢，从夹脊到玉枕关，气机运行快了起来。我们平时就很少能活动到尾闾这个地方，"摇头摆尾去心火"很好地活动尾闾，有效地刺激腰夹脊和骶夹脊，再加上摇头可刺激大椎穴，从而达到疏泄心热的效果。"双手攀足固肾腰"，是通过俯身、两手攀足，来专门锻炼腰肾的一个动作。通过手臂带动身体上起，可以刺激骶夹脊和腰夹脊，锻炼脊柱和督脉，可防治腰椎间盘突出，达到固肾壮阳的效果。"攒拳怒目增气力"一式时，马步下蹲悬顶竖脊，左右攒拳，脊柱拧转。最后一式"背后七颠百病消"要求两脚跟提起，头上顶，收腹提肛，两肩微沉，动作略停一下。然后两脚后跟下落，下落时，中间先缓冲一下，脚跟提在半空，停顿片刻后，再让脚跟下落触地。这个动作虽然很简单，但却蕴含了深厚的养生道理。它通过脚后跟的提起和下落，来震动脊柱和督脉。提脚后跟这个动作，不仅抻拉了脊柱，还刺激了背后的经络，有效锻炼肾和膀胱，使得气血激荡，经络疏通。

在健身气功·易筋经练习时，要求动作舒展连贯，注重伸筋拔骨。即通过牵拉人体各部位的肌肉和大小关节处的肌腱、韧带等组织，来提高人体肌肉、肌腱等组织的韧性和力量，改善人体骨骼、关节等组织的活动功能。该功法的主要运动形势是以腰为轴的脊柱旋转屈伸运动，脊柱旋转屈伸的运动有利于对脊髓和神经根的刺激，以增强其控制和调节功能。在前三式动作中，均要求竖脊，整个脊柱犹如连珠，上下节节贯穿，对拉拔长，使脊椎得以伸拔，脊背得到锻炼。"摘星换斗势"中，通过转身含胸到展胸的过程，可以有效刺激督脉和夹脊。"倒拽九牛尾势"中，随着身体重心后移，腰稍右转，以腰带肩，以肩带臂；右臂外旋，左臂内旋，屈肘内收，带动肩胛活动；放松时，身体重心前移，腰稍左转，以腰带肩，以肩带臂，两臂放松前后伸展。一紧一松之间通过腰的扭动，背部夹脊得以刺激，达到了疏通夹脊和调练心肺之作用。"出爪亮翅势"中的展肩扩胸，通过两肩胛夹挤脊背，充分锻炼到了夹脊与背后经络；另外，云门、中府等肺经腧穴反复启闭，促进了清气与人体之真气的交汇融合，从而达到改善呼吸功能及全身气血运行的作用。在做"九鬼拔马刀势"时，最能体现脊柱的旋转屈伸运动。直膝开展时，转头，中指按压耳廓，手掌扶按玉枕（在头后部），定势后视侧后方，意注肘尖，后手屈肘，手背贴于脊柱，掌心向后；身体转动，展臂扩胸。屈膝下蹲内合时，要求上体转动，手臂内收，含胸；后手沿脊柱尽量上推；目视对侧脚脚跟。本势动作可提高颈肩部、腰背部肌肉力量，有助于改善脊柱各关节的活动功能，颈部的扭转可以有效刺激颈夹脊，背部的扭伸，有力地刺激了腰夹脊和骶夹脊，有助于督脉气机的通畅。"卧虎扑食势"和"打躬势"以体前屈和后展动作为主，都是脊柱大幅度的活动。"卧虎扑食势"主要是伸拉任脉，进而调和手足三阴经之经气，但抬头、挺胸、塌腰的一系列动作，又极好地刺激了背后的夹脊穴，达到了强健腰脊的功效。"打躬势"时，双手掩耳，两腿伸直，身体前俯由头经颈椎、胸椎、腰椎、骶椎，由上向下逐节缓缓牵引前屈；起身时，由骶椎至腰椎、胸椎、颈椎、头，由下向上依次缓缓逐节伸直后成直立，前屈时体会脊椎节节拔伸，伸直时脊柱节节放松，一屈一伸中改善腰背及下肢的活动能力，使得全身经气发动，阳气充足，身体强健。"掉尾势"时，两腿伸直，两手交叉缓缓下按至地面（年老体弱者可按至膝前），身体前屈塌腰、抬头，目视前方，使脊柱伸长拉展。头向左后转，同时臀向左前扭动，目视尾闾，头尾相应。本式动作不仅可以调整任督二脉，培元固本；而且充分刺激夹脊各穴，强化腰背肌肉力量的锻炼，有助于改善脊柱各关节和肌肉的活动功能。但需要注意的是高血压、颈椎病患者和年老体弱者，应根据自身情况调整活动幅度和次数，头部动作应轻缓。

凝神夹脊，可使精气神融为一体，以涵养本源，救护命宝。意守夹脊双关，可使真气周流一身，贯通百脉，有洗心止念之功，能入无心忘我之境。夹脊穴处于背部督脉和膀胱经之间，又恰好是脊神经所在之处，故可用于治疗神经科、骨伤科、内科、外科、妇科、儿科等多科疾病，尤其是在治疗脊柱及其周围组织病变方面，疗效显著。长期坚持练习健身气功功法可对夹脊穴产生良好刺激，达到强身健体、防病延年的目的。

握固的健身机理

尹岳楠　王　震

　　健身气功将大拇指扣在手心，指尖位于无名指（第四指）的根部，然后屈曲其余四指，稍稍用力拄握，称之为握固。这一动作在练功时常常出现，其健身效果是显而易见的。本文拟透过该动作的现象谈一谈它的健身机理。

　　任何事物其本身具有时间的延续性和实在的内容。健身气功所谓的握固也有其传统文化的延续与具体的内涵。早在《老子》五十五章中记载："骨弱筋柔而握固。"而对于握固的具体方法，许多养生功法书上都有记载。如《道枢·众妙篇》说："握固者何也？吾以左右拇指掐其三指之文，或以四指总握其拇，用左右手以拄腰腹之间者也。""握固"就是将左右手的大拇指掐在其他三个手指的掌指横纹上，或者是置于手心，用其余四个手指握牢，然后可以将左右手拄按在腰腹部或背部。《寿世青编·十二段动功》记载："两手当屈，两大指抵食指根，余四指捻定大指，是为两手握固。"《诸病源侯论》说："两手各自以四指把手拇指。"《苏沈良方》认为："以拇指掐第二指手纹，或以四指都握拇指。"《道门通教必用集》则记载："以大指掐中指中节，四指齐收于手心。"古代先哲对握固的认知，为健身气功中握固动作提供了理论与实践条件，因而也就形成了现在的内涵定义。并广泛地运用于9套健身气功功法之中。如易筋经中的青龙探爪势、卧虎扑食势；五禽戏中猿戏的猿摘；八段锦中的攒拳怒目增气力等动作。那么，这个握固动作内涵的健身机理是怎样的呢？

　　首先，要明白为什么是无名指根部呢？古人认为此处正是肝魂关窍之所在，中医学理论也提出"肝主握"。经常做这样的动作会对肝起到反向的良性刺激作用。握固主要是指尖的运动，手是人体体表裸露部位中运动最自如、最灵活的器官，由于手指尖部具有十分丰富的毛细血管网，且手指部位神经末梢分布丰富，不同手指所受神经的支配不同，小指的掌心面由尺神经支配，拇指、食指和中指的掌心面由正中神经支配，无名指的尺侧由尺神经支配，桡侧则由正中神经支配。手指可反映末梢神经的功能，通过运动来刺激神经系统；促进神经系统的反应敏捷性，恢复神经系统的年轻态；增强神经系统和肌肉系统之间的协调功能，防治神经反应和四肢动作的过早衰老。

其次，是握固动作可起到聚精气的功效。人的十指是"精气"散出最敏感的地带，而握固就是把这些精气射回到身体中去。前苏联的一位叫做柯尔林的科学家，发明了用高电压技术摄影，专门用于人体的"精气"之研究。用此技术拍摄的照片显示，指头上面射出长光。研究者由它的宽窄长短和色彩，可以判断人体的健康情形。握固能借着手臂的经络把精气"回射"到身体中，巩固免疫系统功能。这是抗衰老的一个最基本的简便方法。特别在极度疲劳之后，静坐握固，精力恢复比较显著。长途坐飞机，注意握固，对消除疲劳也有显著的功效。如健身气功·五禽戏中的猿戏，猿戏有两个手形，即猿钩和握固。由于猿猴生性活泼，机灵敏捷，猿戏要模仿猿猴东张西望，攀树摘果的动作，因此猿戏由猿提和猿摘两个动作组成。在习练时，在握固的基础上，眼睛要随上肢动作变化左顾右盼，表现出猿猴眼神的灵敏。而眼神的左顾右盼，有利于颈部运动，促进脑部的血液循环。"猿摘"动作过程中的左右扭腰，对两侧的腰肌起到很好的锻炼作用。科学证实习练猿摘可有效地防治颈椎病及腰部疾病。同时，将"握固"这一技术细节动作灵活运用到猿戏当中，不仅有它的文化根源，而且长期练习它就会有一种返老还童、回归自然的年轻向上的生命之美。

再次，握固具有良好的养生作用。手指是人体上肢的末端，五个手指有6条经脉循行。按照中医理论，手指和经络是相通的。心、肺、大肠、小肠、心包、三焦等经络在手指尖部起始交接，肺经止于拇指少商穴，大肠经起始于食指商阳穴，心包经止于中指中冲穴，三焦经起始于无名指关冲穴，心经止于小指少冲穴，小肠经起始于小指少泽穴。由此可看出手指，是手三阴的止点，是手三阳的起点；也可以说手指，是手三阴和手三阳的起止点。还可以看出，手指，又是手三阴和手三阳的交接点，即拇指与二指是肺经与大肠经的交接点；五指内外是心经与小肠经的交接点；三指与四指是心包经与三焦经的交接点。同时，经络起止点和交接点，是经络、脏腑和指趾的核心和关键；是经络、脏腑和指趾阴阳关系的的决定性因素；是指趾具有治疗功能的基础和关键，是治疗经络病和脏腑病的开关、按钮、关键和钥匙。

《黄帝内经》认为，肝脏对应的神明是魂。握固有助于安魂定神，收摄精气。因此，可以认为握固所作用的人体系统应当是肝经系统和肾经系统。中医学理论认为"肝肾同源"，肝属性为木，主升发，能疏泄情志、调畅气血，其中肝经系统包括肝、胆、眼睛、筋等组织器官。肝经系统的经脉运行在身体侧旁。肾属性为水，主封藏，是生长发育之本，肾经系统包括肾、膀胱、耳朵、头发等组织器官。肾经系统的经脉运行在身体内侧。肝经系统和肾经系统平时互相协调配合，可以使人体精气收藏、气血布散，长期坚持可以安定神魂、辟邪防疾。如果肝气充足，人的魂就会非常足。这就好像火炉生火一样，柴多了，火才会烧得特别大。火烧得越大，神明就越足。牵过婴儿小手的人都明白，他们握拳的力度很大，有些婴儿甚至会把你攥疼。他们为什么要这样"拼了命"似的握紧拳头呢？这是因为小孩子刚出生的时候肝气特别足，无名指的根部是肝经经过之地，是肝魂关窍之所在，而且刚刚出生时，魂魄出入的门还没有合上，他们要自保，要守住自己的魂，所以就会本能地握紧拳头。而在各个场合下进行握固，可让人进入一种兴奋状态，内心充满仿佛大英雄般的"浩然正气"，从而抵御外邪侵害，达到"正气存内，邪不可干"的境界。一是起床前微闭双眼，自然呼吸，双手握固10~30分钟，可增强免疫力，使其免受外界刺激。二是，遇到天气突变或易感染风寒季节时，握固静坐能帮助驱赶外邪，保存体内的正气。三是，寒冷夜晚或大雾之际，长时间行走，可双手放在衣兜中握固，防止外邪侵入体内，避免感染疾病。四是，医院探望病人时，心中对传染病有顾虑可在进入医院门口之前，双手握固十几次，即可降低感染的几率。

另外，现代研究发现，握固可以锁住肾精肾水，滋阴降火。对慢性咽炎、鼻炎以及容易上火生气的人都有很大的帮助。并且对于经常久坐在电脑前的白领，在手指僵硬、腕关节酸疼的时候进行握固，就能减少患"腕管综合征"的风险。

综上所述，握固是一种古老的、经过实践检验具有健身价值的技术动作。这一手型在健身气功各种功法中反复出现，足可以说明它的健身效果及重要价值。希望本文对练功者理解和掌握这一动作有所帮助。

"气沉丹田"探析

蔺志华

不论是初学健身气功之人，还是练功多年的有经验者，对"气沉丹田"这个词恐怕都不会感到陌生。因为几乎每个功法里都在强调练功要做到气沉丹田，可真要问起气沉丹田到底是怎么回事来，恐怕很少有人能够真正地说清楚、道明白。分析原因，主要是受传统思维方式的影响，使人对健身气功的很多用语倾向于模糊的感性把握，学练时只管拿过来用，缺乏深入的探讨。其实，随着现代人语境的改变，一些源于传统的经典术语如果能用现代语言加以阐释，不仅利于丰富健身气功基础理论知识，促进健身气功学科建设和科学化发展，而且对帮助人们正确地认识健身气功，科学地锻炼健身气功有很大益处。为引起大家对这一问题的重视，这里笔者尝试对"气沉丹田"作一简要解析，希望能够起到抛砖引玉的效果。

一、丹田的位置及其作用

从历史渊源来看，丹田是道家修炼者调心炼意的重要部位。萧志才在《略谈中国道家论丹田》中详述了古代各种文献关于丹田位置及其重要作用的记载，蔡明宗在其博士论文《丹田奥秘的探讨及丹田区埋线对雌性去卵巢大鼠延缓衰老的研究》中也对丹田做了细致论述。他们认为，丹田是身体上很特别且重要的地方，《内经》称之为命门，在两目间，合于脑髓，乃致命之处；《难经》称之为肾间动气，在两肾间，男子以藏精、女子以系胞，乃生气之原。一为上丹田，一为下丹田，两者之间有中丹田掌管人之气、血、水谷，涵盖心、肺、肝、脾胃等，三者之间相需相成，蕴藏着人之精、气、神。三丹田不是一个点，而是一个区，上丹田在印堂区，中丹田在心下区，下丹田在脐下区。古代文献对下丹田区的描述最为详尽具体，指出下丹田在脐下三寸，方圆四寸，脊背两肾间，位于人身之中。

道、医两家对丹田的认识有所不同。具体来说，二者的共同立足点在于丹田是元精、元气、元神所居之地。根据这一点，道家把丹田看作是以意守气的部位，是精、气、神三者凝结的主要场所和根本之地，这种认识对后世的气功学乃至内家拳都产生了深远的影响。医家把丹田看作是生命诞生之本源，并主宰生命的一切活动。在生理结构上，它是"五脏六腑之本，十二经脉之根，呼吸之门，三焦之源"，是人体得以形成的物质基础。在功能上，它是高于后天层次的五脏六腑的先天层次，主宰五脏六腑和四肢百骸的生长、发育和功能，对人的寿夭病死起着决定作用。

二、研究者眼中的气沉丹田

"气沉丹田"具体指的是什么？如何才能做到"气沉丹田"，通过查阅文献我们发现，不同研究者见解也有所不同。林永江在《空气能吸入丹田吗》一文中认为，空气的呼吸只能在肺脏中进行，而"丹田"在小腹内，空气是无法直接进入小腹的。呼吸不仅是气体的交换，身体也会相应发生一系列的生理变化现象。随后他又指出，所谓内功就是在"用意不用力"的"意念"主宰下，以动作为导引，以呼吸为动力，使内气随心所欲地在全身运转，这才是内气运转的机制。

臧保东在《气沉丹田新解》中认为，"气沉丹田"的"气"并非是呼吸之气，只不过是神经末梢各种感受器接受身体内外刺激后，将一种生物脉冲沿着传入神经传到大脑皮质的一种反映，也可以认为"气"是在某种条件下的一种特殊的神经机能反映。人体在极松静状态下运动时，在神经支配、肌肉伸缩等影响下毛细血管开放，这些血管周围的神经感受器受到刺激并将神经冲动传送到大脑感觉中枢，从而引起"麻、热、胀"等感觉，这就是"气"或者称之为"内气"。"气"的运行和血液运行密切相关，这与中医所说的"气行血亦行，气滞血亦滞"，"血为气母"的观点不谋而合。他还强调吸气或呼气都可以做到"气沉丹田"。吸气时，由于有节奏的徐缓动作使呼吸逐渐变得自然深长，吸气的横膈膜下降得较多，就会给腹内脏器一种有益的温柔的挤压按摩，从而使腹腔内感受器等刺激转变成生物电脉冲，经感觉神经传送到脑内感觉中枢，于是就引起有"气"冲于小腹的感觉，这就是"气沉丹田"。呼气时，由于横膈膜上升，肛门肌松，下腹压减少，腹腔内闭塞的毛细血管突然开放，腹内就会有一种温热的神经感觉，也就做到了"气沉丹田"。

江山在《丹田·气沉丹田·意想丹田》中指出，"气沉丹田"所说的丹田可定位于人体下腹和整个盆腔，即腹腔脐以下至盆腔底这个区域。在脐下腹腔内主要有小肠、大肠、肾脏、输尿管等器官。盆腔内除有膀胱和直肠外，男性还有输精管壶腹和精囊腺，输精管盆部从盆腔侧壁、膀胱后上方至膀胱底，膀胱下有前列腺。女性在盆腔内还有卵巢和输卵管，其膀胱与直肠间有子宫和阴道。"气沉丹田"就是真气从胸腔经腹腔下沉到盆腔底，真气是从胸、腹、盆腔中各个器官之间徐徐下沉的。意想丹田，则是用意念想着脐下腹腔和盆腔内上述的各个器官之间充盈着真气，真气轻柔地浸润着这些器官。

三、气沉丹田与腹式呼吸

"气沉丹田"这四个字乍听起来似乎很深奥，其实用现代语言来说就是深呼吸。常人的呼吸一般是胸式呼吸，相对腹式呼吸而言是浅呼吸。腹式呼吸不仅使胸腔的扩张和收缩更充分，肺气泡充气率提高，而且使腹腔和胸腔内的脏腑、分泌腺、连接膜、包膜、各神经等各组织、结构发生相对移动，从而互相轻柔挤压和按摩，即所谓的"丹田鼓荡"。人在呼吸时吸入肺泡之内的空气，是不可能穿过体内各组织而进入腹腔的，"气沉丹田"之所以有沉气的感觉，只是腹腔内各组织向下松沉而已。笔者在对专家访谈时也证明了上述说法，并发现气沉丹田时尾椎下沉前收，通过改变腰部的后弯弧度，更有利于腹部内脏器官的松沉。

不同的呼吸方式对人体会产生不同的影响。"气沉丹田"是深呼吸的一种表现，可帮助人体加强氧气的供应，排出大量的二氧化碳，在新陈代谢交换过程中起着很大作用。因为一方面缓慢、有意识的深呼吸能提高体内碱性含量，加快心脏跳动和血液循环，从而通过血液传输供给身体更多的氧气和营养素；另一方面通过深呼吸和汗液将体内的废物和毒素排出体外，可有效减少体内酸性含量，使人体内的化学成分保持平衡。此外，深呼吸还能促进血液和淋巴液冲击而畅通起来，恢复各神经系统之间的联系，各神经末梢也就跟着连带振奋起来，直接或间接地刺激到血管，使肌肉遂因新陈代谢的改善而增进了营养。此外，腹部又是任脉十二经中阴经相交会之处，分布着人体不少重要穴位和植物神经丛，通过深呼吸使腹肌产生规律性的起伏，既可有效刺激有关穴位和植物性神经，也可对肝脏和肠胃进行按摩。由此可见，腹式呼吸是健身气功养生保健中促进血气运行的一种科学方法。

通过上述探讨可以发现，"气沉丹田"沉气的感觉并非是呼吸之气进入腹腔，而是由于横膈膜的上下移动幅度增大而造成的腹内压改变，腹腔内各组织向下松沉而已。对初学者而言，可以从改变外部脊柱形态与呼吸方式两方面做到"气沉丹田"。在脊柱形态方面，主要是改变胸椎与腰椎的弧度；在呼吸方式方面，主要是变胸式呼吸为腹式呼吸。练功者通过努力做到"气沉丹田"状态时，不仅能充分地扩张和收缩胸腔，提高肺气泡的充气率，而且还能使腹腔和胸腔内各脏腑、各分泌腺、连接膜、包膜、各神经、经络、肌肉纤维等发生相互挤压按摩，对养生保健发挥着积极作用。

七情与健身气功

夏学伟

喜、怒、忧、思、悲、恐、惊七种情志，是生命活动的正常现象，一般不会使人致病。但是"七情"波动异常，可直接影响脏腑的功能，使气血运行紊乱，从而导致疾病的发生。健身气功习练者如果受到情志的影响就达不到心志安闲的状态，便会影响练功效果。同时，习练健身气功，对调节"七情"也具有特殊的作用。因此，充分了解"七情"的生理病理，对健身气功的习练有着十分重要的意义与价值。

中医理论认为，"喜伤心属火"、"怒伤肝属木"、"思伤脾属土"、"悲（忧）伤肺属金"、"恐（惊）伤肾属水"。《黄帝内经·素问·举痛论》曰："怒则气上，喜则气缓，悲则气消，恐则气下，……思则气结。"都说明了"七情"的过度、过激对人的身心理健康有一定的损害。

喜，是心情高兴愉快的表现。《黄帝内经·素问·举痛论》说："喜则气和志达，营卫通利。"然而过分的喜悦高兴会损伤心气，如《黄帝内经·灵枢·本神》说，"喜乐者，神惮散而不藏"，说明喜悦过度会使心神受伤。心脏是五脏之核心，是统帅，是五脏六腑之大主，是影响人体生命健康的关键。通过习练健身气功，可调节心之搏动泵血功能，使心气充沛。如健身气功·易筋经中的"韦驮献杵第二势"，通过坐腕立掌可直接刺激手少阴心经和手厥阴心包经，从而调节心之功能，疏通气血运行，改善肢体远端微循环，促进全身血液循环。健身气功·五禽戏中的"猿戏"，通过两掌上提、下按对颈、肩、腹的伸缩，可增强呼吸、按摩心脏、增强心脏搏动能力。健身气功·六字诀中的"呵字诀"，从插掌开始口吐"呵"字音，具有吐出心脏之浊气，调节心脏之功能。健身气功·八段锦中的"左右开弓似射雕"，可调节手少阴心经和手厥阴心包经，增加心输出量等。

怒，是人在情绪激动时的一种情志表现。人遇到不合理、不顺心的事情时就会生气、愤怒。一般来说，一定程度的情绪发泄对维持人体的生理平衡具有重要作用，但持续的大怒、暴怒和郁闷，对机体会产生不良的影响，郁怒伤肝，使肝气上行，血随肝气上逆，使大脑充血，身体觉得不舒服，产生头疼、脑涨、胁痛、胸闷、眼睛干涩甚至发生晕厥、吐血、休克等危症。如《黄帝内经·素问·举痛论》说："百病生于气也……怒则气逆，甚则呕血及飧泄。"肝主疏泄和藏血，疏通全身气机，使五脏六腑经络之气运行无阻、贮藏血液、运输血液、调控全身血量，供机体需要。通过习练健身气功，可增强肝主疏泄和藏血的功效。如健身气功·易筋经中的"青龙探爪势"，通过左右转身探爪，身体前屈、侧屈，收到疏肝理气、调畅情志的功效。健身气功·五禽戏中的"虎戏"，通过手形变化和怒目下扑动作，都有疏通肝脏的经络，使肝血充盈的作用。健身气功·六字诀中的"嘘字诀"，穿掌时口吐"嘘"字音，具有吐出肝脏之浊气，调理肝脏功能的作用。健身气功·八段锦中的"攒拳怒目增气力"，通过冲拳时怒目圆睁，回收时旋腕、五指用力抓握，可刺激肝经，具有疏肝养肝的作用。

思，是思虑。过度的思虑会对机体产生不良的影响，阻碍气机的运动，导致气滞或气结。中医认为："思则气结。"古人说："形不正则气不顺，气不顺则意不宁，意不宁则神散乱。"说明气不顺畅，会直接影响人的神。思虑过度会出现脾胃滞气、消化不良、失眠多梦、头晕目眩等症状。通过习练健身气功，可以加强脾脏主运化和主统血的生理功能。如健身气功·易筋经中的"九鬼拔马刀势"，通过身体扭曲、伸展运动，摩动脾脏，使脾脏功能加强。健身气功·五禽戏中的"熊戏"，通过转腰运腹加强脾胃的运化功能，增强脾气输送营养和血液的能力。健身气功·六字诀中的"呼字诀"，具有吐出浊气、调理脾胃的作用。健身气功·八段锦中的"调理脾胃须单举"，通过左右上下肢一松一紧的上下对拉，对脾胃起到按摩作用，增强脾胃运化功能，促进气血运行无阻。

悲（忧），是忧愁和悲伤的情志表现。过度的忧愁和悲伤会损伤肺气、产生呼吸气短等不良现象，如《黄帝内经·灵枢·本神》说，"愁忧者，气闭塞而不行"，"肺气虚则鼻塞不利少气"。通过习练健身气功，可以增强肺司呼吸、主治节的生理功能。如健身气功·易筋经中的"韦驮献杵第二势"和"倒拽九牛尾势"，都可以刺激肺经，增强肺的升清降浊、吐故纳新的功能。健身气功·五禽戏中的"鸟戏"，通过鸟伸、鸟飞动作，可扩大胸腔，按摩心肺，增强血氧交换能力，进而提高心肺功能。健身气功·六字诀中的"呬字诀"，具有吐出肺脏之浊气，使先天之气和后天之气交汇，加强肺的吐故纳新的功能。健身气功·八段锦中的"左右开弓似射雕"，可调节刺激肺经，增大肺活量，促进全身气血运行。

恐（惊），是惧怕和受惊的一种情志表现。过度的惊恐会损伤肾脏，导致脏腑气机的逆乱。如《黄帝内经·素问·举痛论》说："恐则气下……惊则气乱。"通过习练健身气功，可增强肾主藏精和主水的生理功能。如健身气功·易筋经中的"三盘落地势"，下蹲时吐"嗨"音使真气在胸腹间相应地升、降，达到心肾和谐。健身气功·五禽戏中的"鹿戏"，通过腰部的左、右侧屈牵拉脊柱和腰背部肌肉，可达到壮腰强肾的作用。中医认为："腰为肾之府。"健身气功·六字诀中的"吹字诀"，屈膝下蹲口吐"吹"字音，具有泄出肾脏之浊气，调理脏腑的功能。健身气功·八段锦中的"两手攀足固肾腰"，通过肢体运动，起到固肾壮腰的功效。

综上所述，"七情"与人体的内脏有着重要的联系。健身气功的"三调"对五脏六腑有很好的调节作用，表现在它对人的心志情趣具有很好的影响、调节和控制能力，而反过来"七情"的情志活动又会影响健身气功的锻炼效果。因此，了解"七情"，保持"七情"正常状态，对于习练健身气功有重要的意义和价值，进而可使人体"三宝"（精、气、神）逐渐充盈，达到精充、气足、神全，进而使人从真正意义上领会到养生和祛病健身的真谛。

健身气功对人的全面优化作用

高伟鸣

如今一谈到健身、养生、保健，很多人就希望能够既轻松又省时，既舒服又高效地解决健康的问题，甚至期望借助某种外在力量来快速实现健身目的，以便他们有更多的时间和精力去做他们认为更重要的事情。暂且不说这种观念是否正确，但至少是在宣传推广健身气功过程中必须要面对的现实。

当今社会人心浮躁，注重短期利益，尤其是那些社会精英，整日忙于事业、工作、家庭，时间、精力十分有限，同时性格取向也各有差异，所以，当他们要选择某种健身方法时，除了兴趣之外，首先要考虑的就是"投入产出比"，也就是说，这项健身活动到底值不值得去投入时间和精力。这时，他们就需要充分了解健身气功本身的价值，即对他们到底有什么好处。当这种好处通过他们的评价被认同，才有可能投入时间、精力、心意去做。因此，在健身气功宣传推广过程中，需要我们深入了解健身气功，彰显其价值。充分认识健身气功与其他健身方法的异同，突出其优势。本文试从健身气功对人的全面优化作用进行论述，希望对读者深入了解健身气功这项运动有所帮助。

一、内向性运用意识的作用

健身气功区别于其他锻炼方法的关键，在于气功是主动地、内向性运用意识，以增强其驾驭形体的能力，促进身心达到高度统一。也就是说，"内求"是健身气功最核心的特点。有了这种特点才是健身气功，没有这种特点就不是健身气功。正因为有这样的特点，健身气功才具有全面优化人的生命活动的独特意义。试从以下几个方面分析。

在分析之前，先让我们来看什么是内向性运用意识（即"内求"）？

内向性运用意识的含义有二：一是指，一般人的意识活动通常是考虑自身生命活动以外的事物，属外向性的；而气功锻炼者的意识活动是和自身生命活动结合到一起，是内向性的。二是指，一般人的意识活动是向外延展"膨胀"的，由此及彼，从一到多；而气功锻炼者的意识活动是向内集中"收缩"的，收成单一的内容，由多到一，只想一个东西。内向性运用意识是贯穿于健身气功锻炼的全过程的，健身气功的独特魅力也就由此而绽放开来。而内向性运用意识最直接的两大作用是：其一是减少消耗。人的精气的最大消耗来自于两个方面，一是关注外界，被外界的各种诱惑所吸引，不能自主自控，甚至不能自觉。在这一过程中，不知不觉地消耗自身的生命力。如，在参观展览时，虽然身体的运动量并不大，但由于长时间"注意"于外，人就容易疲劳。二是内部矛盾，包括思想斗争、情绪波动等。如过度忧虑，可使人黑发快速变白。而内向性运用意识恰恰是走向了这两大消耗方式的另一面，从而最大限度地避免了精气消耗，保存了生命的实力。其二是充足精气。气功锻炼实践证明，"神返身中气自回"，意识活动向内集中了，自然会"吸引"气内收，使体内真气充足。精气充足了，自然可很好地颐养形神，人的身体自然健康，生命力自然旺盛，身心自然愉悦。

基于这两个方面的作用，健身气功能起到强身健体、祛病延年的功效也就是自然而然的事情了。

二、健身气功可以全面增进身心健康

健身气功是双向调节的锻炼过程。尽管健身气功的直接目标并不是治病，但事实证明，在健身气功锻炼过程中，很多病症得到了改善，而且体现出双向调节的作用。如，不论是高血压还是低血压患者，经过长期健身气功锻炼，血压都趋向于正常。同时，一些平时不太注意的或潜伏的身体疾患，也会在健身气功锻炼过程中得到不同程度的康复。这主要是因为，内向性运用意识活动的锻炼，所增强的是人自身的自我调节功能，这种调节功能是人这个生命体与生俱来，本来就有的，这种调节功能存在的重要意义，就是促使人这个生命保持正常的生命活动。这种功能一旦增强，人的生命活动自然而然就会向正常的状态发展。

健身气功是身心并重的锻炼过程。说健身气功是身心并重的锻炼方法，主要是讲两个方面：一是强调动功，身心并炼。二是注重精神健康。

健身气功是以动功为主要运动方式进行锻炼的。动功有几大优势：一是使健身气功普适性、安全性增强，人人都可以练。二是使参与者更容易集中精神，从而保证健身气功锻炼效果。三是使形体锻炼普遍较少的社会流弊得到有效修正，切实增进了群众健康。四是可以同时增强意识和形体的正常功能，以及意识控制形体的能力，从而克服了过去倡静修、重心性而轻形体的弊病，使健身气功更加符合时代特征和人民群众的现实需要。健身气功动功并非像一般的体育锻炼，只是单纯的形体运动，而是以形体运动的外在形式来锻炼意识活动的稳定性和穿透力，促进形神统一、身心和谐。

此外，健身气功锻炼与其他健身方法还有一个很大的不同之处，就是更加强调道德涵养的重要性。这不仅仅是社会道德规范的要求，而是健身气功锻炼过程中，客观的现实需要。因为通过健身气功锻炼，可以大大增强意识对生命活动的自控能力，如果不注重道德的涵养，用负面的、消极的意识来引导生命活动，那么，不仅锻炼的效果会受到影响，而且生命活动向不正常的方向变化的速度和强度也会较常人更大。这就使得道德建设成为健身气功锻炼者的现实需要，成为一种自觉的要求。由此可见，推广健身气功对构建和谐社会的积极促进作用。

三、健身气功是安全、科学的保健方法

健身气功是安全、科学的保健方法。健身气功的锻炼过程，就是全面完善和增强人所固有的各种生命功能的过程，而且是不借助外力来实现这一目标的。既然健身气功是安全的保健方法，我们就不能不说长期以来影响人们对健身气功看法的一个问题，那就是出现偏差。有人说，健身气功好是好，就是怕练了以后出现偏差。其实这是对气功锻炼的一大误解。现代人对出现偏差的了解大都来源于三个方面：一是文学影视作品中的渲染性描述，二是过去自发动功的个别偏差，三是对练功后身体优化过程的误读和不当处理。而实际上，健身气功在功法选择和编排上，已有效地避免了出现偏差问题的发生。这主要表现在以下几个方面：一是健身气功都是动功。动功锻炼要求意识活动需保持清明、自主，神与形合；形体运动又使气血更容易运转、流通，因而本身就不易出现偏差。二是健身气功不以精气充足为锻炼的前提。过去的气功修炼之所以会有精气运行不能自主的情况，是因为传统功法多以先培育精气，使其充足之后再领气运行为锻炼方式，如果修炼者对功法理解有误或精神稳定度不够，则较易出现偏差。而健身气功主要是通过以意引气、以形引气、以声引气的方式来逐步增强身体机能，因而有效克除了传统功法的诸多弊病，使锻炼过程安全、高效。三是健身气功是以强健身心为目标的。过去之所会出现偏差，很大程度上与练功要成仙成神的陈腐思想有关。而健身气功是以提高人民群众的身心健康水平为目标而编排的科学气功，对传统气功进行了扬弃。过去那些不科学、不健康的功法体系与当今的健身气功不可同日而语。

四、健身气功是自动、高效的生命优化活动

在现实生活中，一些人因健身不当而对自身产生伤害的事情时有发生。而健身气功对人的生命的优化是自动、自然、高效的。没有哪一种健身方式可以像健身气功这样，使人的生命活动完全按照自身的规律，自动地、自然地、最恰当地完成优化的过程。

健身气功是以健康的意识来引导生命活动的。人的生命运动是受意识的主导和支配的。医学研究证明，大部分疾病的产生，都与人的意识状态（尤其是不良情绪）有关。而健身气功锻炼的意识活动是健康的、积极向上的，这就必然会引导生命活动向健康的状态发展变化。

健身气功对人体的优化过程有很强的整体性。健身气功锻炼的过程是强化人自身生命机能的过程，尽管在功法编排上，有些动作主要是针对人体部分功能的，但我们知道，人是一个整体性很强的生命体，内部的各项功能都是联系在一起发挥作用的。所以健身气功的功效就会表现出很强的整体性，某一部分功能强化了，身体便会自动地去调整平衡，从而惠及其他部分的功能。这种调整完全是自动化的，而且完全是按照人的生命运动规律，以最高效的方式来完成的。

健身气功锻炼过程是在增强和优化人自身本具的正常生命功能。我们知道，人体是一个复杂的超巨系统，人对自身的认识还非常有限。面对这样的系统，任何外力的干预都会存在一定的盲目性。而只有以健身气功这样的方式，将优化过程交给生命活动自身，才有可能实现最安全、最高效、最自然的生命优化。

五、健身气功是可积累、可生活化的健身运动

健身气功的健身效果是可以在一个人的生命中延续和积累的。同时，健身气功的锻炼内容也是可以生活化的。这也是一般健身项目所无法比拟的。

常见的健身活动，大都是以力量、速度、技巧、协调性为基本前提和锻炼目的，如各种球类运动等，这样的健身活动是很难在生命的全过程中延续的。技巧可以熟能生巧，而健身效果却不易积累。我们在生活中可以看到，年轻人都喜欢运动，但随着年纪的增长，身心健康水平却并不一定较常人更好。而健身气功锻炼的核心内容是内向性运用意识的活动，这种活动不仅没有时间、地点、设备等的限制，而且锻炼时间越长，对自身生命的影响力就越大，健康状况也会较常人更好。

一般的健身活动大都要求参与者肢体健全、活动能力基本正常，比如跑步，当一个人肢体健全、身体灵活时，可以跑步，但当腿脚不灵便时，就无法参加跑步活动了，之前跑步积累的经验、体会等，也就基本到此为止了。而健身气功则不同，不论形体发生怎样的变化，健身气功活动都一样可以进行，因为健身气功锻炼的核心是内向性的运用意识活动，所以只要意识是清醒的，健身气功活动就可以进行。这就意味着，之前的所有积累，都可以在生命中延续。

此外，一般的健身方法是很难生活化的，而健身气功却可以很方便地融入生活。这主要是指三个方面，一是锻炼时的形体要求可以生活化，二是锻炼时的意识活动可以生活化，三是锻炼时的状态可以生活化。比如，锻炼时要求百会上领，生活中则可以时常保持百会上领；锻炼时要求神与形合，生活中则可以在举手投足之间时常保持神形相合；锻炼时要求神情愉悦平和，不受外界干扰，生活中则可以时常保持愉悦平和的状态，不为外界干扰而动心。这种生活化的过程，本身就是很好的健身锻炼。

六、健身气功蕴涵着深刻的东方文化内涵

健身气功不仅是一种健身活动，而且与东方文化的发展有着内在的深刻联

系。一方面，传统文化典籍中包涵着很多气功修炼的内容；另一方面，"内求"的思想与实践是传统文化形成与发展的重要内在根据。通过健身气功的锻炼，不仅可以强健身心、祛病延年，而且可以帮助人们更好地理解中国传统文化，更好地继承和发扬传统文化中优秀的、先进的部分，从而自觉地提升自己的文化修养。有关这一主题，是很值得专家、学者去深入探讨的。

总之，健身气功是一项独特而优秀的健身活动，在宣传推广的过程中，只有抓住健身气功本身的特点和优势，予以突出、强调和清晰的描述，才能使人民群众充分、正确地认识健身气功这一事物，从而在选择健身项目时做出客观、理性的判断。这是一项健身活动能够健康、长远发展的基础。那种在宣传推广时，仅仅将健身气功依附于中医体系的做法是不可取的，尽管他们之间有着诸多的联系和共性，但健身气功本身的理法系统才是其存在和发展的根基。健身气功普及和发展的原始动力，来自于健身气功在强健身心方面的显著效果，而其终极目标则是帮助人们建立起属于每个人自己的自我保健系统。只要我们坚持高举科学发展的旗帜，遵循简明、合理、易学、安全、高效的编创原则，健身气功就一定会迸发出巨大的发展潜力，成为广大人民群众积极参与、受益良多的健身活动。

练功状态与功中悦感

宋天彬

健身气功锻炼的效果如何，关键在于能否进入练功状态。健身气功的本质是心理调节和行为控制的科学，主要操作是三调，即调节控制身体、呼吸和心理状态。通过三调合一，进入一种练功的境界。怎样才算进入练功状态呢？现代研究认为，当练功者的大脑更加有序化时，脑电图呈现以 8~12Hz 频率为主的 α 波，此时生理功能调整到有利于健康的最佳状态，就标志着进入了练功状态，这似乎已形成了共识。但是在日常生活中，很难用脑电图来判断是否进入了练功状态。其实进入练功状态并不神秘，有一个简单易行的办法可以作为进入练功状态的标志，这就是功中悦感。

现代研究发现，人脑有快活中枢，快感神经是脑中最粗的无髓鞘神经，参与大脑所有重要的功能活动。人的愿望得到满足，感到快乐幸福，大脑就分泌脑内吗啡，使人陶醉，心理学称为"高峰体验"。习练健身气功的高级境界就是这样，出现一种忘我的天人合一的感觉，这种感觉就叫做功中悦感，这就标志着进入了练功状态。其实适度的运动，也能出现这种悦感，进入一种物我两忘的练功状态。这种练功状态对健康长寿和参悟人生都是很有利的。这说明在三调中，调心是关键，保持心理健康是重要目的。

"高峰体验"是指在日常生活、学习、工作、文艺欣赏或投身于大自然时，感受到一种奇妙、着迷、忘我并与外部世界融为一体的美好感觉。它的出现与心理健康有密切的关系，通过循序渐进的健身气功锻炼，保持心理健康，就能在生活和工作中，经常处于练功状态中，这就是气功界常说的"时时刻刻不离这个"，也就是说把健身气功锻炼融入到日常生活之中。

马斯洛的研究一方面说明了心理健康的人会有更多的"高峰体验"，另一方面也说明"高峰体验"中高涨的情绪和美妙的感受，可以更好地愈合心灵创伤，使人振奋向上。这里所说的心理更健康，不单指心情愉快和善于适应环境，而是泛指"更有自主性、更具独立性"。他们能够全部地、平静地、幽默地抵制文化的愚昧和陋习，用或大或小的努力来改造它们。身心健全的人，能表现出与这些缺陷进行坚决斗争的能力，而不是八面玲珑，随波逐流，这种适应社会的能力是在对立统一中求和谐。人们都希望自己身心健康，当人们达到"身体、心理和社会三者合而为一"时，身心状态肯定是最健康的。健身气功的精髓就在于通过"三调"的统一，达到身心统一，与社会统一，与自然统一。宇宙的物质进化到能认识自身的高级阶段，出现了人类这种自组织、自适应系统，能自我发展，自我完善。为了生存去探索、求知，满足了生存条件，还不断地探索，在失败和成功中积累知识，一步步接近真理，从必然王国走向自由王国。所谓"人法地，地法天，天法道，道法自然"。 如果人能保持童心、童趣和探索精神，无私无畏，就能快乐无边，享尽天年，达到《黄帝内经》所谓的"道生"，也是《老子》所谓的"死而不亡者寿"。

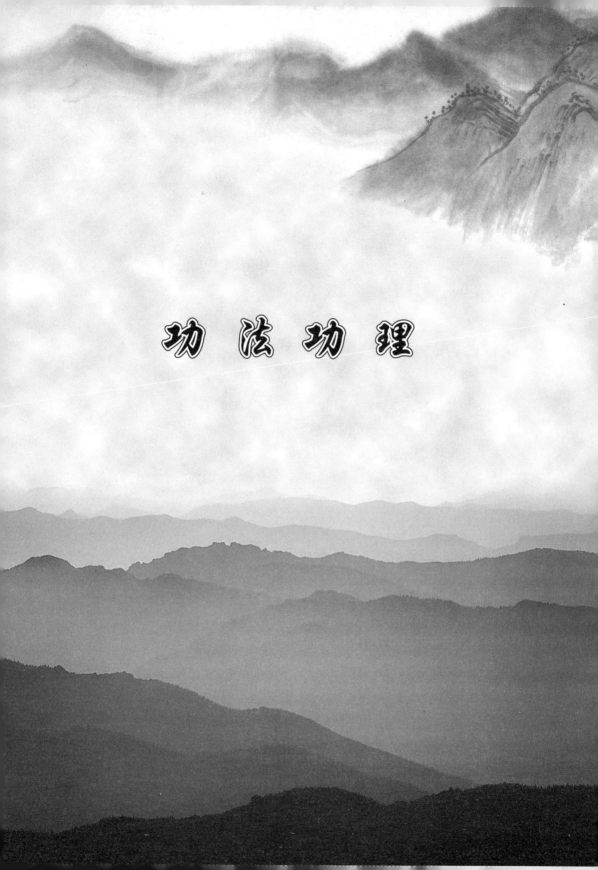

功 法 功 理

健身气功·易筋经中医学理论阐释

章文春　鲍晓雷

健身气功·易筋经功法在动作编排上、习练时一招一式的技巧上，既能体现遵循运动生理学的特点，也能反映中医对人体生命的认识。因此，对其健身效应的阐释必不可少地涉及到中医学理论。

预备势

预备势是练习该功法的重要准备过程，它通过"调身""调息""调心"，使习练者可以很快进入到练功的状态。

其姿势为两脚并拢站立，两手自然垂于体侧；下颏微收，百会虚领，唇齿合拢，舌自然平贴于上腭；目视前方。要求全身放松，身体中正，呼吸自然，目光内含，心平气和。

两脚并拢，可以使肾经和阴跷脉紧密结合，对培补肾气有特殊作用，并且下肢并拢，两手自然垂于体侧，使周身气机容易形成一个整体。

百会虚领，配合下颏微收使头部得以中正，同时因百会的虚领，颈椎自然松开而有上拔之意，督脉之气随之上升；而下颏微收，同时要求使任脉之气自然下降。舌抵上腭，俗称"搭鹊桥"，有利于任督二脉连接而促使气机的升降。

目光内含，使神不外驰，心气平和，从而达到人体形、气、神三位一体的状态。

第一式　韦陀献杵第一势

由预备式的静，开始过渡到动。两脚分开成自然开立姿势。这时四肢均衡自然，则气血运行流而不滞，有利于经脉之气畅达于四肢。

两手臂前抬平举屈肘回收，同时松肩虚腋，可以调动人体的手三阳三阴之经气的流动，使手部气血通畅。腋下有脾之大络——大包穴。松肩虚腋，可以有效地放松此穴位，从而对全身之络脉起到调节作用，有利于经气的流通。

两掌合于胸前，与膻中穴同高。中医认为膻中是人体八会穴之一，为人体之气会。具有理气安神之功效。掌合十于胸前，可起到气定神敛、均衡身体左右气机的作用。

第二式　韦陀献杵第二势

本式通过对上肢伸展及双掌的外撑，进一步对手三阴三阳经脉进行梳理。通过扩展胸部，畅通心肺之气，改善呼吸功能，加强气血运行。

中医认为，心主血脉，心有所主，输血于脉，血液充盈。血行正常，则面色红润光泽，脉象和缓有力，胸部舒畅。因此，此式对于心胸部位的病变，以血流受阻、气滞血淤为主导致的心前区的憋闷等，具有很好的效果。

肺主气司呼吸，《素问·五脏生成》有云："诸气者，皆属于肺。"肺不仅仅呼吸自然界的清气，同时还主一身之气，参与宗气的生成，并调节着全身气机的升降出入。而且肺还朝百脉，对于血液的运行以及血液的敷布具有推动作用。因此，舒展扩拉胸部，有利于胸部肺的锻炼，从而加强肺的生理功能，有效地缓解胸闷、心悸等症状。

由于四肢手足为经络的起始或末端，本式中两掌外撑要求立在掌根，坐腕立掌时要求脚趾抓地，其机理在于全面调动十二经络之经气。

第三式　韦陀献杵第三势

本式通过下肢接踵和上肢撑举的动作导引，可调理三焦之气。"三焦"是中医的一个术语，其义有二。

一是指六腑之三焦，是分布于胸腹中的一个大腑。因其不与五脏相匹配，又称"孤腑"，其中空有腔。《类经·藏象论》云："然于十二脏之中，唯三焦独大，诸脏无以匹者，故名曰是孤之府也。盖即脏腑之外，躯体之内，包罗诸脏，一腔之大府也。"《难经·六十六难》又云："三焦者，元气之别使也，主通行三气，经历于五脏六腑。"三焦通行元气，运行水液。气的升降出入，津液的输布与排泄，都有赖于三焦的通畅。三焦出于肾系，上联于肺，属于表里之间。上下之机莫不由三焦升降；表里之气莫不由三焦出入。三焦与腠理相同，其运行的元气与津液向外流入腠理，濡润肌肤，保持着人体与外界气体的交换。

二是就单纯的部位而言，上焦指横膈以上，包括胸、头、上肢及心肺等。中焦指横膈以下，脐以上，包括上腹、脾胃、肝胆等。下焦指脐以下，包括下腹、肾、膀胱、小肠、大肠等。

此处对于三焦的理解应兼而有之，习练者通过双手的上撑，前脚掌支撑，力达于四肢，既可以牵引少阳三焦经络之气，又对三焦的膜腔进行伸拉运动，以发动少阳之气，促进气血的运行。与此同时对于其相应的脏腑通过抻拉进行"按摩"，以激发五脏之气，增强脏腑功能。

由于人体的上下四肢，分别有手足三阴三阳经分布，躯干除前后有足三阴三阳经外，尚有任督二脉循行，力达于四肢，使经气运行周身，对人体的十四经及相关的络脉、经筋、皮部，也进行很好的调整。

动作当中意想通过"天门"观注两掌，使神与形合，全身上下气机一体。

第四式　摘星换斗势

本式腰部和手臂的转动较多，通过阳掌转换阴掌（掌心向下）的动作与腰转协调配合，可以使腰部得到充分的锻炼。

中医认为腰为肾之外府，肾乃先天之本，是储藏先天之精和先天之气的地方，对于人的生长和生殖发育具有至关重要的作用。本式通过腰部的转动及形体导引，同时运用意识，目视掌心，意存腰间命门，照顾上下，将发动的真气收敛，下沉腰间两肾及命门，可以激发和振奋阳气，以达到强腰健肾之功效。

本式动作要求转身以腰带肩，以肩带臂，力发命门，引动真气。古人说，"力发于足，主宰于腰，形于四肢"，腰部能放松，可使气血流通，从而保证主宰一身活动的职能。

第五式　倒拽九牛尾势

本式在对腰扭动的同时，还带动肩胛部活动，充分地刺激了背部足太阳经脉上的多个脏腑的腧穴，以及夹脊等经外奇穴。夹脊穴是人体背部第一胸椎至第五腰椎棘突下两侧、后正中线旁开 0.5 寸的穴位，左右各 17 穴，共 34 穴。其治疗范围广泛，上胸部穴位治疗心肺疾病；下胸部穴位治疗脾胃肝胆疾病；腰部穴位治疗腰腹及下肢疾病。此节功法对于夹脊穴的刺激，可以有力地刺激夹脊等多个穴位，因而本节功法治疗广泛，对于人体的脏腑具有很好的调节作用。总体来看，其对于上部的胸部活动幅度较大，因此还可以有力刺激肺俞、心俞等上部腧穴，对于心肺具有较好的调练作用，治疗心肺疾患疗效较佳。

此外，此式功法通过四肢上下协调活动，以腰带肩，以肩带臂，力贯双膀，通过旋转抻拉，牵引筋膜、筋经，进而引动经络气机，调整脏腑机能。

第六式　出爪亮翅势

本式通过伸臂推掌、屈臂收掌、展肩扩胸的一系列导引动作，以畅通胸肺之气，增强肺脏功能。中医认为肺具有主气而司呼吸的生理功能。《素问·六节藏象论》也云："肺者，气之本。"肺主全身之气，通过肺的呼吸运动，可以引导全身气机的开合出入。云门、中府两穴为肺经之要穴，位于胸部，紧邻于肺。本式通过推掌展臂，反复启闭云门、中府等穴，以宣畅肺气，促进外界自然之气与人体真气在胸中交汇融合，并引导全身气机的开合出入。此外中府穴为中气所聚，又为肺之募穴，藏气结聚之处，肺、脾、胃合气于此穴，因此通过本式的锻炼，也使得内外之气得以很好的沟通。

本式中出掌和收掌动作的意念活动，要求推掌时先轻如推窗，后如排山；收掌时如海水还潮，其意在于通过意识导引，形与神合，引导全身气机的开合出入。并且推掌时自然呼气，收掌时自然吸气，其意亦在于此。而出掌时的荷叶掌，五指伸直张开，收掌于云门时的柳叶掌，五指伸直并拢，都为导引气机开合的有效方法。

第七式　九鬼拔马刀势

本式对于身体的扭曲伸展较多，对背部拉抽和扭转幅度也较大，因而锻炼部位较为广泛，尤其是对脊柱伸拉锻炼。在背部脊柱两侧的足太阳膀胱经上，分布了五脏六腑的背俞穴。背俞穴全部分布于背部足太阳经第一侧线上，即后正中线（督脉）旁开 1.5 寸处。各脏腑的背俞穴与相应的脏腑位置基本对应，如肺俞、心俞、肝俞、脾俞、肾俞五个背俞穴所处位置的或上或下，即与相关内脏的所在部位是对应的。如肺在五脏中位置最高，故肺俞穴在五脏背俞穴中亦位居最高，肾的位置最低，故肾俞的位置也相应最低。背俞穴，乃五脏六腑之精气输注于体表的部位，是调节脏腑功能、振奋人体正气之要穴。

本式通过身体的扭曲、伸展等运动，尤其是通过背俞穴，调动脏腑气机，引导全身真气开、合、启、闭，使五脏六腑的功能活动协调有序，气机升降和畅。上一式着重于气机的开合出入，本式及下一式（三盘落地势）则注重气机的升降。

本式功法对于脖颈的扭转以及对背部的扭伸，还有力地刺激了玉枕关、夹脊关等重要穴位，有助于督脉气机的通畅。

第八式　三盘落地势

本式动作对于下肢的活动力比较大，同时要求上肢也相应地予以配合，随着身体的升降，调整体内气机的活动。

中医认为，气的运动形式可归纳为升、降、出、入四种基本形式。气机的升降出入对于人体的生命活动至关重要。人体的先天之气、水谷之气以及吸入自然界的清气，都必须经过升降出入才能散布全身，发挥其生理功能，人体的脏腑、经络、形体、官窍的生理活动也必须依靠气的运动才能完成。《素问·六微旨大论》云："出入废则神机化灭，升降息则气立孤危。故非出入，则无以生长壮老已；非升降，则无以生长化收藏。"可见其对于人体生命活动的重要性。此节功法三起三落，逐步加大下蹲力度，使脏腑之气机调和，升其所升，降其所降，使心肺之气降，使肝肾之气升，脾胃之气枢转有权，从而使心肾相交，肝肺气机通达，脾胃升降稳固，达到相互之间的平衡，增强体质。

此势功法不仅调节体内气机，在动作起落过程中，达到呼吸匀称，呼出浊气，吸取自然之清气，吐故纳新，完成与自然界的气体交换，从而增强人体的生理活动。

此节功法充分运用四肢力量，下蹲时两掌如负重物，起身时如托千斤，有增加内气之功。中医认为脾主四肢，通过对四肢的锻炼，可以增强脾脏功能。另外，本式动作下蹲时配合口吐"嗨"音，通过音声引导气，使气机下潜丹田。

第九式　青龙探爪势

本式名称中的"青龙"，在中国古代的四方神之中，位居东方。中医认为，肝在五行之中属木，在方位上合于东方，在色则合于青色，因此本式动作主要是针对肝脏而设。

中医认为，肝主疏泄而藏血，为刚脏，为将军之官，有刚劲之性，喜条达舒畅而恶抑郁。本式功法根据肝脏的生理特点，通过转身、左右探爪及身体的前屈，可使人体的两肋交替松紧开合。从中医经络角度来看，足厥阴肝经分布于胁肋。通过对两胁肋的锻炼，可以起到疏肝理气、条畅情志之功效。

从肝脏与形体的关系来看，中医认为肝在体为筋。本式动作中的左右探爪，使人体之筋得到充分的拉伸，有利于对肝经的锻炼，增强其生理功能。动作中要求目随"爪"走，意存"爪"心，引导肝气舒展流通。

本式动作中两手握固，拳轮贴于章门穴，可以起到借肝气舒展脾土的功效。章门穴为肝经之穴，为八会穴之脏会，亦为脾之募穴，为脾之精气结聚之处。由于"五脏禀于脾"，脾为后天之本，为精、气、血、津液化生之源。故本式展转身躯，左右探爪后收拳于章门，乃借助肝气的疏泄调达而运化脾土，强化脾胃气血生化之源的生理功能。

第十式　卧虎扑食势

本式动作活动力度较大，四肢、躯干、腰背、头颈都要求有相应的协调运动。此势仿照老虎扑食之状，既仿其形，又含其神。从中医经络学说的角度来讲，其俯身腰背部反拱的动作，对于人体的任脉具有极好的抻拉锻炼效用。任脉属于奇经八脉之一，起始于胞中，下出会阴，延胸腹中线至咽，从面颊分行于目眶下。任脉为阴脉之海，统领全身阴经之气。此势功法通过虎扑之势，身体的后仰，胸腹的伸展，让任脉得以舒展和调养，进而调和手足三阴经之经气。

从脏腑的角度来讲，此势功法既有弓腰背，又有伸胸腹的动作，因而对于五脏六腑都具有较好的按摩作用，具有从整体上调整脏腑功能的特点。并且本式的"扑食"动作要求以"虎爪"着地，顺势逐步塌腰、挺胸、抬头、瞪目以体现虎之神威，以激发肝气的调达，通过肝气疏泄全身气机。本式功法对腰部锻炼强度较大，具有强健腰肾之功效，同时改善腰腿肌肉活动功能，起到强壮腰腿的作用。

第十一式　打躬势

本式动作以体前屈和后展动作为多，体前屈时，脊柱自颈向前拔伸卷曲如勾；后展时，从尾椎向上逐节伸展。因此本节功法对于脊柱具有很好的锻炼作用。中医认为，脊柱是督脉的主要循行路线。督脉起于胞中，下出会阴，经尾闾沿脊柱上行，至颈后风池穴进入脑内，沿头部正中线经头顶、前额、鼻至龈交穴止。督脉总督一身阳经之气，对全身阳经的气血起到调节作用，故称之为"阳脉之海"。本式功法具有很强的针对性，立足于对脊柱的锻炼而达到疏通督脉的作用，脊柱督脉通达，可使全身经气发动，阳气充足，精力充沛，从而达到强身健体的良好功效。

此节功法俯腰、体前屈的动作还有力地拉伸了足太阳经脉，有利于疏通背部及下肢的经气，对于各种脏腑疾病和下肢疾患有一定的防治作用。

此节的俯身运动，对于腹部具有良好的挤压按摩作用，可增强脾胃功能，防治消化系统疾病。此节还强化了腰部的锻炼，起到强壮腰肌、固肾强精的作用。其"鸣天鼓"的动作对于脑后颈部穴位进行刺激，具有醒脑、聪耳、消除大脑疲劳的功效。

第十二式　掉尾势

本式功法着重于腰部命门及尾闾的锻炼，使通过前面各势运动展开的全身气机收归丹田。本式动作通过躯体前屈塌腰，以命门向小腹内丹田挤压，引气归丹田；通过抬头、掉尾的左右摆动，调整任督二脉；目视尾闾，头尾相应，导引全身气机归于丹田，从而起到培本固元的作用。因为任督二脉之气充足，全身之气也因之而充盈流畅，使得练功后全身舒泰。

收 势

收势的目的在于把通过练功激荡起来的气机收归体内。收势动作舒缓，通过上肢的上抱下引动作，使气回归于小腹丹田内。第一、第二次双手捧气导引下行至腹部后，以意念继续引导下行，经脚心涌泉穴入地，其目的在于平衡全身气机，最后一次捧气导引下行则意念随双手下引至腹部丹田，在此意守片刻，使气归丹田，全身松静，气定神宁，便可结束练功。

健身气功·易筋经功理解析

黄 健

健身气功·易筋经（以下简称"易筋经"）很好地继承了古代传统功法的基本特点，动作刚劲有力、刚柔相济。本文对其功法特点与作用机理作一浅析。

一、练养形体 筑宅寓神

创编与推广健身气功的根本目的在于"健身"，即使身体维持或恢复健康状态，并由此延缓衰老、提高生活质量。中医学认为，人体的健康是由形与神两个方面决定的，只有形强神足，人体才能获得真正意义上的健康。因此，保养形与神是养生的两个主要的方面，但在具体实施过程中，则有侧重于养形和侧重于养神的不同学派及相应的理论与手段。

侧重于养形者，常以运动为基本手段，故有人称之为"动形学派"，其学术渊源可能始于《吕氏春秋》的"流水不腐，户枢不蠹"之说。实际上，"动形"亦为历代养生家所重视。如《黄帝内经·灵枢·天年》曰："形体不敝，精神不散，亦可以百数。"明代学者张介宾在《景岳全书·治形论》中指出"吾之所赖者唯形耳，无形则无吾矣"等等有关论述。传统易筋经的创编过程中是否受到上述思想的影响，我们目前尚不得而知，但无论是其功法名称、还是其运动特点，都折射出了以动养生的健身特点。

先从功法名称来看，易筋经之"易"的字面意思是"改变"，实际暗含"增强"的意思，即使人体的"筋"变强。"筋"，《说文解字》言其为"肉之力也"。一般认为是指骨与骨之间联接的部分，现代中医基础理论认为，它"应包括有收缩功能的肌肉和有传导支配作用的条索样组织（如神经）在内"，也就是说，筋与人体外表之骨、肉、节，内在之脏腑、经络等均有关，换句话说筋是人体"形"的重要组成部分。因此，有理由认为，易筋经中的"筋"，泛指整个形体。明代气功专著《赤凤髓》有"易气"、"易血"、"易脉"、"易肉"、"易髓"、"易骨"、"易发"等多种相似的说法，其中的"易"都是指增强，而"气"……"发"则泛指"形"，原文说的都是指练功所具有的增强形体功能的作用，所不同的仅是程度上的差异。

再从功法操作来看，"动"是多数健身气功功法的共同特点，但与其他功法相比，易筋经的"动"至少有以下三个特点。如在运动部位上，它有以四肢运动为主的操作（如"韦驮献杵势"等），以脊柱运动为主的操作（如"打躬势""掉尾势"等），及四肢与脊柱运动并重的操作（如"卧虎扑食势"等）的结合，保证了运动形体的全面性；在运动方式上，它有以静力性运动（也称等长运动）为主的操作和以动力性运动（也称等张运动）为主操作的结合，体现了运动的多样性；在运动强度上，总体而言，这套功法的运动强度是较大的，尤其是"九鬼拔马刀势""打躬势""掉尾势"等。这些特点使易筋经成为名副其实的"强形"功法，如能持之以恒可望使人"五脏和调，肌肉解利，皮肤致密，营卫之行，不失其常……"（《灵枢·天年》）当然，中老年练功者可以根据各自的身体健康状况，在强度等方面作适当的调整，以便取得适合自己的最佳的健身效果。

二、平衡阴阳 协调脏腑

阴阳，最初是中国古代哲学的一对范畴。在中医学中主要用于概括人体的结构和功能以及疾病的属性与治疗大法等。阴阳平衡是人体健康的基础，所谓"阴平阳秘，精神乃治"。易筋经调节阴阳的作用，主要是通过运动脊柱来实现的。该功法比较重视对脊柱的运动，从"摘星换斗势""倒拽九牛尾势"中的转体，到"青龙探爪势""打躬势""掉尾势"中的弯腰，"卧虎扑食势"中的"扑"地等，无不体现了其对脊柱运动、调节的特点。这种富有特色的运动方式，除了加强动养形体的作用外，还有较好地平衡阴阳的作用。因为脊柱是人体的"脊梁"，人的多条经络都与脊柱有关。而易筋经对脊柱的特殊运动，都可以对经络有直接的刺激作用，并由此起到调节阴阳的作用。对脊柱的运动实际上是对人体整个躯干的运动，而躯干的运动，除了能刺激循行于脊柱内外的经络外，还能作用于脾、胃、肝、胆经脉，及任脉等奇经，即对于整个足三阴、足三阳和奇经八脉都有作用。如"韦驮献杵势""摘星换斗势""九鬼拔马刀势""卧虎扑食势"等节中，上肢的特殊运动对手三阴、手三阳的作用，使之对整个经络系统都具有调节作用，这也是该功法健体作用的主要机理之一。

易筋经对脏腑的协调作用主要通过三个途径实现。一是运动对脏腑的直接作用。易筋经是"易""筋"（含骨、皮、肉、脉等）的功法，所以，它除了能锻炼体表之"筋"外，还可以增进内在脏腑的功能。正如《颜习斋言行录》所谓："一身动则一身强。"二是通过经络的间接作用。人体的经络系统由十二正经和奇经八脉组成，其中十二正经是其"主干道"，它们与五脏六腑均有固定的"络属"关系，其经脉之气又散络积聚于体表之经筋。《灵枢·海论》在论述十二经功能时说："十二经脉者，内属于腑脏，外络于肢节。"正因为这样，易筋经在运动过程中对"筋"的锻炼效果，可以通过经络"传递"到脏腑，起到锻炼、协调脏腑的作用。三是发音呼吸对脏腑的特殊作用。习练易筋经"三盘落地势"时，要求配合身体下蹲、两掌下按发"嗨"音，这是功法创编者的一大创新。

三、疏通经络 调畅气机

经络的功能除了上述之"联络"外，尚有通行气血的功能，正如《黄帝内经·灵枢·本脏》所说："经脉者，所以行血气而营阴阳……"易筋经疏通经络的作用主要是通过调身与调息来实现的。

如上所述，易筋经的调身方式富有特色，它以静力性运动与动力性运动相结合、四肢运动与脊柱运动相结合等方式，使人体各个部位都得到全面、合理、强度较大的锻炼，这种运动除了锻炼肌肉、骨骼、关节等以外，还可以对同样属于"筋"的经络、血脉起到间接的"按摩"作用。这种"按摩"是通过肌肉的舒张与收缩、关节的外展与内收、脊柱的旋转与弯曲、两手的起落与开合及双腿的多种步型等诸多调身要素来实现的，它可以使经络、血脉处于不规则的"挤压——放松"状态，这对保持经络、血脉的通畅有积极的意义，能促进人体的"血脉流通"（《后汉书·华佗传》），使精气流动不郁，因为"形不动则精不流，精不流则气郁"（《吕氏春秋·达郁》）。

气机，在中医学中是指气的运动，其主要形式有升、降、出、入。中医学还认为，肺主气、肾纳气、肝疏气、脾胃为气血生化之源，又由于气主要是循经络而行的，故气机的正常与否，与五脏和经络的状态均有关。易筋经强健包括五脏在内的"形"，又能疏通经络，此两者是其协调气机的主要原理。此外，该功法调息方式中的两处特色对气机的作用也不可忽视。一是该功法在静力性运动时的短暂停闭呼吸，这在前三节"韦驮献杵势"中特别明显，具体体现在第一式中作者所说的"动作稍停"，这种"停"也同样存在于第二、第三式中，练功有素者甚至在其他各式中也能体会出类似的"停"。由于练功时的"三调"是相互配合应用、直至最终融一的，因此，"动作稍停"中暗喻"呼吸随之稍停"的意思。"停"的意义依停在不同的呼吸时相而不同，如果停在呼气之末，起到的作用同延长呼气，即加强了气机运动中的"出"，有利于吐故泻实；反之，如果停在吸气之末，则其作用等同于延长了吸气时间，加强了气机运动中的"入"，有利于纳新补虚。习练者可以根据各自体质加以灵活应用。二是"三盘落地势"中的"嗨"音呼吸，这种发音呼吸对脏腑的作用如上所述；此外，它也有调节气机升降的作用，但综合整套功法的调身与调息要领，其作用点当在"降"。因为在"落地"时加"嗨"音，其意必定出于对平衡升降的考虑。也许是为了更好地达到"易筋"的目的，从古到今，易筋经一直较为重视气的"入"与"升"，而对于"出"与"降"，特别是"降"不够重视，习练者（尤其是初学者）一旦掌握不当，便有引起气之升有余、降不足的气逆证之虑。配合机体下降动作的呼气发音有利于气的下降，对于平衡升降、协调气机有较为积极的作用。

　　总之，健身气功·易筋经通过合理的动作编排并配以相应的呼吸，可起到强形健体、平衡阴阳、行气活血等作用，从而使习练者达到"健身"的目的，如能加上一定的调心手段，其健身效果可能会更佳。

健身气功·五禽戏功理解析

黄　健

传统气功中的五禽戏渊源流长。一般认为西汉刘安《淮南子·精神训》中"熊经鸟伸，虎顾"是其滥觞。《后汉书·方术列传》中出现了华佗五禽戏的名称与作用，谓："五禽之戏：一曰虎，二曰鹿，三曰熊，四曰猿，五曰鸟……（吴）普施行之，年九十余，耳目聪明，齿牙完坚。"可惜书中缺少具体的操作方法。南北朝时期，陶弘景在《养性延命录》中首次记述了它的锻炼方法，但因动作难度大，恐非常人所能及。明清时期，《赤凤髓》《万寿仙书》等书中的五禽戏，与陶氏同名功法相比有很大差异，动作由刚变柔、难度由大变小，更适合于中老年人锻炼。显然，健身气功·五禽戏综合了两者的长处，既取陶氏之动作名称与锻炼步骤，又纳明清气功家"柔""美"之内涵，加大了功法的可操作性、可推广性。本文试从理论角度探讨其主要功理。

一、亦"仿"亦"戏"与准确活泼

亦仿亦戏是健身气功·五禽戏对动作要求的一个特点。所谓"仿"，是指"模仿'五禽'的动作和姿势，舒展肢体，活络筋骨"。这是历代不同流派对五禽戏的总要求，所谓"练什么，似什么；仿什么，像什么"，故有学者将五禽戏划为仿生类功法。健身气功·五禽戏强调除了仿动物的姿势、动作以外，还要求仿它们的神韵，体现了主创者对"仿"的深层理解。"戏"，在该功法中被赋予"玩耍、游戏之意"，这与古人"嬉戏、游戏"之解无异。健身气功·五禽戏要求习练该功法者须"进入玩耍、游戏的意境"，以实现形神合一的养生之道。也就是说，功法创编者将"仿"与"戏"提到同样重要的位置看待，并认为这是该功法练"神"的重要方法。其实，这种亦"仿"亦"戏"的练功状态，对于正确掌握练功的调身要领——准确活泼颇有益处。

"准确活泼"是练功要领中对形体动作的要求。所谓"准确",是指练功的姿势要正确,动作要规范。因为只有形体姿势动作的正确,经络、血脉才能通畅,气血才可正常运行;反之,如果练功过程中任何一个姿势、动作的不正确,很有可能会影响经络、血脉的通畅,使身体某处出现一些不正常的酸楚、胀痛等不舒服现象,有碍良好练功效果的取得,故有"形不正则气不顺,气不顺则功不成"之说。但是,如果过分追求姿势的正确和动作的规范,而忘记了因人而异、循序渐进等练功原则,也会产生不良结果。因为不恰当的"正确",事实上会有意无意地引导习练者去刻意模仿某人、某物或某一动物的特征,这会引起姿势、动作的僵滞、呆板,其结果极易导致人体某一局部的"形不正""气不顺"。例如,一个患有高血压病的老年人,如果在习练过程中不恰当地追求低位站桩、极度弯腰、到位的旋转等"规范"动作,有可能导致其血压升高,出现头晕头痛等不适症状。因此,"适度而止""量力而行""因人制宜"等,都是气功家在长期实践中摸索出来的"灵活"措施。当然,如何恰当地处理准确与活泼之间的辩证关系,真正做到动作正确无误、姿势不僵不滞,不是一朝一夕能够实现的,是需要教、练双方的共同努力。

健身气功·五禽戏既强调"仿",又提倡"戏",寓"仿"于"戏",要求练功不忘"玩耍",要在"玩耍"中去"模仿",形象地解答了准确与灵活之间的关系。即在"玩耍"的状态中去体会"禽"的动作与神韵,在"仿"的过程中去掌握其特征、要领,而非只是简单、生硬、刻板地去比划某禽的肢体动作。只是如何掌握"仿"与"戏"的度,还需在实践中教练者的细心"点"和习练者的用心"悟"。

二、五禽十式与气功导引

五禽十式是健身气功·五禽戏的全部动作,体现了对传统五禽戏的继承和追求"左右对称,动诸关节"的创编意图。在古代"禽为鸟兽之总名"(《白虎通义》),但若按"二足而羽谓之禽,四足而毛谓之兽"(《尔雅》)细分,则"五禽"实为四兽(虎、鹿、熊、猿)、一禽(鸟)。这五种动物,无论是体态体貌、活动特征,还是生活习性、凶猛程度等,都有很大差异。华佗将其集中在一个功法中,其意很可能是出于对动作与神韵多样性、全面性的考虑。健身气功·五禽戏以此为蓝本设计了具体的操作方法。从"仿"的角度来看，它对形体的运动和对气机的调节是合理的。虎之凶猛、熊之笨拙，决定了此二戏以大关节的运动为主，力大势沉。代表性的动作如"虎举"中的两手曲肘上举（运动肘、肩两上肢大关节），"虎扑"中的"弯腰曲背"（取传统气功中"中晃海"之意，运动腰部），"熊运"中的摇晃（运动颈、腰部，含传统气功中上晃海、中晃海之意），"熊晃"中的提腿与屈膝（运动髋、膝两下肢主要大关节）。鹿之轻巧、猿之灵活，决定了以动作小关节运动为主，细微精致。代表性的动作如"鹿抵"中的握拳与转腰（运动手部小关节和椎骨诸关节），"鹿奔"中的曲腕与拳、掌变换（运动腕和手部等上肢小关节），"猿提"中的"猿钩"与上提脚跟、"猿摘"中的"猿钩"与"握固"的变换及脚尖点地等，均运动了指掌、指间关节和踝关节等手脚关节。鸟能腾飞，决定了其戏以动作四肢为主，唯"上"是求。代表性的动作如"鸟伸"中的提肩与"鸟翅"，"鸟飞"中的提腿展翅平举与上举等，均强调上下肢的同步运动，使身体有"上升"之意。

传统气功中的导引有多种含义，此处仅从气机导引角度对健身气功·五禽戏略作分析。该功法对气机的作用可分为三个方面，即"虎戏""熊戏"之"降"，"鹿戏""猿戏"之"行"，"鸟戏"之"升"。"降"，指降气。尽管虎、熊二戏的动作都是起落均衡的，但结合此二禽的活动特征与其神韵，加上其中的晃海对经络气血的作用，它们对于气机的调节无疑是以降为主。由于晃海尚有疏通任、督两脉的作用，故此二戏还可平衡阴阳。"行"，指行气活血。"鹿戏""猿戏"中灵巧的胸、腰椎运动和上肢划弧等动作，一方面可以刺激全身经络，利于气血的运行；另一方面能疏通带脉。"带脉者……围身一周"（《奇经八脉考·带脉》），能约束足之三阴、三阳经及任、督脉等所有纵行经脉，以防止其中的气血停滞不前或运行失常、无序。"升"，指升气。分析"鸟戏"的动作要领及鸟的神韵，对此我们不难理解。值得注意的是，气机运动有升有降、升降平衡，这是人体健康的基本保证，也是"健身"的主要原则。健身气功·五禽戏中将"鸟戏"之升与"虎戏""熊戏"之降一起应用，为实现升降有序打下了基础。

三、短暂站桩与动静结合、练养相兼

短暂的静功站桩是在健身气功·五禽戏起势、收势及每一戏结束以后的"附加"动作。这是健身气功·五禽戏的一个创意,是历代诸家五禽戏所没有的。

　　动静结合、练养相兼都是气功锻炼的总则。所谓"动静结合",主要是指锻炼过程中动功与静功的结合,是历代气功家所一直强调的。对养生而言,动、静各有其作用,动主养形,静主养神,而形与神是人体健康的两大要素,善养生者应"形与神俱,尽终其天年,度百岁乃去"(《素问·上古天真论》)。《养性延命录》也认为"能动能静,所以长生"。在传统气功中动静结合多通过两个不同的功法来实现。如在练静功的前后分别锻炼几节保健功,以求静中有动;或在练动功之前和将结束之时加片刻站桩,以求动中有静。健身气功·五禽戏直接将站桩(静功)加在整套功法的前、后以及每戏之间,在"量"和"质"两个方面均有积极的意义。从"量"来看,6处短暂站桩可较大地增加站桩的总时间,缩小动/静功的时间比。从"质"来看,在一种动(静)功的基础上,加练另一种静(动)功的动静结合,实际上是一种不完全的结合——"物理性"结合,其效果为"1+1≤1";而融入具体功法中的动静结合,是一种真正意义上的结合——"化学性"结合,可望取得"1+1≥1"的练功效果。"化学性"的动静结合,除了能够较好地达到形神兼顾的目的外,在健身气功·五禽戏锻炼中至少还有两大好处:一是调整气息。健身气功·五禽戏毕竟是动功,尽管运动量总体上是适中的,但对于体力不佳的年老体弱者或要领尚未完全掌握的初学者来说,有时或有呼吸不匀或局部气行不畅的感觉,此时适时地改练片刻站桩,有利于帮助他们调整呼吸节奏和内气运行的状况。二是调整动作。动作的整齐、协调在个体锻炼中也许不太重要,但在目前较为时兴的群体锻炼时就显得非常重要。功法的口令词在一定程度上可以帮助解决这一问题,但仍然不能完全解决,因为在一个自发形成的练功群体中,各人的具体情况往往相差很大,对功法的理解和熟练程度也会不尽一致,故在播放口令词的情况下,仍然可以见到为数不少的"手忙脚乱"者。健身气功·五禽戏在两戏之间加上一短暂的站桩,可以留出一段短暂的调整时间,为下一戏的锻炼做好准备。

　　"练养相兼"中的"练",是指按照要求认真练功,以获得预期的身心状态或某种感受。所谓"养",是指在进入气功锻炼状态后,用心体悟这种特殊的练功状态,有时也包括仔细体会练功过程中可能出现的某种特殊感觉。练与养一般要求在同一过程中交替进行,以期相互促进。健身气功·五禽戏中的每一戏功法的操作是"练",戏间和功后的站桩是"养"。两者的关系为,"练"的得法,"养"就有内容;"养"的正确,也会反过来促进"练"的长进。健身气功·五禽戏的十式，每一式结束时的基本动作都是两手自然下落，目视前方，这其中包含了短暂的静功站桩。

四、形神意气与三调合一

"形、神、意、气"是健身气功·五禽戏强调的习练要领。从其具体的含义来看，它们分属于"三调"。即"形"（练功的姿势与动作）属于调身（也称调形）的范围，"神"（神态、神韵）、"意"（意念、意境）属于调心（也称调神）的范围，"气"（呼吸的调整）属于调息（也称调气）的范围。"三调"是健身气功在操作层面的主要内容。健身气功虽然强调三调合一的身心锻炼，但在实际操作中却很少有功法能够全面顾及此三者，往往只是一味追求调身（如姿势、动作的规范、美观），而忽视其他两者。所以，健身气功·五禽戏通过四字习练要领来阐述三调内容，确是其"与他它健身气功功法不同之处"，能起到完善功法、提高功效的作用。

所谓"三调合一"，是指三调之间由互相配合，最后达到"合"为"一"体的境界，也就是健身气功·五禽戏所提出的"必须把握好'形、神、意、气'四个环节"之间的协调与融合。对此，有专家提出了两种"合一"操作方法：合并法与引申法。以笔者之见，健身气功·五禽戏的三调合一，当以引申法为宜。"引申法是将三调中的任何一调操作至极致而引导出三调合一境界的方法"。显然，健身气功·五禽戏中每一戏的合一应从"形"入手，调形"至极致"后再逐一融入"神""意""息"；而二戏之间短暂的静功站桩，则似应以"息"入手为宜，最后"合四为一"，达到"一"中有"四"、"四"中有"一"的境界，也就是"形、神、意、气"四者融为一体。这时任何一方面的操作，都会深刻影响其他三方面的操作，也都会含有其他三方面的内容。

总之，健身气功·五禽戏通过较为合理的操作设计与编排，较为合理地诠释了传统五禽戏功法的特点与习练要领，功法操作清晰，功理合乎逻辑，健身作用值得实践。

虎举：刚举柔张 阴阳互根

王占和

　　虎举，是健身气功·五禽戏中虎戏的第一个动作。它在"戏"中以刚柔相济、刚举柔张的运动形式，展示出人的生命律动与天地共同运转的自然法则。也是传统文化中经常提到的阳升阴张，阴阳互根的运动过程。本文从阴阳互根的哲学观点，围绕刚举柔张在虎举动作中的运动形式、过程、作用以及它所承接的文化母体作了一些探讨，以飨读者。

　　从传统观念上看，阴阳互根是指一切事物或现象中相互对立着的阴阳两个方面，具有相互依存、互为根本的关系。从主次关系上看，需要深入研究的问题是，这种阴阳互根关系中，必有一个主与从的区分。任何事都有个主要矛盾与次要矛盾的区分。主要矛盾解决好了，次要矛盾就会迎刃而解。虎举的技术要领上举显阳刚、下降示阴柔，用刚举柔张来说明该动作的运动形式，再恰当不过了。也就是说，虎举以刚举为主导、以阴张而辅之。刚举柔张的运动形式，即是以提挈阳刚之气的生发，促进阴柔之气共张，实现阴阳共生共长，进而循环往返，平衡生命体征。其实，这一道理与纲举目张有异曲同工之妙。纲举目张比喻抓住事物的关键，就可以带动其他环节。"壹引其纲，万目皆张"。"若罗网之有纪纲而万目张也"。由此而论，文中所言的"刚举"是指虎举运动，在阴阳相互转化过程中，其主要运动形式是生发阳刚之气；而成语中所指的"纲举"则是表示罗网升拉过程中，起主导作用的是网纲，抓纲才能举目。尽管所指物象不同，且此"刚"非彼"纲"，但是，其中道理都是比喻抓住事物的关键，就可以带动其他环节。正如汉·郑玄《诗谱序》明确提出的一样："举一纲而万目张，解一卷而众篇明。"虎举动作中，有三个招式比较清晰地展示出以刚举柔张为主导的运动形式。即下握拳时通过手指、手掌屈伸抓握，意入提挈地之气；上托到顶时又一次由掌变拳，则意入衔接天之气；双手运行到胸肩前，由拳变掌上托下按则是刚举柔张的融合点，或者说虎举动作中的调身、调心、调息在这一点上达到了平衡状态，阴阳转化也要通过这一点进入新一轮循环。

从功法技术上看，虎举动作中的技术要领、功法要素，理所当然地、顺理成章地融入到阴阳两种势力消长的运动过程。而刚举柔张则是这一运动过程的主要形式，对此，可从如下几个环节分析。

第一个环节，手型变化中的刚举与柔张。通常情况下，功法动作是在意念引导下进行的。虎举动作中的手形变化也是在刚举柔张的意念支配下，分三步完成了全过程。在做虎举动作时，由五指充分展开，以其达到刚举升阳的练功状态，这是第一步。再到手指第一二关节弯曲成虎爪，则是柔张阴升的平衡状态，这是第二步。直到手臂内旋、小指先弯曲、其余四指依次弯曲握拳，形成一个阴阳协调的刚柔相济的握拳动作，这是第三步。如此三步，变化清晰，先后分明。也是一个刚举与柔张在手型变化中的完整体现。

第二个环节，上下运动中的刚举与柔张。虎举动作的主要特征就是手臂的上下运动与脊柱的伸屈。这一特征充分地展示了刚举柔张的健身哲理。比如，两手在体前上托下按，起落升降时所体现的阳刚与阴柔的和谐协调运行，并且使其线路基本上保持在同一垂直线上。动作的变化是：握拳由下向上至肩前时，松拳变掌，举掌至头顶，掌指充分展开上撑；再握拳下落至肩前时，松拳变掌，按掌至腹前，掌指充分展开下按。这些变化也就是经常提到的上（头顶）、中（肩前）、下（腹前）三个运行节点，在习练过程中拳与掌的手形转换。反复习练这一动作，体内气血流变处处都有刚柔相济、刚举柔张的气功态。

第三个环节，肢体联动中的刚举与柔张。虎举是一个从头到脚，从内到外，四肢百骸各部位整体活动的动作，气机运行，血脉流动，阴阳消长，刚举柔张在这一动作得到了有效运行。该式的双手运动既导引眼神上下注视，又导引头部抬起前低，同时在双手上举至头顶时，胸腹充分舒展，下按至腹前时，含胸松腹。这些动作的运动状态是保持人体基本直立、胸腹的前后肌肉有收紧与放松的体感，客观上来讲，直立、收紧与放松实际效果就是一个刚举柔张的过程。这里要强调的是，虎举动作看似简单，而实质上它在健身气功·五禽戏中的作用是极为重要的，其重要性之一就是虎举在生发阳气，刚举与柔张协调。

第四个环节，意气相随中的刚举柔张。虎举动作所体现的刚举柔张，融入到习练过程时体内会有一种劲力作用，意念与劲力适时转换的几个关键时机是：①由下向上至肩前的运动过程，要体现意念、气感赋予双手如提重物，用内劲缓缓向上；②双掌举至头顶上方的运动过程，要体现意念、气感赋予双手如托举千斤之鼎，用内劲缓缓上托；③双拳由头顶落至肩前时，其意念、气感则如紧握双环下拉，有引体向上之势；④双掌由肩前下落至腹前时，意念、气感则如按水中浮球，用内劲缓缓向下。在这一过程中要特别注意到意念要在手的导引下转换，意随形动。由此过程的循环往复，刚举柔张之感便会输布身体各处。

第五个环节，三调合一中的刚举柔张。调身、调心、调息是习练健身气功的基本原则。虎举动作中的刚举柔张，就是启动气机使阳刚之气得到充分生发，使呼吸与身、心配合一致，这就是所谓的调息与调身、调心协调一致。说到底，气功就是锻炼正确的领气、导气、引气和用气的功夫，保持气机有效运转，使体内之气运行一致，不要发生差气、憋气等现象。就虎举锻炼而言，如果是呼吸频率深长、动作速度相对较快者，双手上举过程配合吸气，下落过程配合呼气；如果是呼吸频率较快、动作速度相对较慢者，双手由下向上至肩前配合吸气，举至头顶上方配合呼气，双手下落至肩前时配合吸气，下按至腹前配合呼气。总之，呼吸不能是"气不打一处来"，更不可气机紊乱，同时呼吸也必须与肢体导引、意念活动相一致，三者合而为一，才能在刚举柔张的虎举锻炼中收获健身效果。

上面五个环节是从功法动作、技术要领、运动过程等方面，分析了虎举动作内含的刚举柔张的思维智慧。那么，虎举动作又承接了哪些有益的传统文化呢？概括地讲，它与古老的传统哲学、天人合一的思维方式、道法自然的人文观念等，都有密切联系。具体来讲，刚举柔张使虎举动作与人的身、心、息完全地融入到大自然的阴阳变化之中，意气相随、内导外引，其一招一式，追求并实现着人体与天地同步运转的理想境界。

从文化传承上看，刚举柔张，表达的是一种文化的传承，而这种文化传承总是以具体形式来表现的，或者说具体的表现形式，总是存在于一定的文化母体之中。所以虎举运动的文化归宿、文化母体，必然离不开中国古代先哲认识世界的观念。不言而喻，虎举这一具象运动的健身理念，其文化母体必然与先哲的阴阳学说有着千丝万缕的联系，它的功法技术、功理要素存留着阴阳学说这一母体文化的烙印。

首先，虎举动作与天地运行规律具有高度一致性。传统文化认为，人类的生命活动均是源自于天地之气的相合，强调人体的生命活动与天地化生的自然万物具有某些相同甚至相近的属性。这一观点为理解虎举动作提供了重要的思想途径：①虎举动作承接了天地二气存在的基本状态。传统文化认为，天地之气处于一种不停息的升降、交流之中。天的本位在上，故以下降为基本的运动方向；地的本位在下，故以上升为基本的运动方向，因此，天地之气运动不已，方能保持万物安泰；反之，"则是天地不交而万物不通，上下不交而天下无邦也"。虎举的运动形态与天地之气的运行形态达到了高度一致。这种由下至上，再由上至下的升降交流过程，对疏通三焦、健养身心极为有效。②虎举动作承接了阴阳易变运动的基本方式。传统文化认为："内阳而外阴，内健而外顺。"这种阳与阴、健与顺的关系，进一步指明了以阴阳所代表的所有事物的双方，均应处于一种不停息的交流状态。虎举之所以具有健养身心的功效，奥妙就在于使人的生命律动与天地之气的升降运动相互交融。③虎举动作承接了天人合一的文化母体。传统文化认为："非出入，则无以生长壮老已；非升降，则无以生长化收藏。"既然天地之气的升降交感，化生了人体生命。所以，虎举的刚举柔张理应内含在天人合一的文化母体中。同时，虎举动作对"通调水道，下输膀胱，水精四布，五精并行"的人体水液代谢也会起到积极作用。

其次，虎举动作与乾阳之气为主导的生命运动观相吻合。虎举的运动过程充分展示出一种阳刚的气势，习练该式给人以开启气机，劲力共升，精气神合的刚举柔张，与虎举动作的功法功理相合，也与习练者的气感、体感、心理状态相通。同时，也进一步说明健身气功作为当代的一种体育文化，它的文化母体或文化源流久远深厚。

再次，虎举动作的健身原理更符合中医学说。该式动作主要加强了对肝系统、十二经筋和十二经脉的调节锻炼。中医藏象学说认为，肝在体合筋，其华在爪，肝具有主疏世和主藏血两大生理功能。因此练功中通过掌形（平掌、虎爪、握拳）的变化和两目（肝窍）的注视，对肝系统的功能进行了有效的调节，而且通过两掌、两臂的撑举和四肢的拉伸，对十二经筋所联系的筋肉体系也进行了锻炼。同时，该式动作中配合深呼吸，即两掌上举时吸气，下落时呼气，加强了对肺系统的锻炼。肺具有主气、司呼吸，主宣发与肃降，助心行血，通调水道等四大生理功能。人在日常生活中一般多采用胸式呼吸，呼吸比较表浅，而本节功法通过深、细、缓、慢、匀、长的胸腹式呼吸，使吸入之气通达胸膈，加强了肺主呼吸的功能。深呼吸使吸入的清气增加，产生的宗气也随之增加。两掌下落如拉双环，含胸松腹，使气沉丹田。再就是两掌举起，吸入清气，两掌下按，呼出浊气，一升一降，可疏通三焦气机，调节三焦功能。

总之，用刚举柔张的思维方式来理解健身气功·五禽戏中的虎举动作，既有其道的合理性，也有其功的合规性，更有其文化的传承性，这一思维方式必定会为深入研究和探讨健身气功拓展出更加广阔的天地！

鹿抵：随屈就伸 怡情悦志

王占和

能随会就，是练功修德的一种境界。所谓随，其本质是对自然或对象的认知。在此即指对功法的认知度。认识愈深刻，随屈的程度也就愈自然。所谓就，主要是指对技术动作的应用能力。由此而言，鹿抵的随屈就伸的特质，是在适应外势变化，锻炼自身的柔韧性与抵抗力，以取得怡情悦志的功效。所以，做这一动作既要把握住"随"的要义，更要应用好"就"的要领。小功法，大道理。练功之余，不妨在更为深刻、更为广泛的领域认知随屈就伸所包涵的怡情悦志的人文情怀。

一、屈伸之理

模仿鹿抵用以健身运动，这是古代先哲留给后人的一笔健养身心的财富。鹿，性灵好动，健美柔顺。它时而举头四顾，低头嬉戏；时而你退我进，追逐相抵；时而鸣声如歌，乐意无穷。以鹿之所抵之势，用 "戏"的形式编创为健身功法，并将随屈就伸的功理赋予鹿抵运动，实属睿智之举。

随屈就伸，是许多功法都非常重视的功理。它的主要内容包括：首先，要安排好自身的身、心、息的调合，也就是要使自身的骨骼、肌肉、气血、意念上下相随、内外相合。其次，要意守入静，由忘我、忘物直至物我两忘。对身外环境，大千世界，万事万物，意念中似有却无，似无却有。另外，文中提到的随，其本质是对自然或对象的认知程度。也就是说，对自然或对象认知的越深刻，运动过程中屈的程度愈能随其自然。文中所谓的就，主要是指对技术动作的应用。也就是说，伸，是应着自然对象的变化而伸。所以，随屈就伸是指借用外势变化，以锻炼自身的屈与伸的柔韧和抵抗力，这是鹿抵动作最为明显的一个特征。因此，在习练鹿抵动作时，既要把握住"随"的要义，更要应用

133

好"就"的技术要领，并要从屈与伸的运动过程中，熟知这个抵的动作的"随"与"就"的内涵。

鹿抵运动的随屈就伸过程，需要注意把握好几个节点：①屈中有动。本式动作一开始就要求两腿微屈，身体重心移至右腿，左脚经右脚内侧向左前方迈步，脚跟着地，紧接着便是转体、握拳、摆起以及目随手动。②屈中求直。在习练鹿抵动作时，向左抵要求右腿伸直蹬实，做右抵动作时，要求左腿伸直蹬实，看上去这一动作无关紧要，其实，它在整个鹿抵动作的健身机理上起着至关重要的作用，或者说，没有这一个节点动作，也就体现不出鹿抵的韵味。③弯中求正。鹿抵动作是一个连续侧屈的运动过程，但是，这并不排除在弯曲中保持上下一体、重心周正稳定，也就是说弯要弯得中规中矩，屈要屈得合规合矩。④屈中有松。鹿抵动作的特征在客观上要求意念、形体、呼吸等运动，是以最大限度地放松为基础的。也就是说，无论是屈的一方还是伸的一方，都不可感到僵硬，但也不能懈怠，这是做好鹿抵动作的基本前提。⑤屈中要稳。鹿抵动作的上肢活动范围较大且多，在习练过程时应有意识地调控重心稳定，这就要掌握好肘抵腰部、脚跟着地后脚尖向外的角度、腰部转动的速度等技术要领。所有这些既要知、更要练。⑥屈中要守。这一点是强调在鹿抵动作随屈就伸的锻炼中，既要保持身、心、息整体运行，更要注重培养和充实自身的丹田之气。换言之，鹿抵的意境是在大自然的怀里运动，而意念切不可心猿意马，要在角逐相抵的运动中意守抱一。

习练鹿抵的本质就是要使习练者身、心、息达到和谐一致。首先，通过腰部的侧曲拧转，使整个脊椎充分旋转，可增强腰部的肌肉力量，也可防止腰部的脂肪沉积。其次，在腰部侧屈拧转过程中配合目视后脚跟技术动作，加大腰部在拧转时的侧屈程度，可有效防止腰椎小关节紊乱等症，尤其是运转尾闾对强腰补肾、强筋健骨具有较好功效。另外，鹿抵运动的屈伸过程，有效地摩熨、导引、运化五脏六腑气血运行，既给五脏"藏精气而不泻，满而不能实"导以通调，又为六腑"传化物而不藏，实而不能满"施以疏泄，使人体五脏六腑、四肢百骸健康无恙。鹿抵内含的随屈就伸理念，用于人们的健身锻炼，尤其是对增强人体五脏六腑的功能具有特殊作用。

总之，随屈就伸是鹿抵动作的重要功理之一，当然，还可以从不同角度加以解释，本文就不再赘述。还是从鹿抵运动的技术要领，也就是"抵"的几种屈伸形式作一分析。

二、屈伸之术

技术要领既可反映运动的本质，又可对随屈就伸的功理详加注解。换言之，随屈就伸的功理更需要具有规范性的屈伸技术要领来约束，以使其功理更具真实性、更有说服力和更加普遍适用。因此，文中原引习练鹿抵的技术要领，并选择几个屈伸技术细节明显的动作来比照说明（便于行文理解，文中均以鹿抵左势屈伸为例）。

手型屈伸变化。鹿角是鹿戏的一个基本手型。它是通过手指、手型的变化来体现屈与伸的健身理念的。一方面，做鹿角时，要求五指伸直展开，然后将中指和无名指弯曲扣紧，拇指用力外张，食指和小指伸直。另一方面，鹿抵习练时，手型交替变换，先握空拳，再变鹿角，握空拳时要松，变鹿角时要紧，变换过程不能突然加速，要逐渐握拢和展开，这一松与紧的转化过程，也包涵着屈与伸的运动哲理。

腰臂屈伸路线。两手屈伸运行路线是弧形的，可以分为三个步骤，即摆起与肩高时，划立弧；转腰下视时，划平弧；还原时，划立弧返回。左式完整的上肢屈伸运行是：两手空握拳，两臂向身体右侧立弧摆起，摆至与肩同高，此时右臂伸直，拳心向下；左臂屈肘，拳心向里，置于右肩前。

上肢转体下视，随着出步。此时，空拳逐渐松开变鹿角，两臂随之划平弧，向左后方摆出。左臂屈肘后摆，肘抵左腰侧，左腕背伸向后；右臂微屈向右后方摆出，横于头前，右腕背伸，手指朝后。两前臂在身体右侧保持上下平行。两臂再在体前直臂向上、向右划弧回摆，与肩同高时，鹿角变握空拳，继续划弧下落还原，换做右式。

腿部屈伸变换。步型变换要与上肢运动协调进行。首先两膝微屈，重心移至右腿。此时左腿提起，向左前方划弧迈出，落在原左脚位置的前方。随着身体重心的前移，左腿脚尖外撇踏实，膝弯曲前顶，右膝伸直，脚跟蹬地；再左脚按原路线轻轻收回还原，换做右式。

以腰为轴屈伸。身体的转动、屈伸要以腰部为轴，这是带动上下肢顺畅协调运行的关节，更是确保提高动作质量的关键。两手右摆时，身体顺势右转，左脚划弧迈步，脚跟着地，再向左后转体，两臂随之，转至极点，向左侧屈，肘抵腰的左侧、压紧，腰的右侧充分伸展，并目视后腿脚跟，以加大上体旋转侧屈的幅度。

以意导形屈伸。两臂摆动，意在两手，两眼随之；拧腰转体侧屈，肘抵腰部一侧且压紧，意在挤压按摩脏腑，另一侧伸展，意在拔长肩背。意想两鹿犄角相抵，斗智较力，互不相让，并寻求屈伸的最佳时机与途径。

呼吸配合屈伸。呼吸和动作配合，可以按照蓄吸发呼、提吸落呼的方式进行，一次鹿抵可以配合两次呼吸。双手侧摆至肩高时，配合吸气，拧腰转体侧屈时，配合呼气，这叫蓄吸发呼；双手上摆划弧时，配合吸气，下落还原时，配合呼气，这叫提吸落呼。角抵后伸时，气由丹田而发，以气催力，力达指尖。

三、屈伸之法

以上技术要领从角度、方向、意念与呼吸配合等运动形式，多层面地体现出鹿抵动作的变化以及鹿抵时肢体各部位"抵"的运动形态。那么，如何理解屈伸过程的易变方法呢？

鹿抵动作屈与伸的过程，是一个充满灵性、陶醉于大自然、愉悦忘情的状态。因而，鹿戏动作的技术要领、方法应用比较复杂：①从方向上看。鹿抵动作，在两掌成鹿角后，肢体既要向上，又要向左或右，还要向后划弧，肢体动作既有划立弧轨迹，又有划平弧的轨迹。所以，运行路线看似交叉，却要清晰有序。② 从转体上看。肢体转屈主要表现在腰腹、胸背的拧转、侧屈、内收、后拱等形式的变化；③从目视上看。鹿抵动作对目视动作的要求，除了与肢体、呼吸协调运动外，在运动的瞬间有一个目视脚跟的技术要领，其功理是要加大腰部在拧转时的侧屈程度，以防治腰椎小关节紊乱等症。④从手指、脚部上看。鹿抵时不仅要掌握手臂的运行路线和手指的相应变化，还要顾及手臂运动和迈步出脚的运动方位，换步时，把握好脚掌富有弹性，不僵不滞地交替着运动。⑤从精气神韵上看。鹿抵动作的特性，客观上要求在做动作时，既要把握好外在的意境、神韵、气息的变化，更要注重内在的意境、神韵和气息的修炼。所以，在整个鹿抵运动过程中，既要有气韵、也要有意境、更要有神韵，便于更直观深入地理解鹿抵动作的屈与伸的易变的哲理，这里试举三例。

其一，随屈肘抵。鹿抵动作在腿屈膝与臂弯曲的运动过程中，形成一个屈肘后摆，肘抵腰侧的定势。这一动作看似随意，而健身作用非同一般。当一个人经常处于不正确的姿势或者持久的一种姿势时，就会发生腰痛或与腰部有关的疾患，究其原因：首先，在日常生活中，人们总是需要不停地弯腰而很少使腰部伸展或侧屈。有人统计，一个人每天弯腰数千余次，周而复始，腰椎经常持续地处于前后弯曲状态容易导致腰痛。一些已经患有腰椎肥大、腰椎间盘突出等病的患者，平时不注意坐、立、卧位等姿势，腰痛就容易复发，复发后也不容易缓解。其次，随着年龄的增长，腰椎神经的压迫症状也会随之增多。因退行性病变引起的假性脊椎柱滑脱是较常见的一种病变，容易引起腰椎管狭窄，压迫脊髓和神经根，导致腰痛和下肢放射痛，往往是因骨质疏松所致的椎体塌陷性骨折。老年人的骨赘形成可引起脊椎僵硬，也可导致持续性腰痛。因此，变换矫正姿势，培补腰肾元气，以肘抵腰这是鹿抵动作极为精妙的一个动作。另外，鹿抵动作的肘抵腰部，对脊椎上下的穴位、腰部周围的穴位以及神经系统起到牵引抻拉作用，其健身效果极为明显。

其二，就伸角抵。以角相抵这是鹿抵动作最为明显的特征。角抵意在侧屈抻拉肢体，以加大对五脏六腑的按摩力度、生发阳气。这一动作由手变角，带动前臂、肘、上臂，到胸侧、腰侧、胯侧，再到大腿、膝盖、小腿以及脚部，身形如紧绷的侧弓，使整个身体成屈伸状态。角抵与肘抵动作同时运行又以伸屈的姿势相呼应，既加大了对五脏六腑的按摩，又促进了形体姿势的健康运动。也就是说，肘抵腰屈，收缩了五脏六腑的空间，而角抵之伸又进一步挤压促进五脏六腑气血运化。肘抵创造了一个腰部的应力支撑点，角抵又在肘抵的配合下，施以抻拉作用力，进一步加大了对五脏六腑的按摩以及对脊椎的侧向运动。

其三，拧转胯抵。拧，是指两手握住物体的两头各向相反的方向绞。鹿抵动作基本上是由一连串的拧转运动构成的，转至极点，一侧腰部侧屈、侧压，另一侧腰部则充分做侧伸展。在侧屈紧压与充分伸展的运动过程中，腰部的拧转抵又进一步将鹿抵运动的健身作用延伸拓展开来。同时，鹿抵的拧转，不只限于腰部，它是整个身体放松后，共同进行的拧转活动，尤其是脊柱上的所有关节，都以不同角度发生拧转。这种拧转延伸到颈椎拧转，则是以一个目视后腿脚跟，用拧转头部的运动形式，以加大上体旋转侧屈的幅度。

所以，习练鹿抵时，两臂与手势形如鹿角，迈步拧腰，转头抵角，后腿直撑，似两鹿较力，全神贯注，气息鼓荡。鹿抵这一功法运动的全过程，目有所视，意有所念，身有所行，气有所达，屈有所伸，上下肢体，周身一家，其调身、调心、调息健身强体效果极佳。

健身气功·六字诀养生撷萃

张明亮　马　玲

　　我们知道，六字诀具有五行五音五脏的对应关系。譬如，呵为舌音正对应于心—火，呼为喉音正对应于脾—土，吹为唇音正对应于肾—水，嘘（嘻）为牙音正对应于肝（胆）—木，呬为齿音正对应于肺—金，嘻通少阳经脉，既可疏通胆经，又可疏通三焦经脉。中医认为，"少阳为枢"，通少阳即可调理全身气机，三焦的作用正是通行全身诸气。因此，在六字的脏腑对应上，"嘘—肝，呵—心，呼—脾，呬—肺，吹—肾，嘻—三焦"。

一、　六字诀并非仅练习脏腑

　　在多年的教学实践中我们发现，由于上面六字与脏腑的对应关系，有些人就错误地认为，六字诀是练脏腑的，与肢体关节无关，与心理也没有关系。事实并非如此。造成这一误解的关键是混淆了脏腑在中医与现代医学上的区别。中医藏象学说认为，人体是以五脏为中心的整体，人体的各个部分无论在结构、功能、生理病理上都是不可分割的整体，而五脏则是整个人体生命活动的核心，六腑以及身体的其他各个部分，以至各种精神、情志都分别归属于五脏，形成人体的五大系统。这五大系统主要是按照功能划分的，把全身的功能都归纳到五脏里边去。更进一步来说，又可细分为三个层次，即形、气、神。形就是身体，气就是身体的一些功能，神就是精神意识。五志的神、魂、魄、意、志，七情的喜、怒、忧、思、悲、恐、惊等精神活动与五脏都密切相关。由此可见，六字诀练习了这五个系统，也就锻炼了整个人体。五个系统练习一次，就等于全身上下内外练习一次，对人的身心进行了全面的调整。

二、为何是六字诀而不是五字诀

按照中医的理论，人体是一个以五脏构成的整体，即肝、心、脾、肺、肾。那么有人就会问：为什么是六字诀，而不是五字诀呢？这就涉及到第六个字诀嘻字诀的问题。

嘻字诀对应的是三焦。三焦是从气的角度，即功能的角度对人体进行划分，与脏腑是一个平行的概念。三焦包括上焦、中焦和下焦。一般而言，横膈以上为上焦，包括心与肺；横膈以下至脐为中焦，包括脾与胃；脐以下为下焦，包括肝与肾、大肠、小肠、膀胱等。上焦如雾，其功能就像蒸腾的雾气一样。中焦如沤，功能是主运化，有腐熟、发酵的作用，故曰沤。下焦如渎，主司人体水液代谢，就像河流之水向下流动一样。

上焦如雾是向上的，下焦如渎是向下的，中焦如沤是运化的，所以三焦是从这个角度划分人体的功能的。上焦相当于心和肺的功能，中焦相当于脾和胃的功能，下焦包括肝和肾的功能，可以说调理三焦的练习就是对五脏的调整，就是对全身的调整。如果按前面所说，肝、心、脾、肺和肾逐个进行了练习，那么到三焦时就是对整体的练习。形象一点地说，六字诀先是线性的、逐个脏腑的练习，最后是一个整体、全身的梳理，所以古代一直倡导的是六字诀，而不是五字诀。另外，中医理论特别重视"整体"的练习，专门增加一个针对三焦的练习也是必然的。

三、六字诀的习练顺序

六字诀的习练顺序是根据祖国医学理论中五行与脏腑对应理论，按照五行相生的顺序排列的。肝属木，木旺于春，四季以春为首，所以先练嘘字诀；心属火，木能生火，所以次练呵字诀；脾属土，土为火所生，所以再练呼字诀；练完呼字诀再练呬字诀以调肺，肺属金，为脾土所生；肾属水，而金又生水，所以接下来练习吹字诀以补肾，这样人体的五脏之气都得到了补养。三焦主司一身之气，最后加练嘻字诀调理三焦，可以使全身气血畅通，达到健康长寿的目的。

六字诀是按照五行相生的顺序来练。真正意义上的五行学说，是一门比较庞大、复杂的学问。为方便掌握六字诀与五行的对应顺序，这里介绍一种简单的描述帮助大家记忆。具体是：木生火，木头遇到火很快燃烧着火；火生土，火着完以后就变成了灰烬，那么就变成了土；土生金，金来源于土，为土所生；金生水，金受热可以溶化成液体如水；水生木，水滋养木，水能够生木。

四、六字诀是气诀不是声诀

读音、口型与气息是六字诀独特的练功方法，同时也是掌握六字诀功法的核心、难点和重点。六字诀在呼吸吐纳的同时，通过特定的发声口型来调整与控制体内气息的升降出入，分别形成与人体肝、心、脾、肺、肾、三焦相对应的"嘘、呵、呼、呬、吹、嘻"六种特定的吐气发声方法。气息通过喉、舌、齿、牙、唇的流动线路与口型的变化密切相关。六种口型产生六种特定的气息运行方式，进而对内气与相应的脏腑功能产生影响。读音又分为两种，"吐气出声"就是发声，"吐气不出声"就是吐音，二者是有区别的。发声和吐音都是为了规范口型，对习练者总的要求是"吐气不出声"。

从读音来看，用发音的方法来规范口型，用规范的口型来控制气息，用气息来影响脏腑。不同的口型、不同的发音，对应的气的功能是不同的，所以我们采用不同口型、发音来锻炼相应的脏腑，即控制气息就能影响到脏腑。这说明气息是六字诀吐气时的关键，而不是发声。因此，六字诀是气诀而不是声诀，古人又称为"六字气"、"六气诀"或"六字气诀"。

读音、口型与气息的学习步骤，先用校正读音的方法来达到初步规范口型的目的，然后用规范的口型来控制体内气息的出入。气息出入粗细、大小、部位的不同，则相应调节脏腑部位的气机也就不同了。学习发音、口型和气息的方法，最好以一个字诀如嘘字诀为例来详细剖析它的读音、口型、气息、呼吸方法、对应的脏腑、功效作用等，了解清楚怎么念、怎么练、为何这么练等等，以起到事半功倍的效果。因为其他字诀只是在操作方法上不一样，但在要点、原理等方面与嘘字诀是有很多相似之处的。

健身气功·六字诀吐气发声三部曲

张彩琴

健身气功·六字诀是以呼吸吐纳为主要手段，并配以简单导引动作的健身方法，强调意念与舒缓圆活的动作、匀细柔长的吐气发声相结合，"寓意于气，寓意于形"。"寓意于气"并非将意念完全关注在呼吸上，吐气时要微微用意，关注相关的内脏和经络。如口吐"嘘"字音时，虽未在意，却如明镜了然于胸，心中清楚自己正在发其声、吐其气。本功法吐气为主，导引为辅，导引动作对吐气起着重要的辅助作用，肢体动作能否做到松、柔、舒、缓，直接关系到吐气的效果。身心若不能完全放松，内气就无法通畅，吐气便达不到预期的目的。习练者通过长期六字吐气和肢体动作的习练，从吐气出声到吐气轻声再到吐气无声，呼吸状态从风相到气相再到息相，使得呼吸吐纳与意相合，与心相通，从而影响不同脏腑的气血运行。本文按照功力深浅及吐气出声与否，将其习练过程分为吐气出声、吐气轻声、吐气无声三个阶段。

初练者于功法演练中，肢体动作达不到圆柔舒缓的要求，心意较散乱而无法宁静，吐气时一定要出声。对声音的要求是"深沉的、震动的、富于穿透力的"。吐气出声的特点是，声音震动于胸腔，气息受阻于胸膈。其作用，一是为了规范口型；二是此阶段若吐气无声，气息就会被胸腔、胸膈阻滞，容易造成憋气。而吐气出声，可通过震动胸腔、胸膈，使气流散发于胸部脏腑各处，既能促进脏腑内部运动，又因气息的分散而不觉得憋闷；三是通过发声音频震荡增强呼吸深度，提高肺活量。

健身气功·六字诀，除吐气发声时要求鼻吸口呼的逆腹式呼吸外，均采用鼻吸鼻呼的自然呼吸法。逆腹式呼吸，吸气时腹肌收缩，腹壁稍内凹，使腹腔容积变小，丹田内气由小腹提升到胸腔，同时外界清气由鼻吸入，内外之气在胸中交流、融合。吐气时，腹肌放松，腹壁隆起，使腹腔容积变大，交换之后的浊气由口呼出，得到营养的内气则收归丹田。初练者发声吐气时无需刻意选择，不知不觉中便采用了逆腹式呼吸。这是因为，吐气时震动于胸腔的发声之力和腹壁自然隆起的力量都是向外的，自会觉得逆腹式比较舒适；若采用顺腹式呼吸，震动于胸腔的吐气发声之力是向外的，而腹肌收缩之力是向内的，人就会感觉别扭；每当我们精神紧张、心情郁闷或瞬间发力时，习惯做深呼吸，就是逆腹式呼吸。初练者练功时，自然呼吸基本处于风相状态，其特点是，胸部一起一伏，鼻翼微微翕动，呼吸略显浅短、急促，由此呼吸时引起空气流通，使得气管及鼻孔有受阻的感觉，呼吸便会粗疏、不均匀，可以听到呼吸之声。

初练者吐气时用不同的口型使唇、舌、齿、牙、喉产生不同的形状和位置，对胸腔造成不同的内在压力，促进人体脏腑局部气血的流通。由于气息受阻于胸膈，对腹腔的影响较弱，做不到有序地调节相应脏腑内气运行，不能系统地参与疏通脏腑经络，却可以起到以下作用：一是通过六种口型的吐气发声，形成不同的气息流动线路及运动方式，对相应脏腑产生不同的影响，但由于声音震动于胸腔，妨碍了气息对脏腑的一部分作用。二是通过发声对胸腔各脏腑产生不同的震动，以刺激心肺等脏器。三是逆腹式呼吸不仅有利于先天之气和后天之气的交换，而且对于内脏器官具有类似按摩的作用，尤其对于改善肠胃功能有较大帮助。四是肢体动作的导引，具有滑利关节、舒筋活血的作用。因此，初练者通过吐气出声的习练，基本能够达到六字诀康复养生的功效。

现在六字诀的一些流派之所以认为临床应用发声比不发声收效快，可能也是因为临床试验对象多是六字诀初练者，发声肯定比不发声治病效果显著。健身气功·六字诀课题组试验中，观察"呼"字不同状态对习练人群平均肌力的影响，握力平均值出声组高于不出声组，也是因为测试对象大都是六字吐气出声诀初练者，这样的结果是必然的。吐气出声可能经历数年时间，需要慢慢感悟，方可逐渐过渡到吐气轻声阶段。

随着功力的增长，领悟了习练要领，功法动作松缓圆柔，能够做到沉肩坠肘、含胸拔背、松腰敛臀，百会有微微提顶之意，心意恬淡安逸，吐气轻声。其特点是：吐气之声对胸腔的震动较微弱，气息受胸膈的阻力减小，有部分气息能够穿越胸膈，到达腹部。六种不同的气息，会对胸腹部造成不同的压力，以调整相应脏腑的气血，由于发声变轻，对胸腔的震动减弱，增强了气息对脏腑功能的影响，从而提高了脏腑的内部运动及内气循经络运行的能力。

吐气轻声的呼吸状态是气相：呼吸时胸部起伏较小，气管、鼻孔的空气阻力减弱，几乎听不到呼吸之声，呼吸不阻滞，但不够静细。随着功力的提高，练功中身心完全放松，尤其胸部开始有松空而不被它物束缚之感，小腹部丹田内气慢慢充实通畅，吐气轻声开始向无声过渡，或有时不经意间，进入匀细柔长的呼吸状态。

习练中完全符合沉肩肘坠、含胸拔背、虚领顶劲等全身内外放松的要求，彻悟了六字诀的真谛，功法演练达到了自动化，心神虚静泰然，吐气无声。其特点是，胸腔不受震动，气息不再受胸膈的阻滞，"吐惟细细，纳惟绵绵，有意无意，绵绵若存"。六种不同的气息，能够有序地调控相应脏腑的气血运行，系统地参与疏通脏腑经络，从而达到六字诀康复养生的目的。这也是本功法在"呼吸吐纳的同时，通过特定的读音口型来调整与控制体内气息的升降出入"，"进而达到调整相应脏腑气机平衡"的关键所在。所以，"气息为六字诀吐气的关键，而不是声音"。

习练中脑无思虑，心无忧患，似乎有件长期悬而未决，始终纠缠于心的物与事突然远离胸口，心胸如释重负般轻松自在。匀细柔长的呼吸贯穿于整套功法演练中，进入息相的呼吸状态：呼吸时胸部、鼻翼几乎不动，只感觉到腹部起伏，因此呼吸就会深长而柔缓。气管及鼻孔毫无阻力之感，呼吸就会细密、均匀、绵绵若存，心息相依，不闻呼吸之声，此时不调息而息自调。只有"息相"才是呼吸调和的最佳状态，也是习练调息的要求和目的。部分呼吸之气可直达小腹，与丹田内气贯通交融。同时，"配合圆缓的以肚脐为中心的升降开合动作。动作的开合与丹田内气的呼吸开合相应，能进一步调动人体内气的平衡"，如此，维持身体机能所需要的真气，一部分通过肺传输全身，另一部分通过丹田内气来完成，真正达到了六字诀通过呼吸吐纳，促使内外气息沟通交流，从而对人体内气与相应的脏腑功能产生影响之目的。

寓意于气　意与气合
——习练健身气功·六字诀体会

丁秋波

"寓意于气（呼吸），寓意于形"是健身气功·六字诀的习练要领之一。本文所说的寓意于气、意与气合，是指习练时把自己的意念活动和呼吸之气结合起来，体会气机的启动、运行和变化的状态。这里的"气"既指呼吸之气，又指从丹田启动的气机。笔者在习练六字诀时一直遵循寓意于气、意与气合的习练要领，取得了令人满意的效果。以下是笔者的习练体会，与健身气功同仁交流切磋。

一、在寓意于气、意与气合中体会气机启动

体会气机启动就是在寓意于气、意与气合的习练要领指导下，体会气机是如何启动（发动）的。启动气机是步入健身气功科学大门的一把金钥匙。笔者发现有很多功友习练健身气功好多年没有启动气机的最主要原因，就是没有遵循寓意于气、意与气合这个重要的习练要领，没有把自己的意念收到自己的身体里边而内守呼吸吐纳之气，没有经常性地意守丹田。笔者练功初期对气也是不太敏感的，由于一直遵循寓意于气、意与气合的要领，后来就自然而然地体会到真正的气机启动的状态了。所以笔者认为，理法并重是通往健身气功科学殿堂的捷径，而寓意于气、意与气合的习练要领是六字诀最重要的理。

体会意守丹田。气机启动最主要的一条途径就是意守丹田。因为气机是从丹田处启动的。有的功友以为六字诀的"肚脐"是指肚脐眼，习练时意念只是放在表皮上，连收势的"揉按肚脐"都不知道意念要想到肚脐中间（丹田）去，那怎么能启动气机呢？丹田的位置虽然各种功法不尽相同，但六字诀的丹田位置是显而易见的，那就是肚脐（神阙穴）与命门穴连线的中间。我们习练六字诀时说的

"肚脐"其实就是指这一个丹田的位置。习练六字诀如果不注重丹田、意守丹田，就不可能启动气机。

体会呼吸之气。由于六字诀是以呼吸吐纳为主要手段的功法，故寓意于气（呼吸）、意与气合才是最主要的、最根本的习练要领。为什么这样说呢？其实在教材中"寓意于气（呼吸），寓意于形"的这个习练要领中已经说得非常清楚了："吐纳为主，导引为辅"；"不要过多注意肢体运动的规格，形松神静才能使呼吸渐缓、脉搏频率降低，使气机的升降开合调整到最佳状态。"在六字诀其他习练要领中还强调"动作要做到松、柔、舒、缓，以不破坏呼吸吐纳和吐气发声匀细柔长为基本规律"。以上这些内容，其实都是在强调注重体会寓意于气、意与气合的练功状态，都是在诱导习练者"气机就是通过掌握这些要领以后才会启动的"。

体会气机启动。从体会呼吸之气到体会气机启动是一个量变到质变的过程。笔者从习练逆腹式呼吸到体会气机启动约有两年时间。笔者琢磨：当初虽然体会不到丹田的气机启动，但习练时意识总是体会着呼吸之气的运行变化，如体会呼吸气流的大小和速度、呼吸的长短和节律、呼吸气流所到达的位置、呼与吸之间的停顿等。教材中有"六种口型产生特定的六种气息运动方式，进而对内气产生影响"，说明六字诀的吐气是非常有利于气机启动的。这是因为六字诀吐气的时间比较长，使习练者的呼吸节律自然变慢、呼吸频率自然降低。

试分析一下呼吸频率。按照六字诀背景音乐的节奏，一个气诀的吐音时间一般为6拍，按照每一拍一秒钟（其实一拍的时间为一秒钟多一点点）计算，一次呼吸为12秒钟，则一分钟为5次呼吸。六字诀习练者在呼吸顺畅（吐气后不出现呼吸急促现象。这里要分清闭气和憋气的区别：闭气是"有意地暂时抑止呼吸"，憋气是指过分的闭气）的情况下，从正常人一分钟16~18次呼吸，慢慢地能降低到10次、8次、5次，脱离音乐自由练习时甚至可以再减少次数。

以上数据是理论分析，实践中怎样使自己的呼吸频率下降呢？笔者在习练中体会到，首先是选择呼字诀为突破口，可以专门习练呼字诀，做到吐一个音用一次呼气，一个"收回""外开"用一个呼吸，六次逆腹式呼吸（呼吸的长短完全可以因人而异）完成整个呼字诀的习练；其次是用一个完整的呼气完成其他五个字诀的一次吐音发声；再次是注意每分钟的呼吸次数（不是有意调整），慢慢地体会到在呼吸顺畅的情况下呼吸次数能逐渐地减少。六字诀的调息要遵循不调而自调的基本原则，但这个"不调"其实也是有所调的，它所强调的是不要勉强的、强硬的调整呼吸。

当呼吸频率下降、自己的身体处于放松和安静的状态以后，就能更好地体会呼吸之气的匀细柔长，这时候就非常有利于体会到气机的启动了。往往就在那个放松、安静、并没有想到要启动气机的一瞬间，气机却自然而然地启动了，突然地体会到了。那个一瞬间，习练者一定会豁然开朗——原来气机的启动是这个样子的；那个一瞬间，习练者一定会有成就感——一个崭新的练功阶段起步了。从那一瞬间开始，习练就进入到得气、有气（或者叫有真气）阶段了，习练的兴趣就更加浓厚了。习练者不但知道要练形，更知道要更好地练气了。这时候寓意于气、意与气合也就自然地上升一个层次了，也就是从原来的合到呼吸之气上升到合到丹田气升降开合的气机运行上了。

二、在寓意于气、意与气合中体会气机运行

体会气机运行就是在气机启动以后体会其气机是如何运行的。气机运行的方式主要是升降开合。笔者自己很清楚丹田的气机在不断地升降开合。笔者体会到，意念可以指挥气机的运行，呼吸可以推动气机的运行。这个体会也是寓意于气、意与气合的结果。以下是笔者对六字诀气机运行的肤浅体会。

开合为主。六字诀在处理开合和升降这两者的关系中是以开合为主的。六字诀中每个字诀以及起势和收势都有气机开合的锻炼内容。笔者体会到，在习练的整个过程中，身体中的气机自始至终都在开合，也就是说气机的开合贯穿六字诀整套动作的始终。同时也充分说明，六字诀整套动作招式连贯，一气呵成。真是妙极了。

升降为辅。六字诀的呵、呬、吹、嘻四个字诀都有气机升降的锻炼内容，而且一开始的起势就兼顾了气机的升降。在字诀的编排上，六字诀的气机有一个从小升降到大升降的过程，即从起势到嘘、呵、呼、呬四个字诀都是在腹腔、胸腔间小升降，而最后的吹字诀和嘻字诀则将气机先下降到脚底、后又上升到头顶，完成气机的大升降。

围绕丹田。无论是开合还是升降都是围绕着丹田，以丹田为核心的。六字诀的嘘、呵、呼、吹、嘻五个字诀和起势、收势都有肚脐（丹田）开合的锻炼内容。进一步讲，呬字诀也有肚脐（丹田）开合的锻炼内容：一是采用逆腹式呼

吸，本身肚脐（丹田）就在开合；二是在"藏头缩项"的同时应该收腹提肛，这个"收腹"也是肚脐（丹田）在合，前推时放松则肚脐（丹田）自然外开。

以上这3条虽然分开来说了，其实习练时又是融为一体的。笔者体会到，在习练的整个过程中，意念始终都在意守着肚脐（丹田）气机的开合升降，也就是说肚脐（丹田）气机的开合升降贯穿整套动作的全过程。这一体会与教材中"在'健身气功·六字诀'中，主要运用逆腹式呼吸方法，配合圆缓的以肚脐为中心的升降开合动作"是完全相符的，而且能在不断的习练中慢慢体会气机的变化。

三、在寓意于气、意与气合中体会气机变化

体会气机变化就是在气机运行的过程中体会其气机是如何变化的。通过寓意于气、意与气合的锻炼，通过习练时不断地意守以丹田为核心的气机的升降开合，就能逐渐地体会到气机运行中的从无到有、从小到大、从练时有到不练时也有的气机变化过程。

从无到有。从意守丹田、采用逆腹式呼吸体会呼吸之气，慢慢地就能找到丹田里的一个动点，体会到这个动点就是启动气机，就是从无到有的过程，也是真正找到丹田的过程。这里，从体会朦朦胧胧、似有似无的动点到体会到真真切切、实实在在的动点，从需要慢慢寻找的动点到一想就有的动点，都需要经过一段时间的习练过程。

从小到大。有了丹田的这个动点以后，慢慢的就能体会到气机合时合到了这个动点上，气机开时又从这个动点向四面八方弥散出去，这就是上面所说的气机运行，就是开合与升降同时进行的状态，也就是一个从小到大的圆的扩散的状态和一个从大到小的圆的回缩的过程。通过气机较长时间的升降开合的运行，然后就会体会到气机越来越强劲了，体会到气机向内回缩和向周身弥漫扩散的范围从小到大，气机的量级和力度也从小到大。慢慢地可以体会呼吸之气能推动气机的运行，气机运行凭借着呼吸之气而量大势强，呼吸之气凭借着气机运行而匀细柔长。再悉心体会，似乎上面所说的"呼吸之气"和"气机"其实没有区别，就是一个整体的气，这个气就是传统气功所说的"精气神"中的"气"，这个气可以从丹田下降到脚底，又从脚底上升到丹田……呼吸一停就体会不到气机变化状态，呼吸一起就能体会到气机在全身周流的状态。

147

从练时有到不练时也有。意守丹田、体会气机的运行变化时间久了，习惯成为自然，习练时能体会到的气机升降开合状态在日常生活中同样也能体会到了。笔者现在写这篇文章的时候，丹田气机同样在不停地运行。这与气机启动一样，也是一件自然而然的事情，所谓功到自然成吧。但一天24小时有多少时间能这样不停地气机运行呢？这里同样有一个从少到多的过程。这是慢慢练出来的，这个练更重要的是平时日常生活中的练。所以寓意于气、意与气合的习练要领除了习练健身气功做动作时要遵循以外，日常生活中同样也要遵循，做到时刻不离，即所谓的"不可须臾离也"，也就是平常所说的"行住坐卧，不离这个"。

做到"不练时也有"的一个重要途径，也是"日常生活中的练"的下手处或者说是首要一环是什么呢？笔者的经验是，睡觉时不做动作想动作，在想动作的时候寓意于气、意与气合，这能起到很好的练功效果。在这个基础上进一步就是在平时空闲的时候，比如在等待公共汽车的时候，也能不做动作而在做寓意于气、意与气合的习练。再进一步就是在做任何事的时候也能做到"不练时也有"。

较长时间做到寓意于气、意与气合地习练六字诀，就自然地能做到意念始终都与丹田、与气机相结合，达到寓意于气、意与气合分秒不间断。在习练六字诀时，能做到从头至尾一气相连、一气贯通，也就是从起势"缓缓上托"气机缓缓上升开始一直到练功结束，气机是没有断点的。整个习练过程潇洒、自在、轻松、愉悦，习练结束后心情舒畅、精力充沛。

由于六字诀得气快、长功快，气机运行变化安全高效，所以笔者建议健身气功爱好者多练六字诀，尤其是要多练呼字诀，从而快速地从形的层次上升到气的层次上来。

健身气功·八段锦的健身机理

张广德

健身气功·八段锦是国家体育总局编创推广的体育项目，从几年的推广情况来看，受到大家的喜爱。为了更好地让爱好者深入理解八段锦的健身内涵，科学地习练八段锦，这里笔者结合几十年的练功体会，对八段锦的健身机理作进一步的探讨和阐述。

第一式 "两手托天理三焦"

这一式需要明确以下三个问题。

第一，什么是三焦

三焦是中医学名称，是六腑之一，包括上焦、中焦和下焦，横膈膜以上为上焦，横膈膜与肚脐之间是中焦，肚脐以下是下焦。实际上，三焦牵扯到五脏六腑，上焦包括心、肺，中焦有脾、胃，下焦含有肾、膀胱、大肠、小肠、肝、胆等脏腑。

第二，为什么双手托天可以理三焦

首先我们要知道三焦经的起点、循行路径和止点。中医称三焦经为手少阳三焦经，起于第四指关冲，循臂中间上行，一支上面部，一支入属三焦，络心包。三焦经起于关冲，当我们并步站立，两臂下垂，由于重力（地心吸引力）的原因，给其气血上行造成一定的困难，而两手托天这个动作，使该经脉的起点关冲穴托至身体的最上部，还是受地心引力的原因，如同水从高处向低处流一样，促使气血很快地入属了三焦，有效地调理了三焦。

第三，调理三焦对身体有什么好处

正如上面所言，三焦牵扯到五脏六腑，上焦是心、肺，中焦是脾、胃，其余都在下焦。因此，"两手托天理三焦"这个动作是提高五脏六腑机能的有效方法。

可以强心益肺，可以和胃健脾，可以舒肝利胆，通调膀胱，滋阴补肾，润肠化结。

第二式　"左右开弓似射雕"

这一式要明确以下三个问题。

第一，这一式的作用

主要是进一步调理五脏六腑的机能，其原因是通过一手屈指拉，一手成八字掌推和下肢成马步蹲起，畅通手足三阴三阳经脉。

第二，屈指拉弓有什么健身效果

屈指拉弓弦可以启动和激发手三阴三阳经脉，故有助于强心益肺，通调三焦，滑润大小肠。为什么呢？因为肺主气，司呼吸，朝百脉，故八字掌侧推，有助于畅通手太阴肺和手阳明大肠经脉，起到益气养肺、润肠化结的作用。

第三，下肢的马步蹲起有什么作用

下肢的马步蹲起，既可以启动、激发足三阴三阳经脉的井穴，又可以刺激足三阴三阳的原穴。根据中医"五脏有疾，当取十二原"的理论，故下蹲马步有助于滋养肾阴，温补肾阳，纳气归肾，通调膀胱，改善肝胆的功能。

第三式　"调理脾胃须单举"

这一式要明确以下两个问题：

第一，脾和胃经的起点、循行路线和止点

脾胃经的起止点和循行路线如下：脾经是起足大趾内侧的隐白穴，循腿内侧上行，入属脾脏，行至周荣穴后，折回止于腋下大包穴。胃经起于面部承泣穴，向下循行，经胸腹部，腿外侧，止于足二趾厉兑穴。

第二，为什么"调理脾胃须单举"

脾经循行到胸前之后折回大包穴，而当向上单举手时，实际上就是将脾经脉折角的角度逐渐拉大，从而促使脾经畅通，气血周流，调整了脾脏功能。与此同时，另一手下按，其动作路线与胃经从头向下循行的路线相吻合，从而疏通了胃经气血，调理了胃腑功能。

第四式　"五劳七伤往后瞧"

这一式要明确以下三个问题。

第一，什么是五劳

五劳是中医学名称，一是指五脏的劳损。隋代巢元方《诸病源候论·虚劳诸候》称："五劳为心劳、肝劳、脾劳、肺劳、肾劳的总称。"《医学纲目》又告诉我们："心劳血损，肝劳神损，脾劳食损，肺劳气损，肾劳精损。"二是指五种劳伤的病因，《素问·宣明五气篇》指出："久视伤血，久卧伤气，久坐伤肉，久立伤骨，久行伤筋，是谓五劳所伤。"可见"劳"的含义就是过度的意思。过劳可以致病，过逸（久卧、久坐）也可以致病。

第二，什么是七伤

《诸病源候论》指出：七伤为大饱伤脾，大怒气逆伤肝，强力举重、久坐湿地伤肾，形寒饮冷伤肺，忧愁思虑伤心，风雨寒暑伤形，大恐惧不节伤志。

第三，为什么往后瞧可以治五劳七伤

一是往后瞧可以刺激第七颈椎棘突下的大椎穴和旁开大椎穴 0.5 寸的定喘穴。医学研究证明，刺激大椎穴，有如下作用：1. 宣肺平喘。防治咳嗽、哮喘、气管炎；2. 退热止疟。防治感冒、发热、疟疾；3. 益气通阳。预防感冒、白血球减少、脑发育不全；4. 宁神豁痰。防治癫痫、精神病。《运动解剖学》又告诉我们，第七颈椎有一个特点，就是随着头的转动而转动，这样，大椎穴和定喘穴就在头的左右转动中受到牵扯抻拉、按摩启窍。在自然和可能的情况下，头转动的幅度越大，牵扯抻拉、按摩的程度就越大，从而有效地开启了大椎穴和定喘穴，畅通了手足六阳经脉（大椎穴是六条阳经的集中处），提高了其功能，有助于劳伤病的防治与好转。又由于刺激大椎穴有增加白血球数量的作用，故可提高免疫力、抵抗力，防治劳伤，战胜疾病。

二是该式转头后瞧的同时，两臂外旋，两肩后张，两肩胛骨相靠，这样在一定程度上刺激了位于第四胸椎棘突下、旁开 3 寸的足太阳膀胱经的膏肓俞（注：膏肓是指"心之下，膈之上的部位"）。中医告诉我们，膏肓俞无不治，主治羸瘦虚损，上气咳逆，梦中遗精（《千金药方》）。

第五式 "摇头摆尾去心火"

中医告诉我们，人体脏腑气机的升降，是以脾胃居中，心肾分居上下，肝肺各居左右。心属火，位居上，为离卦（心）；肾属水，位居下，为坎卦（肾）。肝属木，位居左，为震卦（肝）；肺属金，位居右，为兑卦（肺）。

当做这个动作时，通过摇头促使了心经脉气开通，而摆尾时坎卦（肾）二阴之中的一阳促使肝脾温升，离卦（心）两阳之中的一阴得到坎水之济致使心肺凉降，从而完成左温升、右凉降的圆周运动，达到了水升火降、坎离交泰的生理状态。

第六式 "两手攀足固肾腰"

这一式要明确以下三个问题。

第一，贯脊属肾的督脉的起止点和循行路线

中医告诉我们，督脉属奇经八脉之一，总督六阳经，起于胞中，过尾闾，循行于背部正中，至风府穴处进入脑内，贯脊属肾。

第二，位于第二腰椎棘突下命门穴和旁开1.5寸的肾俞穴的作用

《难经·三十九难》记载："命门者，精神之所舍，原气之所系，男子以藏精，女子以系胞，其气与肾通。"《难经·八难》记载："肾间动气也，此五脏六腑之本，十二经脉之根，呼吸之门，三焦之原。"因此，医学称命门为长寿大穴。命门如果衰竭，生命也就结束。肾俞，故名思义，就是输导肾气，有助于滋阴补肾。

第三，为什么攀足可以固肾腰

由于躬身两手攀足动作可有效地刺激和畅通督脉、足少阴肾经脉、足太阳膀胱经以及命门、肾俞等要穴，从而取得固肾壮腰的效果。

第七式 "攒拳怒目增气力"

这一式要明确以下三个问题。

第一，如何攒拳

据气功史书记载，攒拳是大拇指抵掐在无名指根节，其余四指屈拢收于掌心。这种攒拳方式古称握固。

第二，攒拳（握固）的作用

有两种说法。一是古代习武的人认为，无名指的指根相当于肝魂的关窍，其握固是由于足厥阴肝经的气血充盛所致。二是从婴儿经络图可以看出，拇指属脾，食指属肝，中指属心，无名指属肺，小指属肾。握固时，拇指抵掐的无名指指根是肺经，中医告诉我们，肺藏魄，主气，司呼吸，朝百脉，所以握固实际上是由于握住肺魄，肺经畅通、气血周流的结果。另从五行学说来看，拇指属土为脾，无名指属金为肺，二者为母子关系，故拇指点在无名指的指根上，可起到母壮则子强，肺经畅通，肺气充盛的效果。正如俗话所说，有气才有力，有力方握固。

第三，怒目的作用

此式的怒目不是指生气，而是指两眼圆睁而言。中医告诉我们，肝藏血，主筋，开窍于目，所以怒目圆睁两眼，其目的是刺激肝经，促使肝血充盈，强筋壮骨，增强力气。

第八势　"背后七颠百病消"

这一式要明确以下两个问题。

第一，提踵、震足、颠背的意义

1. 提踵、震足的意义。从中医的观点来看，提踵、震足可启动、激发足三阴三阳的井穴和原穴。中医将井穴喻为水的源头，是气血的发源地；原穴是脏腑原气经过的地方，故提踵、震足能促使下肢所有经脉的疏通，有助于防治疾病。从全息论的角度来看，脚底可反映出全身整体，前脚趾是脑的反射区，后脚跟是卵巢、睾丸、生殖系统反射区，所以提踵、震足，有助于提高大脑机能，提高男女生殖系统机能，具有补益先天、调补后天的作用。此外，提踵、震足有助于畅通任督两脉，李时珍云："任督者，人身之子午也，乃丹家阳火阴符升降之道，坎离水火交媾之乡。"俞琰注《参同契》说："人身气血，往来循环，昼夜不停，医书有任督，人能通此两脉，则百脉皆通。"

2. 颠背的意义。（1）背部的正中是脊柱所在位置，脊柱不仅是支撑身体的大柱，更重要的是它内藏具有造血功能的脊髓及其神经根，是神经系统的重要部分。（2）人体背部皮下库存大量的免疫细胞，所以，颠背可以提高人体的抵抗力。

第二，为什么七颠除百病，而不八颠

在南非有个好望角，那里有一个自然保护区，保护区里有一种非常神奇的植物，属于灌木类，类似于仙人掌，它的生命周期是 7 年，这种植物每到 7 年就自焚一次，自焚后化为灰烬。一是给它的后代腾出空间，二是自焚后化为肥料。这也可以看出植物界有着明显的"7"自然规律。

很多生命的诞生也遵循 7 的节律。如小鸡孵出是三七 21 天，兔子怀孕产子是四七 28 天，蚕蜕变每 7 天进行一次，老虎怀子是 105 天（15 个 7），人的出生是 280 天（40 个 7），古代练功也多以 7 为单位。《黄帝内经》告诉我们，人的生命也有 7 的规律。以女子为例，一生中，每七年为一个周期，有童年、少年、青年、壮年，一直到七七 49 岁天癸竭，例假停止，没有了生育能力，逐渐走向老年。男子虽以 8 为周期，但到七八 56 岁时"天癸竭，精少，肾脏衰，形体皆极"。这充分反映了人之生命以 7 为周期的规律。

从日常生活中也无不显示出 7 的规律。全世界实行的休息日，均是每 7 天为一周，周而复始。人生病做手术时，小手术一般是 7 日拆线，大手术是二七 14 天拆线。我国古代生意人，一般都是在正月初七开张，因为他们认为初七为人日（正月初一为鸡日，初二为狗日，初三为猪日，初四为羊日，初五为牛日，初六为马日，初七为人日）。

这些例子都是在说明，7 是生物界（包括人）的生命规律和生活规律。为什么有这样的规律？我们可以用周易的复卦进行总结。"十二辟卦图"显示，坤卦是六爻皆阴，为纯阴卦；阴极则一阳生，这样就由坤卦变成了复卦。复卦的上面是坤卦，下面是震卦，坤为地为顺，震为雷为动，一阳在五阴之下成为地雷复卦。复，亨也，出入无疾，反复其道，七日来复，利有攸往。这就是"背后七颠百病消"的文化内涵。

内方外圆 以德培功

——"两手托天理三焦"的根与本

王占和

内方外圆，这是中国传统文化的重要观点。方圆之间折射出灿烂辉煌的中华文明。古往今来，生生不息的先民以此为诫训，立言传道。两手托天理三焦秉承其优秀的文化内核，并用于健养身心、练功修德。

以两手托天，来调理三焦，是八段锦第一式的要义。而该式功法中规中矩，内方外圆的功理则揭示了习练该功法的根与本。常言道，没有规矩不能成方圆。本文围绕内方外圆，拟从功法运动、健身机理以及涵养道德等方面谈一些感想与体会。

一、 功法运动在方圆中

所谓方与圆，是指该式运动的规矩与形式。内方是指功法动作的要领与约束条件，外圆则是指功法动作的运行形式。同时，在内方外圆的运动中更好地发挥调身、调心、调息的健身作用。

动作运行亦方亦圆。习练该式动作，其运行线路有一条条明显的方圆轨迹。尤其是手臂的活动内行于方，外展于圆，意气随形。从形体上看，在上提时，则以内方为要，尽显阳刚之气；而当下降时，则以外圆为要，凸显柔和之气。纵观整个动作过程，内方不失其矩，外圆遵循其规，展示出身、心、息合而为一的人体圆柔运动。对此，可从该式动作中找到方圆运行的六个轨迹点：①双手交叠点。两脚平行站立，脚尖朝前。掌心向上，双手交叠在少腹前（右手在上，左手在下，两大拇指轻轻抵住），两手与肚脐形成一个三角。②两手上提点。吸气时两手上提到膻中穴。③转掌上托点。呼气时翻转掌心尽力向上托，使两臂充分伸展，不可紧张，仿佛伸懒腰状。同时缓缓抬头上观，要有擎天挂地的神态。④上

155

托闭气点。向上托至高点，闭气片刻，大概10个数左右。⑤转掌下落点。吸气翻转掌心朝下，在身前正落至膻中穴，掌心向下。⑥下按恢复点。呼气时，掌心向下按，恢复于体侧。这一式中亦方亦圆的轨点，展示出一种圆活柔缓、绵绵若存、清气绕身、恬静淡泊的气功态。所以，将该式的锻炼方法归纳为：吸气上提小腹前，呼气翻掌上托天；闭气停顿稍片刻，两臂下落沉肩肘；吸气回返膻中前，呼气手落意丹田；式随气走要缓慢，一呼一吸一周旋。

技术要领从方就圆。从方就圆是该式动作的内在要求，其技术要领可归纳为八个要点：①方而中正。动作起始就以肩井穴对涌泉穴，百会穴对会阴穴的要领，做到姿势端正，为贯通经络做准备。②圆而敛收。开始做动作之前，先阴掌心向上，双手交叠在少腹前，两手与肚脐形成一个三角。将气机收于下焦丹田，两手合抱在腹前时，不要抱得太高。对于老年人来说，如果手抱得太高，气往上冲，容易出现高血压，这些要领集中地体现出敛收求圆的技术要领。③松而致虚。身体放松，两腿微屈，做到"八虚"：两腋虚，舒肝胆气；两肘虚，舒心肺气；两胯（腹股沟）虚，舒脾胃气；两腘窝虚，舒肾气。④内劲力撑。托天时最关键的一点是掌根一定要向顶门上撑，这样才能打开手臂上的阴经，也才能抻拉整个后背背俞穴。⑤伸臂贴耳。手臂上举时，注意要用两臂贴住耳朵，因为三焦也是走耳部的。年纪大的人手臂上举时可慢一些，可根据自己的身体情况调整上举的高度。⑥高点屏息。两掌上举到最高点时，要稍微定住，屏息一会儿。屏息就可让人体的气机在五脏六腑之中鼓荡一圈，即"内按摩"，用气机按摩五脏六腑。两臂上举并屏息，除了按摩内脏，也锻炼了人体的膈肌。经常锻炼膈肌，可延缓衰老。⑦运动夹脊。双臂上举时有一个夹脊的动作，对活动背后的膏肓穴很有好处，可舒缓背部的疲劳感。⑧下落缓慢。收功时两腿微屈，两臂在体前缓缓下落，然后恢复起始状态，即掌心向上，双手交叠在少腹前，两手与肚脐形成一个三角，目视前方。此时，身体的重心要缓缓下降，气往下走，全身都放松下来。两掌下落时要松腰沉髋，沉肩坠肘，松腕舒指，保持上体中正。从这八个技术要领中发现，内方外圆的理念贯穿始终，引导着精气神运行在方圆之间。

功法功理依方据圆。该式的功理在于它要符合天地运行的节律与"天人合一"的理念。古人以地球为中心，一年之内，春生夏长，秋收冬藏；一日之内，太阳东升西降，日出而作，日落而息。正午太阳行于南方，阳气最盛；日暮阳气潜藏，阴气渐生；子夜阴气已尽，阳气复生。就这样周而复始，又形成一个新的循环。太阳的升降是以"中土"地球为中心的，人体是以中土为轴，四维为轮而进行的气化运动。

所谓中土为轴，就是以脾胃（中土）为中心和枢纽。脾升而胃降，胃主受纳饮食，经过消化以后由脾向上升举，继而输送于全身各个脏器，成为营养之来源。人体生理以脾胃中土为中心，健身调养仍然应该以调理脾胃为中心，处处顾护胃气，原因就在于此。

所谓四维为轮，就是五行除了土以外的金、木、水、火四行。《内经》上说："肝生于左，肺藏于右，心部于表，肾治于里，脾为之使，胃为之市。"在脾胃这个枢纽的带动下，金、木、水、火四行都围绕在中土的周围，共同完成人体生命的气化过程。

所谓左升右降，就是木升金降、肝升肺降。"左右者，阴阳之道路也"，左为阳，右为阴，左升右降就是阳气上升，阴气下降。肝为木，应东方，肺为金，应西方，太阳东升西降，人面南而立，人体气机就是左升右降。肝主疏泄，肝居于左而气行于右，肝的经气从人体的左侧上升，肺的经气从人体的右侧下降。"金木者，生成之终始也"，这样一升一降，周而复始，循环完成人体生理的一个圆的运动。

所谓水火既济，就是水升火降，肾水要蒸腾，心火要下降。"水火者，阴阳之徵兆也"，水在人体属于肾脏，肾脏在人体的下部，火在人体属于心脏，心脏在人体的上部。孤阴不生，孤阳不长，是指人体上部的心火要往下与肾水相交，这样水就不至于寒冷；人体下部的肾水要往上蒸腾与心火相交，这样火就不至于太旺，呈现一种水火既济的状态。如果水在下而火在上，就是水火分离，人体就要生病了。

所以，两手托天理三焦这一式健身功理，既具有外在的典型的圆的形体运动，也有气机在不停地如圆转动，在运动的过程中不断地调整，以适应天地自然界的圆运动，从这个意义上讲，如同地球绕着太阳自转一样，人体生命也是一个遵循内在规律的圆的运动。

二、健身导引运行在方圆中

两手托天理三焦这一式的健身机理是：通过拉长各关节周围的肌肉、韧带及关节软组织，对防治肩部疾患和颈椎病等具有良好的作用；同时，通过两手上托，缓慢用力，保持抻拉，可使三焦通畅，气血调和，达到调治未病的目的。

首先，该式可有效防止人体生理变异。所谓托天，就是尽量向上托的意思。从前面讲的该式动作步骤和要领可以发现，它的基本要求是立身中正，含胸拔背，收腹提肛，不偏不倚，不俯不仰，如此才能挺拔脊柱。通过脊柱的对拉拔伸，有利于纠正脊柱周围小关节的紊乱，并适当刺激脊柱两旁神经根，以此来调理五脏六腑。随着年龄的增长和生活方式的影响，脊柱的过度弯曲、椎间盘的膨隆、骨盆的移位、胸廓的下降等等，是造成一系列慢性病、顽病痼疾的原因。因此，脊柱的自我锻炼，其养生健身意义是十分明显的。在中医学中，脊柱是督脉所在地，总督一身阳气；通过上托下落，升降开合，使元气布散全身，使津液滋润脏腑。同时，能提高中老年人上下肢的力量，改善呼吸系统机能，提高老年人关节灵活性、平衡能力和神经系统灵活性等。

其次，中医学对该式的阐释是：第一，可有效防治疾病。①双手上托，缓缓用力，可有效抻拉手臂、肩背，使三焦通畅、气血调和。②双臂反复地上举、下落，还可锻炼肘关节、肩关节和颈部，有效防治肩背病、颈椎病。③对腰背痛、背肌僵硬、颈椎病、眼疾、便秘、痔疮、腿部脉管炎、扁平足等也有一定的防治作用。④舒胸，消食通便，固精补肾，强壮筋骨，解除疲劳等。⑤用以预防治疗脉管炎时，要取高抬脚跟的做法，每次要反复练习。第二，动作的运行线路对三焦经脉有导引作用。三焦经脉支脉从膻中穴上出缺盆，上项系耳后，出走耳前，交颊，至目外眦。通过习练本功法，能够有效导引该经脉的畅通，起到通则不痛的作用。

最后，"托天"瞬间，闭息助力，使内劲贯通三焦。做两手托天理三焦时，要缓慢展体上撑下蹬，并略有停顿，保持抻拉动作，在动作缓慢的过程中，细心体验全身肌肉被拉伸的感觉，好像全身之气，上通下达。经常习练这一动作，在到达托天的节点时不自觉中会产生身、心、息瞬间共同作用，贯通周身的效果。而通三焦的效果也就不言而喻了。

三、道德修养历练在方圆中

练功修德是任何功法都倡导的一个基本原则。健身气功运动更注重通过习练功法提高道德涵养。从古至今，中华民族十分重视圆方。古代曾以圆方作为天地的代称，寓意为在不断追求完美的过程中，永葆恒久的生命力。方，是中国儒家人格修养的理想境界。圆，是中国道家通变与趋时的学问。没有规矩不能成方圆。规矩成就方圆，方圆必有规矩。内方外圆构成中国传统文化的主体精神。

内方外圆，既是习练功法的要领，更是道德修养的一副良方。内方，表明一个人对自己理想、原则和信念的坚持；而外圆，则是一个人要与周围环境融洽协调，以减少阻力和矛盾，修炼一种通容的智慧。方，乃为人之本；圆，乃处世之道。方在圆中，圆融于方，两者相互交融。修心修身，合理运用方圆之道，大有裨益。养身则养心，养心则养身，身心健康自能淡泊平静。方圆之道的道德修养内涵有以下几点。

舒适为本，愉悦自我。心之愉悦与体之舒适这是修养道德之一。习练健身气功越练越舒适，越练越愉悦，越练躯体气血越通达，越练内心越幸福。当代社会使人的生活处于一种比较紧张的状态之中，如果因为练功再增添砝码，那就大可不必了。习练健身气功目的是缓解压力，放松身心、促进气血循环，帮助实现延年益寿。

平心静气，顺其自然。练两手托天理三焦这一动作以自然呼吸为要，习练者没有必要刻意追求特殊的呼吸方法，否则，就违背了顺其自然的原则。由习练功法的顺其自然，到道德修养的顺其自然，是在深、细、匀、长的呼吸状态下，在长期习练中不知不觉中历练出来的境界，这样，身体反而能自然而然地获得健康，精神更会在不知不觉中得到滋养。

颐养心神，锻炼情绪。具体方法多种多样，这里推荐"六不"：不奢、不烦、不气、不懒、不独、不闷。总之，激怒时要疏导、平静；过喜时要收敛、抑制；忧愁时宜释放、自解；思虑时应分解、消遣；悲伤时要转移、娱乐；恐惧时要寻求支持、帮助；惊慌时要镇定、沉着。情绪锻炼好了，心理健康了，再加上身体健康，这才算一个真正的健康人。

文明其心，修调其体。从两手托天理三焦这一式内方外圆的技术理念中，可以体悟出这样的道理：以外圆，借指稳定的思想情绪以及建立良好的人际关系；以内方，借指有序的生活习惯和文明的举止行为。外圆与内方二者相互作用，互相配合，以期达到长寿健康的目的。早在春秋时代孔子就认为，在养生三要素中，修养是基础，调养是核心，颐养是提高。孔子在回答哀公问话时说，人有三种死法与命运无关，是自己招致的：对居屋（住所）不讲清洁卫生，对饮食不加节制，逸乐和劳累过度的人，疾病就会来危害他；贪得无厌，追名逐利没有休止的，刑律就会来杀害他；以少数抗拒多数，以弱小凌辱强大，自不量力，仅凭个人好恶随意行事的人，兵器就会来杀害他。可以看出，健养身心与环境卫生、心理卫生和个人文明行为有着密切关系。

松紧中正　不僵不拘。健身气功主张之一就是松静柔缓、不僵不拘，圆活连贯地运动，以追求内在精神境界的高度和谐为使命。两手托天理三焦这一式以内方外圆的技术理念很好地体现了这一主张，尤其是在升降开合的运动过程中，对调身、调心、调息起到了应有的作用。

总之，习练八段锦中的两手托天理三焦这一式，其内圆外方的技术要领与道德修养融为一体，既使习练者产生行云流水般的练功态，也可使道德修养在功法锻炼中得以升华，正是：内方外圆行大道，健身养心在其中。

燮理阴阳　知"足"常乐

——"背后七颠百病消"的数与术

王占和

"数中有术，术中有数"是一个古老的哲学命题，它广泛应用于指导人类认识自然、认识社会以及认识自我的思维实践活动中。以数与术的思维方法分析健身气功·八段锦中的调身、调心、调息过程，可见其燮理阴阳、知"足"常乐的智慧。那么，"背后七颠百病消"这一式中包含着怎样的数、术、燮理呢？

一、数

"数中有术"所指的"数"表示必然性与客观规律；"术"则可理解为依据必然性和客观规律而谋划的技术手段与方法。该式功法的数是七、术是颠，这是不是信手拈来的一个数与术呢？可以肯定地说：不是的。唐代刘禹锡在《天论》中说："夫物之合并，必有数存乎其间焉。"所谓"数存乎其间"，则是规律与依据存在于运动过程之中。

首先，该式功法的数，归源于"七"在人体及天地万物中的客观存在及其规律性。《易经》曰："反复其道，七日来复，天行也。"王弼注："阳气始剥尽至来复，时凡七日。"孔颖达疏："天之阳气绝灭之后，不过七日阳气复生，此乃天之自然之理，故曰天行。""七日来复"之说，揭示了天地阴阳的循环规律及人体的节律变化。西方人以七日为一周暗合其理。

其次，该式功法的数，是一个被学者称为不可思议的数字。在现代科学研究与现实生活中，数字七有一种神秘感。比如，多数人的短时记忆容量最多只有七个，超过了七，就会发生遗忘。同时，每项和七有关的事物都让人觉得神奇。比如，随便找一张纸，将它连续对折，无论纸有多大多薄，任何一张纸能够对折的次数最大限度为七次！更为神奇的是，由两个 7 个 1 组成的数字相乘：1111111×1111111 得出的数字是 1234567654321，形如雁阵；如果把 7 这个数字分开，则是 1 / 7 = 0.142857142857142857142857……无限循环，而 142857 小数，据说是在金字塔中发现的世界上最神秘的数字。

另外，该式功法的数，是出于一个民族心理的习惯而被广泛运用。在中国文化中，便有不少与七这个数字有关的例子。古诗多以七言为主体。汉代刘向著《七略》、枚乘作《七发》。曹植、王粲、张载皆有《七哀》诗。战国有七雄，汉有建安七子，晋有竹林七贤。曹植七步成诗。古乐理分为宫、商、角、徵（zhi）、羽、变宫、变徵七种。许多人体及自然现象都与七有关。人有喜、怒、哀、惧、爱、恶、欲七情，体有七窍。如太阳的光线有红、橙、黄、绿、青、蓝、紫七色。七巧板拼图形变化无穷。世界七大奇迹、七绝韵律诗、古老的七月初七节、算盘设有七粒珠子、简谱有七个音符、水的中性值 pH 是七、北斗有七星、地球陆地分七大洲。可见，这个数值是一个值得研究的神奇的数字。

所以，"数中有术"中所指的"数"，应释为必然性与客观规律。客观规律是可以认知、利用，为人类健康服务的。因此"背后颠"只用七而不用别的数，则是我们的先人已经认识到以七这个数来完成该式，健养身心有其必然性与规律性。规律只能利用而不可弃而舍之，更不可更改。

二、术

那么，另一个问题就出来了。为什么是颠而不采用其他运动形式来消百病呢？所以，既要解释"数中有术"中"数"的涵义，也要分析"术中有数"一词所说的"数"的缘由，揭示出"背后颠"在启动气机、导引脏腑、活动经络等健养身心的客观规律。

所谓"数中有术"的"术"，是指技术要领。一方面是该式的动作要求。松静站立，两足相并；两膝伸直，足跟并拢提起，离地数寸，前脚掌支撑身体，依然保持直立姿势，头用力上顶。作全身提举势，稍作停顿；足跟顿地复原。一起一落为一遍，共做七遍。另一方面是该式的功法要领。"背后颠"既震动整个后背、双腿，又活络足跟的经脉。起落转换紧松配合。起时要"紧"。两腿并拢，脚趾抓地，提肛收腹，两脚跟尽力提起，百会穴上顶，沉肩坠肘，掌握好平衡，目视前方。足底与地面约 45°时稍停两秒左右。落时要"松"。两脚跟下落，放松肢体，轻震地面，同时沉肩舒臂，松腹舒腰坐胯，目视前方。此时要全身自然放松，上下牙齿轻轻咬合，以避免身体某一部位震动过大而产生不适感。起落要注意头顶百会穴好像有一根细线上悬，而身体则如沙袋般下沉，使整个脊柱形成上下对拉，通过震动而达到强身健体的效果。

如果进一步来看，在动作运动的技术要领中也有数的内涵，也就是动作技术的必然性及客观规律。这就是"术中有数"之"数"，即 "背后七颠百病消"技术动作的规律性，它起码有以下四点：其一，它与"三调"中的调心相呼应，可起到积极的调心效果。该式是健身气功·八段锦全套动作的结束。它的运动过程是通过足跟的上下起落，震动整个脊柱，进而传导到头部、大脑、脊髓及中枢神经，起到清醒神志的作用。同时，在心理上起到一种暗示的作用，企求消百病，有个好心情。其二，提踵颠足，内可以按摩五脏六腑，外可以舒缓筋骨。连续上下抖动可使肌肉、内脏、脊柱松动。人体五脏六腑皆悬挂于脊柱，而内脏的神经也汇聚于脊柱，该动作上下起落颠簸后背，带动脏腑进行运动，促进气机整合复位，全身津液血脉通络。其三，足跟是肾经所过之处，肾与人的整个生命力相关。生命能量的强健是可以通过活动足跟来锻炼的。很多中老年人有足跟痛的疾患，这从中医角度来看，无非就是经络受阻和肾气亏虚所致，轻微地震动足跟，使肾气健旺，经络通畅，增强生命力，而随着动作的落下，意想将病气、浊气从身上全部抖落排除，生命力变强，自然达到"百病消"的功效。其四，该动作起时提肛收腹，落时松腹坐胯，使腹部和胯部得到松紧起落的锻炼，足跟起落适度用力，由颠而产生的气感刺激传至小腹、脊柱、后脑，有益健康。因此，"术中有数"既告诉了习练者需要把握的功法要领之"术"，又揭示了功法要领中"数"所指的必然性与客观规律，也就是说，适当地振动，对人体骨骼、肌肉等诸多肌体组织，是一个很好的锻炼。

三、燮

燮理，是指谐和、调和。该式动作与足部有着极为密切的关系。所以，燮理任督二脉的阴阳变化，则有知足常乐之说。知足常乐的原意是，知识足够了，就会经常长久的快乐。现在有人解释为，知道满足总是快乐的。本文所谈的知

"足"常乐，既不是足够，也不是满足，而是要理解人体足部对健养身心的必然性，并在此基础上进一步认识"背后颠"的燮理阴阳、健身怡心的重要作用。

该式动作是以踝关节为轴上下滑动、颠震而运动的。踝关节，由胫、腓骨下端的关节面与距骨滑车构成，故又名距骨小骨关节。胫骨的下关节面及内、外踝关节面共同构成的"门"形的关节窝，容纳距骨滑车（关节头），由于滑车关节面前宽后窄，当足背屈时，较宽的前部进入窝内，关节稳定；在跖屈时，滑车较窄的后部进入窝内，踝关节松动且能做侧方运动。踝关节和以下足部都有相应的穴位与五脏六腑的功能通络。足部有足三阴经的起始点，还有足三阳经的终止处，这六条经脉之根都分布在脚的对应穴位中。经常进行背后颠足，能使足部的涌泉、太冲、隐白、昆仑等穴位受到运动刺激，进而促进人体血脉畅通。因脚底穴位最密集，常做背后颠，能缓和身体疲劳紧张，使身体健康，延年益寿，增强精力，特别有助于改善睡眠状态。所以，以背后颠的方式来运动足部实际是一种整体健身法。它的对象是人这个整体，而不是病的本身。它的着眼点是以调身、调心、调息的运动，调动人体机体内部增强抗病能力，起到固本培元、扶植正气的健身方法。该式运动需要把握三个环节。

一是提踵收腹。脚趾部位为足之阴经与足之阳经的交会处，做"背后七颠百病消"动作时，两脚大趾抓地，刺激到大趾末端的井穴、隐白穴等，可激活脾阳之气，使其气旺盛，增强水液运化的功能。长期坚持锻炼此式，可调节相应脏腑的气血功能，发挥它们在水液代谢过程中的协调平衡作用。同时，十趾抓地可刺激足三阴、足三阳等经脉，调节相应脏腑的功能；颠足可刺激脊柱与督脉，使有关经络气血通畅、阴阳平衡。颠足能拉长足底肌肉、韧带，提高人体的平衡能力。

二是松踝颠足。背后七颠先要放松身体，尤其是踝关节的放松至关重要。连续颠震使人体放松，五脏六腑得到有规律地上下震动，气血得以充分的宣导，有利于增强三焦疏通水道、运行水液的功能。所谓"三焦"是六腑之一，其功能是通调水道和元气。三焦可按部位分膈上之上焦，包括心肺；膈至脐之中焦，包括脾胃肝胆；脐下之下焦，包括肾、膀胱和大小肠。而水液代谢是一个复杂的生理过程，是多个脏腑的一系列生理功能的综合作用。也就是人体水液的升降出入，周身环流，必须以三焦为通道才能实现。因此，该式动作，既通利三焦水道正常运行，又利于脾、肺、肾等脏腑对水液的输布与排泄功能增强。

三是松体通络。该动作通过震动经络和神经系统，改善各脏腑的气血运行及生理功能，调节阴阳平衡，增强体质。众所周知，督脉循行部位是起于胞中从会阴而出，沿脊柱上行，至颈项沿头部中线，到上唇系带处。分支从脊柱里面分出，属肾。它与脑、脊髓和肾有密切的联系。而督脉的"督"字，是总督、督促的意思。又因为督脉循身之背而为阳，并多次与手足之阳经及阳维脉交会，所以督脉具有统率、督促全身阳经脉气的作用。故有"总督诸阳"和"阳脉之海"的说法。从现代医学来分析，支配脏腑的神经也从脊柱发出，脊髓和大脑神经是人体神经的中枢，人体的五脏六腑均受神经影响。而背后七颠的颠足震动之力由脚跟经下肢各关节向上传递，至人体脊柱的各椎体以及大脑，在传递中可震动脊柱，波及大脑而刺激中枢神经。其力的传递和震动经由督脉，而刺激督脉则是必然的。又因督脉络两肾，所以，震动之力对肾的刺激也是客观的。

同时，在背后颠的全过程都要以放松、入静、自然、意气相随为要。通过肢体导引，在吸气时两臂自身侧上举过头，呼气时下落，全身放松，意想之念则将"浊气"自头向涌泉引之排出体外而去浊留清。由于脚跟有节律地弹性运动，从而使椎骨之间及各个关节韧带得以锻炼，对各段椎骨的疾病有防治作用，又由于脊髓液的循环和脊髓神经功能的增强，更进一步加强了全身神经的调节作用。由此可知，该动作能够保健康复的作用也是一种必然的规律。

总而言之，"背后七颠百病消"作为八段锦的最后一式，既有数的规律约束，也有术的动作要求；既有客观的必然性，也有从量变到质变的运动过程，所以说该式功理是"数中有术，术中有数。阴阳燮理，机在其中。机不可设，设则不中"。

从"整脊学"理论浅析太极养生杖
脊柱运动的技术要领

王玉林　周　毅　施仲源

　　习武、练功（气功）与学医（主要是跌打损伤）有着天然的密切联系。它们的文化思想基础是一脉相承的。中医上的正骨、推拿实践经验和治疗理论，同我们的练功技术要领、原则，有着很多相似之处。笔者拜读了韦以宗先生编著的《中国整脊学》一书，并从中获得了很多有启迪、指导或参考意义的研究结论。该书运用传统医学的思维模式，以整体思考代替片段思考，以系统思考代替机械思考，以动态思考代替静止思考，结合脊柱的形态解剖学、运动力学和生物力学的科学理论，从研究脊柱的动力学作为切入点，揭示了脊柱运动的客观规律。而太极养生杖的功法特点，体现在以下几点："以杖导引，形神统一"；"杖行弧线，圆转四方"；"按摩行杖，融为一体"；"腰为轴枢，身械协调"；"两手握杖，相牵相系"。其腰为轴枢的技术要领，表明该功法以腰部等脊柱运动为重点的运动技术特色。与其他功法相比较，太极养生杖借助于器械进行练习，动作形象，意境生动，使人的意念更容易专注于运动、减少杂念；另外，通过杖这一器械的引导练功，更易于规范肢体运动的轨迹、方位，让练习者对于意、气、形的三者配合，有形可依，较容易体会到健身气功的内感外应的内外互动及动静结合的养生特点。

　　在此，结合整脊学研究理论成果，从解剖学结构和肌肉动力学机制上去探讨太极养生杖脊柱运动的技术要领，进一步加深对　"牵一发而动全身"整体性运动原则的理解。整脊学理论研究成果有，第一，椎曲的改变，对于脊椎各种运动影响最大的是旋转运动；椎曲改变也是脊柱所有伤病的病理基础，甚至影响波及到肢体、脏器。第二，头颅、胸廓、骨盆的运动直接影响着脊椎的伸缩、屈伸、侧屈、旋转的活动，而且头颈、颈胸、胸腰、腰骶各部位有一个关键中枢枢纽关节，彼此之间存在着相互影响、相互制约的作用，呈现一个整体性的影响和变化作用。因此，重视掌握正确的练功技术，技术细节决定整体练功的功效质量。尤其对于初级阶段练功者的进一步提高，是一个重要的、必然的阶段。

一、头部运动技术对脊柱运动影响的重要性

在太极养生杖功法中，无论怎样动作，头部都应注意百会上领，在头部有向上的虚领劲的状态下，进行转动、俯仰，头切勿歪斜、丢顶，一旦出现这些问题，一定是颈部没有处理好。改正方法是百会向上领虚、微收下颌，同时与沉肩、松腰、敛臀形成的向下沉坠劲相协调、对应，使颈椎周围的对称肌肉群的收缩与被伸拉处于一个平衡的、和谐的肌肉收缩和牵张状态。在此状态下，头部、颈椎做各种转动、俯仰运动。

在做预备势及功法过程中的站立姿势时，头百会向上领、下颌微收，与沉肩、松腰、敛臀相配合。头正则身正，从头到尾闾使整个脊柱上下贯穿、舒伸，有利于人体躯干肌肉间的协同肌和对抗肌的相互平衡，易于稳固人体重心，有利于人体处于最好的自然放松状态。这为太极养生杖功法练习奠定了身心放松、运动圆活的运动基础。例如，风摆荷叶的举杖、抬头上看；船夫背纤的背纤转头向后远看，探海寻宝的转体、转头举杖和抬头探海，头部都不要丢顶。当练习者的头、颈偏斜或仰下颌，就会引起功法中脊柱运动方式的微细改变，由此会降低甚至失掉该式练习的功效作用。

整脊学研究理论"圆筒枢纽学说"告诉我们，人的头颅、胸廓、骨盆的运动，直接影响着脊椎的伸缩、屈伸、侧屈、旋转的活动。在头颅、胸廓、骨盆带动脊椎运动过程中，必有一关节起传导力量的重要作用。通过解剖学、生物力学等理论论证，证明了头颅与颈椎的连接关节、颈椎与胸椎的连接关节、胸椎与腰椎的连接关节、腰椎与骶椎连接关节，对于颈、胸、腰的脊柱段运动起到非常重要的作用，并对相邻的椎体有控制作用。这表明头部、胸部、腰部、骨盆各自的位置变化与动作，都可以直接影响或改变上下相邻部位之间的运动关系和幅度，体现了某一处的变化，能改变整个脊柱的运动方式。因此，头部运动技术的细微改变，将影响到脊柱运动形式。所以，应高度重视头部运动技术的正确性。

二、太极养生杖"腰为轴枢，身械协调"的技术要领

太极养生杖动作虽然简单易学，但每一式都有一些技术细节要给予高度重视。针对脊柱运动来说，与头、颈椎、胸椎、腰椎运动相关联的各种脊柱运动形式，一定要做到头部的百会上领，明确胸、腰的转动角度，以及整体配合的技术要求。正如整脊学的研究理论——圆筒枢纽学说，它揭示出了人的脊柱运动，是动一处而牵动全身的身体活动规律的。所以，在练功过程中，一定要搞清楚各部位的位置、动作路线和规范技术要求。当胸、腰、髋的相互位置关系改变，或角度太大或不及，都会影响功法的健身效果。

太极养生杖功法中，几乎每式（除第八式气归丹田）都有腰部的转换变动。腰椎是上传下达传递重力的关键部位，它对人体重心移动和稳固程度影响很大。腰椎其上为胸椎，其下为骶骨，骶骨与髂骨形成了骨盆。骨盆前是人的腹部，大多数人的重心在肚脐以下。因此，在练习太极养生杖整个功法时，头部百会上领，腰部应松腰、竖脊。腰的屈伸、转动和虚实转化，对于人体运动变化及其所起到贯通脊柱上下的重要枢纽作用，是显而易见的。

脊柱或脊椎的形状似一个"海马"状，人类是在站立行走后的发育过程中，才逐渐形成腰曲和颈曲的。脊柱在形成颈曲和腰曲同时，脊椎骨为顺应向下的地心吸引力，逐渐形成上小下大的"塔形"结构，腰椎最大；椎体之间有椎间盘，椎间盘由于椎曲形成，以及行走、跳跃的振荡效应力，呈现了前厚、后薄的适应性变化。从脊柱的动力学基础分析，颈椎前缘左右各一组的前中后斜角肌，起于横突（左右）前缘，止于两侧第一、二肋骨面；后面左右各一组肩胛提肌和斜方肌起于横突后缘，止于肩胛骨和肩峰。在腰椎左右各一组腰大肌，起于第12胸椎及所有腰椎横突前缘，止于股骨小转子；背后是竖脊肌，起于胸腰椎的所有横突后缘，止于髂嵴。表明脊柱每一椎体的两侧都有对称的肌肉群，其运动动力，维系着轴心产生伸缩、伸屈、左右侧屈和轴向旋转八大活动度。脊椎的各种运动是由各组肌群有序、协同地收缩、牵张作用的结果。脊椎上的肌肉起点大都是附着在椎体横突的前缘和后缘，而肌肉另一端的止点，颈椎则分别在肋、肩上，腰椎的肌肉止点在股骨小转子、髂嵴上。由此，我们可以清楚地看到颈椎的运动与肩有关联，腰椎的运动与髋、股骨有关联，把人体的脊柱与躯干、四肢联系为一

个整体。即人的每一部位的运动，最终都是全身协调运动的结果。这为我们认识、掌握脊柱运动技术，提供了脊柱运动的动力学和解剖学基础。

因此，要做到腰为轴枢，同时还要身械协调，即以杖为导引，注意上下、左右、前后的周身整体性配合的运动原则。因此，"腰为轴枢，身械协调"，两者是相辅相成、互为条件的。这既符合脊柱运动的解剖学结构和动力学基础，又符合太极养生杖阴阳学说的理论依据思想。即局部与整体相互之间的密切关联性。所以，腰为轴枢，说明腰部的运动变化，对于人体上下整体的运动方式，其影响是非常关键和重要的。有道是"失之毫厘，差之千里"，外形看似一样，其练功效果却相去甚远。

三、太极养生杖的脊柱侧屈技术要领

在太极养生杖功法中，第三式风摆荷叶有脊柱的侧屈运动。动作时以杖引导，在体前划半圆，引导躯干成脊柱侧屈；头部随杖向体侧划圆转动，做到百会向上虚领、收下颌，注意胸、腰、髋的位置，即胸、腰或髋关节切勿扭转，同时当风摆荷叶的杖运行、停在体侧定住时，在上方的上臂注意贴耳，左右两肩切勿一前一后，以免改变胸部的朝向，使手臂、胸、腹、胯在一个立体的平面上。实现"风摆荷叶"这一式对于整个脊柱侧屈运动的练习效果，即有效地刺激任督两脉、冲脉和胆经。但是，在大众练习太极养生杖这一式的时候，经常会出现胸、腰、髋相对扭转有角度的位置变化，至使脊柱变为转动运动形式，改变了胸、腰、骶椎周围附着肌肉的收缩和被伸拉的关系，技术动作变形，因而改变了风摆荷叶的贯穿脊柱上下的侧屈伸拉的目的。由此，也就削弱或丢失了这一式的练习功效。

四、太极养生杖的脊柱拧转技术要领

太极养生杖第四式船夫背纤，是一个贯穿头、腰、腿、脚上下一体的拧转和伸拉的运动练习。在实践中，练习者经常存在胸、腰、髋转动不到位，使整个脊背拧转不过来，或者不到位。其原因是练此动作时，胸部状态太紧张、僵硬，甚至挺胸、塌腰、翘臀，并仰着下巴转头。根据整脊学的研究理论，当颈椎、胸椎、腰椎的曲度有增大变化，最受影响的是椎体的旋转度。因此，当练习者挺胸、塌腰时，使其腰曲的曲度变化增大，致使限制了转腰的幅度。另外，转头时下巴颏上扬，也不利于腰椎的拧转幅度。因此，练习此式时，注意以杖引导贴身立圆转动，以杖导引、转腰带动转髋，眼随杖走，转头→拧转腰→转髋，完成船夫背纤。这是一个相互关联的、一气呵成的拧转过程。所以，要注意胸、腰部位的正确技术要求，尤其是仰下巴、挺胸、塌腰致使其椎曲产生微细变化时，将会影响船夫背纤一式贯通上下的整个脊柱拧转技术的发挥。

　　练习健身气功的过程，有初级阶段、中级阶段、高级阶段之分。不同的阶段，对于意、气、形三方面的练习侧重点，各有侧重，同时也因人而异。一般情况下，初级阶段的练功者，首先要注重功法运动技术的规范性。在习练太极养生杖功法时，要很好地利用以杖引导的练功方式，注意各式运动的头、臂、腕、腰、腿、踝的技术细节变化。这决定了能否很好地发挥太极养生杖器械功法的更大功效和作用。

　　太极养生杖功法对于人们的颈、腰椎的调理，有着很好地修正和塑型作用，这在大众的健身实践中，已得到了许多事例的验证。颈、腰椎病痛是现代人的常见病种之一，其患病年龄也已趋于年轻化。因此，搞清楚、弄明白每一功法脊柱运动的规范化技术要领和机理，有着非常重要的作用和意义。

健身气功·太极养生杖中医理论诠释

钟 伟 胡文莉

中医认为，太极养生杖取意"太极"阴阳和合、天人合一、内外相谐的传统文化理念，以杖通阴阳表现功法特征，有利于促进全身气血运用、增强体质、协调各脏腑的功能。本文旨在运用中医基础理论对健身气功·太极养生杖功法及健身效应进行诠释。

预备势

本式能起到精神集中，安定神智的作用。两脚与肩同宽站立，两腿自然伸直，百会向上虚领，有利于督脉的气机畅通，从而达到全身放松的状态，下颌微收，沉肩、虚腋、松腰、敛臀、凝神静气，思想专注。《素问·上古天真论》云："虚邪贼风，避之有时，恬淡虚无，真气从之，精神内守，病安从来。"正是导引锻炼的指导思想和基本原理。这样有利于体内气机正常有序的升、降、出、入，从而给体内创造一个稳态的内部环境。

以杖引导动作，使人心静体松，排除杂念，使调身、调心、调息三调合一。《素问·上古天真论》中记载："余闻上古有真人者，提挈天地，把握阴阳，呼吸精气，独立守神，肌肉若一，故能寿敝天地，无有终时，此其道生。"呼吸与动作相配合，有利于排出体内浊气，吐故纳新。

第一式 艄公摇橹

本式具有养心安神、疏通上肢经络的作用。随着手腕有节律地屈伸运动，可以有效地刺激腕部的原穴。《灵枢·九针十二原》云："五脏有六腑，六腑有十二原，十二原出于四关，四关主治五脏，五脏有疾当取十二原。"原穴一方面可以判断脉气的盛衰现象，可以诊断脏腑病情，另一方面是人体生命活动的原动力，为十二经脉维持正常生理功能之根本。对手少阴心经、手厥阴心包经、手太阴肺经有一定的刺激和疏导作用。心与小肠相表里、心包与三焦相表里、肺与大肠相表里。因此，有助于收到养心益肺、润肠化结、通调三焦的疗效。

有节律地、柔和地屈伸手腕动作还有利于缓解腕部肌肉的过度紧张，减少因工作、生活造成腕部周围肌肉或肌腱产生劳损的程度。达到疏通上肢经络，缓解疲劳的作用。

第二式　轻舟缓行

本式具有促进水谷运化、消食导滞、疏肝利胆、通调膀胱、防治肩周病的作用。划桨撑船，突出了手腕的旋转，进一步加强了对手三阴、手三阳经络的刺激程度。对肺经、心包经、心经、大肠经、小肠经、三焦经的经气有一定的刺激作用，对呼吸系统、消化系统、循环系统的疾病有很好的效果。

踝关节的屈伸动作有助于加强对足三阴、足三阳经络的刺激程度，对肝经、膀胱经等经气有调节作用，有利于疏肝利胆、通调膀胱等。此外肩部的圆转运动有利于防治肩周病，缓解肩部病痛。

第三式　风摆荷叶

本式具有疏肝利胆、平抑肝阳、促进全身气血通畅运行的作用。"风摆荷叶"主要是身体侧屈，通过对胆经、冲脉和任督二脉等重要经脉有效的刺激，胆经循行于人体的两侧，随着杖向体侧屈，肝又和胆相表里，所以可以疏肝利胆，平抑肝阳。"腹为阴，背为阳"，任脉循行人体前正中线上，有"阴脉之海"之称，刺激阴脉有调节人体阴经气血作用。督脉循行人体后正中线上，有"阳脉之海"之称，刺激督脉对全身阳经气血能起调节作用。疏通任督二脉可促进全身气血通畅，人体更加健康。其次，根据中医整脊学实践及理论，脊柱左右侧屈动作可以有效地预防或调理脊柱的生理弯曲度不对称、不平衡等现象，有效地避免脊柱在形态上的不良变化，从而提高人体的生活质量。

第四式　船夫背纤

本式具有祛风散寒，有效的解除颈、肩、背痹痛，调理脏腑机能的作用。"船夫背纤"左右转头，可以有效的刺激人体的大椎穴（大椎穴为六阳经的交会穴，位于第七颈椎棘突下，后背正中线上），操作方面，人体自然站立，两手环握杖置于肩上，从大椎穴沿颈椎向上滚动至玉枕穴，再滚动返回大椎穴，具有益气壮阳的功效。用按摩杖按压肩井穴（大椎穴与肩峰连线的中点），左弓步背纤时，重点按压右肩井穴，右弓步背纤时，重点按压左肩井穴，同时上下肢动作和呼吸协调配合，有利于促进全身气血运行，增强体质。

中医学认为，拧腰、伸膝、蹬脚的背纤动作，既可以增强腰关节、髋关节、膝关节、踝关节的活动度，又可以加强腰腿肌肉的弹性和灵活性，使得人体的机能更加强壮；进一步有效刺激任督二脉、带脉以及足三阴、足三阳诸经络，加强全身气血运行，强腰固肾。"肾为先天之本"，肾主骨生髓，所以说腰好了肾自然就好了。

第五式　神针定海

本式具有益气养神、培元固本的作用。《易筋经》指出："精气神无形之物也，筋骨肉有形之物也，必先练有形者为无形之佐，培无形者为有形之辅。若专培无形而弃有形则不可，练有形而弃无形则更不可。所以有形之身必得无形之气相依而不相违，乃成不坏之体。"对气的导引和调控，应遵循气在人体生命活动中的规律，即升降出入。"神针定海"以杖导引行气，意气相合，想象捧天地泰和之气，内气外放，外气内收。因为当人的生命活动处在外开（如呼气或向外发力）状态时，人体内的气随着开而外出，使体外的气层的范围扩大；当人的生命活动处于内收（如吸气或向内收力）状态时，人体内的气向内集中，体外的气则随之入内，使体外之气层的范围缩小，气由百会灌入丹田，有易于养神、培补和养护丹田的元气，提高练功效果。此外，手腕随杖的旋翻运动，弥补了日常工作中多是屈伸活动的不足，对预防手腕损伤有积极的作用。

第六式　金龙绞尾

本式具有强腰膝、疏导肾水代谢的作用。本式高歇步时，后交叉腿膝抵压前小腿后的承山穴（承山穴位于小腿后面正中，委中与昆仑之间，当小腿或足跟上提时腓肠肌肌腹下出现尖角凹陷处），主治痔疮、脚气、便秘、腰腿疼痛等病症。可重点刺激膀胱经。中医经络学认为，膀胱经与肾经相表里，故此式有利于疏导肾水的代谢，有排毒的作用。以腰为轴左右转体，有效地刺激了带脉。带脉循行起于季胁，斜向下行到带脉穴，绕身一周。带脉能约束纵行之脉，足之三阴、三阳以及阴阳二跷脉皆受带脉之约束，以加强带脉与经脉之间的联系。因此带脉管束人体上下经脉的通行，有利于全身经脉之气的调畅，带脉还有固护胎儿和主司妇女带下的作用。

低歇步对下肢柔韧、平衡、力量控制能力提出了更高要求。此式有利于加强中老年人下肢肌肉的力量，提高平衡能力，对减少小腿肌肉痉挛有一定作用。

第七式　探海寻宝

本式具有温补肾阳、疏通任督二脉的作用。"探海寻宝"左右转体、转头以及体前屈的抬头、塌腰，可以有效地刺激任督二脉和带脉。根据中医理论，任督两脉原属于奇经八脉，因具有明确穴位，医家将其与十二正经脉合称十四正经脉。任脉主血，为阴脉之海；督脉主气，为阳脉之海。也就是说，任督两脉分别对十二正经脉中的手足六阴经与六阳经脉起着主导作用。当十二正经脉气血充盈，就会流溢于任督两脉；相反的，若任督两脉气机旺盛，同样也会循环作用于十二正经脉。故曰："任督通则百脉皆通。"任督二脉以人体正下方双腿间的会阴穴为起点，从身体正面沿着正中央往上到唇下承浆穴，这条经脉就是任脉；督脉则是由会阴穴（也有人说是长强穴）向后沿着脊椎往上走，到达头顶再往前穿过两眼之间，到达口腔上腭的龈交穴。任脉主血，督脉主气，为人体经络主脉。任督二脉若通，则八脉通；八脉通，则百脉通，进而能改善体质，强筋健骨，促进循环，达到健身目的。两膝伸直、俯身前屈、塌腰，可以有效地拉伸大腿后部肌肉群，提高下肢柔韧性，有利于缓解腰背部肌肉的疲劳和肌紧张。

第八式　气归丹田

本式具有引气回收、培补丹田、增补元气的作用。两腿伸直，自然站立；两手向丹田处收拢，随即两臂自然分开垂直体侧；目视前方。《仙经》曰："脑为髓海，上丹田；心为绛火，中丹田；脐下三寸为下丹田。下丹田，藏精之府也；中丹田，藏气之府也；上丹田，藏神之府也。"古人称精、气、神为三宝，视丹田为贮藏精气神的所在，因此很重视丹田的意义，把它看作是"性命之根本"。意守丹田，是练功人将意念集中并保持在丹田部位的练功方法，是众多意守方法中的一种。更确切地讲，这种方法属于意守自身部位类中的意守穴位法。但实际练功时，人们是无法将意念仅仅守在一个穴位上的，只能意守在以穴位为中心的一个范围内。因此，本式功法具有以意行气、引气回收、壮元气、调和阴阳的作用。

收　势

以上八节功法，通过以形带意，以意领气，引导全身气机的升、降、出、入，促进机体协调运动，精神集中，意念与天地交流乐融融，由动复静，巩固丹田元气使身心调节到最佳的放松和平衡的状态，达到强身健体的目的。

总之，太极养生杖的运动理念，以杖导引，引气运行，养神为先，以形相随，形神统一。此导引法以循经导引、行意相随为主要特点，从而达到形、气、神三位一体的练功境界。在运动的过程中，主要强调以腰为轴进行拧、转、屈、伸等全方位运动，并通过腰部动作，可有效地刺激任督二脉进行运动。腰为肾之府，肾为先天之本，通过正确的腰部运动，配合呼吸、意念，可以有效地强腰固肾，健脾和胃，扶元正本，促进全身气血流畅，调节人体的阴阳平衡，增强健身、健美、健康的目的。

健身气功·导引养生功十二法 (站式) 中医理论诠释

荀军锋

中医认为，导引养生功十二法是把导引与养生、肢体锻炼与精神修养融为一体的功法，具有祛病强身、延年益寿的功效。本文旨在运用中医基础理论对健身气功·导引养生功十二法 (站式) 及其健身效应进行诠释。

预备势

本式能起到专一精神、调动内气的作用。

并步站立，周身放松。《素问》曰"恬淡虚无，真气从之"，所以放松有利于体内气机正常有序地升、降、出、入，给体内气机创造一个稳态的内部环境。

两眼轻闭或平视前方，目不乱视，可使心神内敛。舌抵上腭，上下牙齿相合，交通任督二脉，有利于自身气机更好地运转。默念练功口诀，目的是"安定、止息虑杂念"，也是自己给自己组一个宁静平和的场，使自己与其融合，从不练功状态通过调身、调心使之进入精神专一境界。两手叠于丹田，有利于把意念与气收回到丹田，使其不外放，进而更快地进入练功状态。

第一式　乾元启运

本式具有生发肝气、摄纳肾气、疏通上肢经络的作用。

随着吸气，提肛收腹。提会阴是指封闭下面窍门防止真气外泄，是一种回春术，有延缓衰老之效，也可以使呼吸能下达下焦进入肾中。中医认为，"肾为气之根"，"肾主纳气"，此法有助于治疗肾不纳气之虚喘证。《素问·刺禁论》曰："肝生于左。"随着两臂的上升，眼看左掌，可以调动下焦气机，从左升起，起到滋水涵木的作用。

两臂内旋，可以加强对神经、骨骼、肌肉、关节的刺激，中医理论认为，有规律地旋臂，可以加强对手部各条经脉上五腧穴的刺激，进而有利于加强心经、心包经、肺经和与其相表里的小肠经、三焦经、大肠经的经气的流通，因此有助于收到强心益肺、润肠化结、通调三焦的效果。意守丹田，便于启动丹田中的气机，也便于排除杂念，净化大脑，又有助于补中益气，扶正培本，进而提高身体的抵抗能力。

第二式　双鱼悬阁

本式有强腰固肾、补益肺气的作用。

《素问·脉要精微论》："腰者，肾之府。"中医理论认为，肾的生理功能是藏精、主骨、生髓，为先天之本，生长发育之源，同时肾主水、主纳气。本式以腰为轴带动身体旋转，可起到强腰固肾的作用，从而增强机体功能。

两臂的内旋外旋，可以对手部穴位进行刺激，对肺经、心包经、大肠经、心经、三焦经、小肠经的经气有一定的刺激作用，对呼吸系统、消化系统、循环系统的疾病有很好的疗效。太渊为手太阴肺经的原穴。中医理论认为原穴是人体生命活动的原动力，为十二经脉维持正常生理功能的根本。捻太渊穴，可强化肺经气机的流动，起到预防和治疗肺部疾病的效果。

第三式　老骥伏枥

本式具有补益心肺、清心降火的作用。

本式握拳时中冲抠劳宫，可达到"以指代针"刺激穴位的目的。祖国医学认为，中冲和劳宫是心包经上的穴位，而心包经主治心、心包、胸、胃、神志病，以及经脉循行经过部位的其他病证，劳宫五行属火，因此，中冲点抠劳宫有助于清心降火，有益于提高心功能，对高血压、冠心病有一定缓解效果。屈腕成勾手和叠腕、卷指的动作对太渊、大陵、神门有按摩作用，对心肺疾病有很好的疗效。

手太阴经与手阳明经相表里，少商与商阳相接，可使两经经气更好地交通，进而加快新陈代谢，舒张血管，加强血液循环，可防治循环系统和呼吸系统的疾病。

第四式　纪昌贯虱

本式具有宽胸理气、交通心肾、开窍醒神的作用。

本式拉弓射箭有助于舒胸畅气，调和心肺，利心肺之气，充分发挥"肺主一身之气"的功能。胸中宗气充沛，则全身之气升降调和，脏腑气化活动旺盛，使整个机能状态也得以向有利的方面发展。

中医学认为，足少阴肾经起于足心涌泉穴，止于俞府穴。涌泉穴属足少阴肾经之井穴，其解剖位置有别于其他井穴，是心肾两经的相接点。因此，脚跟侧蹬捻动涌泉，就是要激活肾经的源头，激发肾经之经气，滋阴补肾，固肾壮腰。肾主骨生髓，脑为髓窍，脑髓充则思维清晰，反应灵活。

另外，涌泉为开窍醒神、交济心肾之穴。实火炽盛能釜底抽薪，虚火上炎可壮水制火，故此穴常用于治疗与心肾有关的肺、心、肝、脑病及咽喉、舌等经脉循行经过部位的其他病证。

第五式　躬身掸靴

本式有疏通督脉、温补肾阳的作用。

本式主要是以人体前躬为主，作用于腰部和贯脊属肾的督脉。中医经络学认为，督脉属于奇经八脉。起于胞中，下出会阴，后行于腰背正中，循脊柱上行，经项部至风府穴，进入脑内，再回出上至头项，沿头部正中线，经头顶、额部、鼻部、上唇，到唇系带处。督脉起一身之阳气，总督一身之阳经，六条阳经都与督脉交会于大椎，督脉有调节阳经气血的作用，故称为"阳脉之海"，总督一身阳经气血。督脉主生殖机能，特别是男性的生殖机能。人体前躬是对脊柱和督脉的锻炼刺激，对全身阳经的气血起一定的调节作用，也有助于滋养肾阴、温补肾阳、纳气归肾、固肾壮腰。

第六式　犀牛望月

本有疏通颈腰部经络、畅通三焦的作用。

本式通过颈部的扭转运动，能疏通颈部经络，使清阳得升，濡养脑部，从而达到提神的效果，又能预防颈椎病。以腰带动两臂旋转，既能起到强腰的作用，又能牵拉机体两侧经脉，还可以按摩五脏六腑，增加平衡感，保持脊柱、关节灵活。同时，两臂旋转，能畅通手三阴经与手三阳经，有助于强心益肺，通调三焦，润肠化结。

第七式　芙蓉出水

本式有强腰膝、益肺肾的功效。

中医理论认为肾主腰膝，两腿下蹲成盘根步，能疏通足三阴经和足三阳经，有助于和胃健脾、疏肝利胆、固肾壮腰。《灵枢·九针十二原》说："五脏有疾也，当取十二原穴。"翘腕，可对腕上的原穴进行刺激按摩，对心肺疾病的康复有一定疗效。同时配合手掌上托下落，发"呬"字音，能增加气机的升降，有助于肺气的宣发肃降。

第八式　金鸡报晓

本式有调理肾脏、疏导三焦的功效。

本式脚跟拔起，压迫涌泉，有助于激发、启动足少阴肾经的经气，有滋阴补肾的功效。两掌成勾上摆，变掌下按时，刺激手三阴经、手三阳经的井穴，可通经活络，颐养心肺，疏导三焦。

根据中医阴阳、五行及脏象理论，"嘘、呵、呼、呬、吹、嘻"六字分别与肝、心、脾、肺、肾、三焦相对应。呼气时轻吐"吹"音，有泄出肾之浊气，调理肾脏功能的作用。

第九式　平沙落雁

本式有交通心肾、清心安神的作用。

中医认为劳宫穴位于心包经，意守劳宫，有助于通调心包经经气，有舒缓心脏的作用。两腿屈伸、下蹲盘根，有助于畅通足三阴经和足三阳经，提高脾、胃、肝、胆、肾、膀胱的机能，同时身体起落，可以使心气下降，达到心肾相交、水火既济的效果。

根据《修习止观坐禅法要》所载的"呼吸六字诀""心配属呵肾属吹……"可知，"呵"音与心相配属。又根据《修龄要指》中《延年六字总诀》所说"心源烦躁急须呵，此法通神更莫过。喉内口疮并热痛，依之目下自安和"可知，吐"呵"音可起到清心安神的作用。

第十式　云端白鹤

本式有畅通三焦、滋阴补肾、健脾和胃功效。

脚趾上跷，压迫足少阴肾经井穴涌泉，有助于激发启动肾经经气，有滋阴补肾的作用。大包属足太阴脾经，合谷属手阳明大肠经，合谷捻大包，有助于润肠化结、和胃健脾的作用。《难经·六十六难》说："三焦者，原气之别使也。"《素问·灵兰秘典论》曰："三焦者，决渎之官，水道出焉。"两手头上抖腕亮掌，有助于激发手少阳三焦经经气，达到通调三焦、疏通水道的作用。

中医理论认为，"井"穴多位于手足之端，喻作水的源头，是经气所出的部位，即所出为"井"。而井穴又是手三阴、手三阳、足三阴、足三阳分别交会之处，即手三阴止于手指端，手三阳起于手指端，足三阴起于足趾端，足三阳止于足趾端。叠腕、卷指、弹甲为有节奏地活动手指和足趾，既有利于启动、激发全身经络的气机，使其畅通，促使气血周流，收到"通则不痛"的效果，又有利于维护机体阴阳左右平衡，从而实现"阴平阳秘，精神乃治"的目的。

第十一式 凤凰来仪

本式有发动真气、调节脏腑功能的作用。

转身旋臂，有助于畅通任督及手三阴、手三阳经脉。中医理论认为，原穴是脏腑原气经过和留止的部位，某一脏腑的病变，往往反应于该经的原穴上，"五脏有疾，当取之十二原"，说明原穴对防治内脏疾病起到重要的作用。手腕、脚踝为原穴所在之处，屈腕成勾手，上步时绷脚，落步时勾脚，对手足三阴和手三阳经之井穴、原穴产生良性刺激，有助于改善各脏腑的功能。吐"呼"音，泄出脾胃之浊气，有和胃健脾、发动真气的作用。

第十二式 气息归元

本式有引气归原、培补元气的作用。

"关元"，位于任脉之上，它是足三阴经于任脉的交会穴，又是小肠的募穴。关元穴位于脐下3寸处，古称玄关。它就像人身体的一个阀门，将人体元气关在体内不泄漏，是男子藏精、女子蓄血之处，是人身上元阴、元阳的交汇之处，也是元气的关隘，所以叫"关元"，是我们固气保健的要穴。集中精神，意守采气归关元。两掌内收回抱，引气归关元，有助于补中气、壮元气、滋养脏腑、平调阴阳。

收 势

本式有滋补肾精的作用。

《素问·宣明五气篇》说："五脏化液……肾为唾。"清张志聪注解说："肾络上贯膈入肺，上循喉咙夹舌本，舌下廉泉玉英，上液之道也。"是指肾脏之液，通过肾经，达舌下金津、玉液二穴，分泌而出，乃为唾。精神集中，意守金津玉液，待口中津满，而后咽下，有补养肾精的作用。

"自己跟自己过不去"

——习练导引养生功十二法体会

佟蕴华

每当笔者习练导引养生功十二法"纪昌贯虱"和"犀牛望月"的脚步动作时，就会想起一句话——"自己跟自己过不去"。这句话既经典又形象，让我牢牢记住，并且迅速掌握了这种步型，从中获得了很好的健身效果。

该动作具体做法如下（以左势步型为例，不含手部动作）。

①身体下沉（沉得多步伐才能开得大）；

②重心移至右脚，左脚向左开一大步（相当于本人三脚长），右腿弯曲，左腿伸直，两脚尖皆向前；

③重心左移（切忌不可站起，由马步过度），使左腿弯曲，右腿伸直；

④向左大幅度转腰的同时，右脚以脚掌为轴，脚跟往外蹬，使右脚尖指向左脚弓内侧，右脚踏实，脚跟不可掀起，右腿伸直，两脚呈丁字型出现。这就是"自己跟自己过不去"！别小看这一步型，它的作用可真大！

①可使腰、胯、膝、踝关节周围的肌肉、韧带等软组织受到牵拉，在紧张和放松的反复缓慢交替中活动，有助于改善周围的血液循环、松解粘连，缓解或消除疼痛。

②《黄帝内经》说"五脏有疾，当取之十二原"，说明原穴治疗内脏疾病的重要性。而人体的十二个原穴均在腕、踝附近，本势对应的在踝关节附近的原穴有足厥阴肝经的太冲、足太阴脾经的太白、足少阴肾经的太溪、足少阳胆经的丘墟、足阳明胃经的冲阳、足太阳膀胱经的京骨。

多次对踝关节有规律地运动，实际上就是对这些原穴的自我按摩，起到以指代针的作用。特别像笔者这样曾经半瘫过的踝关节、大腿肌肉，由特别僵硬、走路和活动不便，经过无数次"自己跟自己过不去"的锻炼，其效果特别好，基本上恢复病前的状态。

③在人体的趾端有被喻作水的源头的井穴，它们是涌泉（足少阴肾经）、大敦（足厥阴肝经）、隐白（足太阴脾经）、至阴（足太阳膀胱经）、窍阴（足少阳胆经）、厉兑（足阳明胃经），经常有规律地捻动，可以启动、激发全身的经络畅通。特别是对涌泉穴的捻动，更是收到加快血液循环、改善肾功能、使全身机能旺盛的效果。因为涌泉是我们生命的泉眼，为足少阴肾经的起源，在人体的最低位置，可视为"地"。肾经脉气由此出发，犹如地下泉水奔涌而出，故名涌泉。肾属水，而肾是人的先天之本，是我们身体的根基，肾水起于涌泉，经常捻动涌泉，激活生命的活水源头，可以使衰老一步步推迟，它是人体健身长寿的大穴之一。

④经常"倒行逆施"，即做些与常规相反的动作，就是"自己跟自己过不去"，可以让不经常活动或活动不到的肌肉以刺激，迫使它加快血液循环，进而能促使机体微妙的平衡。该动作非常不自然而且很别扭，但在做该动作时，必须思想集中，不能开小差，于是更加要"万虑抛"，一心只在练功中。

笔者决心将"自己跟自己过不去"坚持下去，争取在功法、功理上得到更大的提高和进步。

健身气功·十二段锦中医理论诠释

王　斌　张丽霞

健身气功·十二段锦作为国家体育总局编创推广的新功法之一，将按摩、导引、入静等方面融为一体，具有祛病强身、延年益寿的功效。这里，用中医理论对其功理功法和效果进行论述，以进一步增进大家对这一功法的认识和理解。

预备势

本式由并步站立转为坐式，需要四肢协调配合，端身正坐，调匀呼吸，宁心调身，为练功做准备。

第一式　冥心握固

本式具有疏肝理肺、培补元气、凝神静气的功效。

两臂斜上举，能舒展胸之气机；两掌拢气下按，气归丹田，同时百会上领，使脊柱拉伸，气血通畅。

通过两臂上举下按，可以起到疏肝理肺的功效。握固可以摄魂固精，正气存内，使外邪不侵。《素问·上古天真论》所谓："恬淡虚无，真气从之，精神内守，病安从来。""独立守神，肌肉若一，故能寿敝天地，无有终时，此其道生。"冥心时神意内守，形神合一，从而达到培补元气，凝神静气的目的。

第二式　叩齿鸣鼓

本式具有益肾固精、醒脑聪耳的功效。

伸臂转掌变通天指掩实耳孔，静听默数，自然呼吸，叩齿宜轻，略带咬劲，嘴唇轻闭。《河间六书》："双手闭耳如鼓音，是谓鸣天鼓也。"十指扶于枕骨后，借助食指弹力以鸣天鼓。

中医理论认为，肾开窍于耳，耳通于脑，脑为髓之海，髓海赖肾的精气化生和濡养；齿为骨之余，肾主骨。叩齿与鸣天鼓反复练习，可以益肾固精、调补肾元、充养脑髓、醒脑聪耳。

第三式　微撼天柱

本式具有活动颈椎、升发阳气的作用。

两臂外展，内收合拢按于体前，均以腰部为轴；转头时，上体不动，百会虚领，配合两手向反方向下按，形成牵拉之力；抬头时，下颌用力。

"天柱"指整个颈椎。中医理论认为，大椎穴位于督脉之上，手足三阳经均会此穴，通过左右转头可活动颈部，刺激大椎穴，转腰、旋臂锻炼脊柱，从而起到升发手足三阳经及督脉阳气，防治颈肩部疾病的作用。

第四式　掌抱昆仑

本式具有畅通三焦、调节脏腑功能的作用。

两肩外展，双手交叉抱于头后，做到舒胸展臂；左右侧倾身时，两肘反向牵引，充分抻拉胁肋部。低头时，立身，收紧下颌，抬头时，挺胸塌腰，使颈部得到刺激。

《白虎通义》中说："三焦者，包络府也，水谷之道路，气之所终始也。"两手上举，可使"三焦"通畅，起到疏通气机、运行水液的作用。中医理论认为，肝胆经布两胁，左右侧倾身可刺激肝经、胆经，起到疏肝利胆的作用。抱头下拉颈部及上托下颌，可刺激大椎穴，疏通任督二脉，刺激膀胱经的背腧穴，调理相应脏腑的功能。

第五式　摇转辘轳

本式可畅通心肺、温肾助阳。

本式模仿摇辘轳动作，单摇时以腰为轴，带动肩腕旋转；双摇时食指根节点揉肾腧穴，以肩为中心画圆；交叉摇时以腰带臂绕立圆，两肘前后摆起要一致。

本式动作可刺激手三阴三阳经、督脉、膀胱经、背腧穴，调理相应脏腑，有畅通心肺、益肾助阳的功效。可强壮腰脊，防治肩部和颈椎疾患。

第六式　托天按顶

本式能疏通上肢及督脉经气。

两掌上托时，伸臂展腰，使躯干与上肢保持垂直，抻拉两胁，膝关节挺直，绷平脚面。两掌下按时，腰要直，百会上顶，膝关节挺直，勾紧脚尖。

两臂上举可抻拉脊柱、两胁和肩部，从而畅通三焦，升发肝气，调畅脊柱及手三阴三阳经气机。

第七式　俯身攀足

本式有强壮腰肾、升发阳经气机的作用。

两手抓脚趾，抬头时，下颌主动向上用劲、挺胸；下颌内收时，颈部向上伸展、塌腰、膝关节伸直，脚尖勾紧，从而刺激任脉、督脉、带脉等多条经络，可锻炼脊柱、颈椎和腰背部肌肉。

中医讲"腰为肾之府"。《黄帝内经·素问·脉要精微论》："腰者，肾之府，转摇不能，肾将惫矣。"本式功法，通过"两手攀足"运动，脊柱大幅度前屈后伸，可刺激人体先天之本——足少阴肾经。可达到"滋肾阴、补肾气、壮肾阳、理胞宫"的效果。其次，还可刺激脊柱督脉及脊旁的膀胱经，打通阳经气机，能发挥阳经经气的温补作用。

第八式　背摩精门

本式具有温通经络、补肾益气的功效。

身体前俯，两臂后伸，然后向前合拢，起身，两掌合于胸前，使气聚胸中；两手下按，在腹前摩掌。两手转至后腰，连续摩擦后腰。

《修真十书·钟离八段锦法》："精门者，腰后外肾也。"中医理论认为，肾腧穴具有温肾填精、调理下元、通利耳窍、通络止痛的作用。摩擦后腰，可按摩肾腧穴，达到温通经络、补肾益气的功效，有防治腰痛、下肢无力、阳痿、痛经等效果。

第九式　前抚脘腹

本式具有疏肝健脾、交通心肾的功效。

两手在脘腹按摩，配合逆腹式和提肛呼吸，能充分锻炼腹部、会阴部及肛周肌肉。

逆腹式呼吸能交通心肾，提肛呼吸可以补肾壮阳，固精益气；两手按摩腹部，可起到疏肝健脾、调和气血的功用。

第十式　温煦脐轮

本式具有固本培元、益气强身之效。

两手扶于脐部，凝神调息，意想脐轮，用意要轻，采用顺腹式呼吸法，身体中正。揉按腹部时，劳宫对准肚脐，柔和缓慢，呼吸自然。

清代张振鋆《厘正按摩要术》中说："脐通五脏，真气往来之门也，故曰神阙。"中医理论和传统气功认为，神阙是经络系统奇经八脉中任脉的一个重要穴位，为人体生命之根。《素问·刺法论》中说："道贵常存，补神固根；精气不散，神守不分。"意守神阙可以益气强身，固本培元，调节阴阳平衡。揉按腹部可疏通下焦经络、调和气血。

第十一式　摇身晃海

本式可畅通任督二脉，强壮腰肾。

上体摇转时，要百会虚领，拉直脊柱，速度均匀，圆活连贯，幅度合适。内视会阴，精神内守，引气归元。

会阴穴，位于二阴之间，且为任、督、冲三脉之会，故名。意守会阴能疏通体内脉结，促进阴阳气的交接与循环，畅通任督二脉，对调节生理和生殖功能有独特作用。提会阴可封闭下窍，防止真气外泄，延缓衰老，也可以使呼吸能下达下焦进入肾中。摇晃脊柱可强壮腰脊，对腹腔脏器有良好的按摩作用，可刺激其活力，改善其功能。

第十二式　鼓漱吞津

本式有滋润五脏、平衡阴阳的功效。

两手握固，置于大腿根部，意想口中生津。舌口腔内及齿外搅动要圆活连贯。鼓漱后意想津液送入丹田。

李时珍指出：“津液乃人之精气所化。”津为肾之液，精盈则肾水上升，化为津液，津液再予咽下，能润心，使心火免于过盛，水火相济，阴平阳秘谓之“自饮长生酒”。鼓漱吞津可以振奋脾胃消化功能，滋肾水以养五脏，使内热平，虚火降，心肾交泰，达到祛病强身、益寿延年之效。

收　势

本式具有引气归元、恢复常态的作用。

两腕交搭前撑，闭气、背向后倚时，握紧双拳，收腹提肛；两掌下落时，周身放松。起身时要借助手脚的撑力，顺势站起，控制住重心，保持动作的连贯、稳健。

通过上述各节功法，对头肩臂腰腿分别进行锻炼，可调节全身气机的开合出入，促进机体形气神的协调统一。最后收势导引动作并配合呼吸，收气静养丹田，进而使练功者逐渐从练功状态恢复到正常状态。

形气神兼修共养

——健身气功·十二段锦习练体会

张彩琴

健身气功·十二段锦集按摩、导引、观想等传统气功方法为一体，具有"意形相随、动息相合，动静相间、形神共养，强调伸展、注重按摩"的特点。习练者于功法演练中正身端坐，体态庄严，姿势优美，舒展圆活，犹如一幅精美华贵、连绵不断的画卷，令人不知不觉进入形气神合一的气功态。本文仅属个人练功体验，有关动作中的一些感受，均来源于清净之心，是习练中实际生发的，并不需要大脑想象。只要长期坚持练功，自然而然会有诸多练功体验，切勿有意感觉，或有意模仿。健身气功三调的核心是调心，目的是要大脑得到充分的休息，若大脑用于故意体会，反而扰乱了心神，不利于进入健身气功入静状态，进而影响到健身气功养生功效。

预备势——正形调息安神

两脚并步站立，两膝微屈，两臂自然垂于体侧，打开肩胛骨，两肩随即下沉，并带动全身放松。呼吸自然，面带微笑，排除杂念，大脑轻松明快，自然而然进入身心合一的气功站桩状态。站桩时间虽然很短，不到1分钟，却是整个练功过程的基础，能够帮助我们在习练时，很快进入形气神协调统一的气功入静状态。缓缓屈膝下蹲，两手五指头撑地，内劲贯注掌心及十指。正身盘坐，两掌扶于两膝内侧，调整呼吸，身心松静自然，面容安详，神态自若。

第一式　冥心握固——物我两忘

意到十指，以手指领动两臂外旋向斜上方缓缓举起，即梢节起、中节随、根节追。手臂有托物之意，促使动作柔和舒缓圆满完成。两臂上举及两掌下按时，立项竖脊，百会周围内气运行活跃，产生轻微上顶之劲，这是由于百会穴基本疏通，内气引发的内劲不断撞击其周围经络形成的，而非头向上顶产生的蛮力，也不是假想中的上顶之力；两手握固置于两膝内侧，两眼垂帘，端正身型，肩胛骨渐渐松开、拉伸，带动两肩微沉，同时松腹松腰，脊柱节节松开，胸部虚含松空，心胸顿然开阔，胸怀坦荡。此时，脑无所想，心无所忧，呼吸之气直达丹田，气机开始宣发，形气神逐渐协调统一，有助于达到"物我两忘"健身气功最高层次的入静状态。冥心握固可起到静心、养性、消除烦劳、平抑上逆的肝气、调理心肺、中和全身气血、使人心情舒畅等养生功效。

第二式　叩齿鸣鼓——固齿聪耳明目

　　两臂内旋向体侧平举，与肩同高时，肩胛螺旋式向两侧打开，带动两臂外旋，推动内气由肩胛经肩、肘、腕直达十指尖，利于打通手三阴三阳经之井穴。两臂缓慢屈肘，意在两手中指，内劲直达中指尖，掩实耳孔。叩齿时意念以及听觉全都在齿，但不可用意太重，大脑不必太过关注，似听非听，心中明了正在叩齿即可。两手手心按实耳孔，用食指弹击后脑风池穴周围，声音通过头盖骨直达听觉神经，因此，听起来有如洪钟，感觉从体内发出，声音似乎很大，却不震动心胸，所以并不让人烦躁，渐渐地身心完全置于沉稳的弹击声中，不经意间，整个人被浑厚而富有穿透力的鸣鼓之声包围着，身心与声音融合，令人脑清目明。两掌水平收回至腹前，手掌如浮于缓慢流淌的小溪水上，使人心旷神怡。

第三式　微撼天柱——伸展撼拔

　　上体左转，两臂内旋平举过程中，内气引发的内劲柔和地作用于手掌或臂膀，有时感觉到一股上推之力，或感觉到有股轻微的下拉之力。推力来源于丹田及命门之气引发的与肢体运动方向相同的作用力——劲力，轻微阻力是身体局部（如本功法中的手臂）经络疏通的部位人体内气与天地外气融通，运动着的手臂内气穿越相对静止的天地外气而发生的相互作用，由此产生了与动作方向相反的反作用力。正如跑步时，我们穿越相对静止的空气，空气反过来对人体产生的阻力。练功中掌心的内气阻力体会最多，也是每个练功者在漫长的练功历程中最先感知到的，如下按时，有按浮球之感，上举时，有托物之意等，都是手掌运动时感知到的天地外气阻力。对内外之气及劲力、阻力的感知由明净之心自然而发，并非有意感觉，要听之任之、存而不感，不执著于这种意境，心中明了即可，正如天空中飘浮的一朵白云，来无影去无踪，任其自然而然生发和消逝。两掌轻轻地合于小腹前，两手五指分别虚掩两掌心，形成一个中空的小空间，内气蕴藏其间。头向左转，两掌向右移至右大腿内侧的过程中，鼓荡于掌心的内气似乎欲拉住两掌前行，促使转头移掌的动作柔和连贯地完成。左肩下沉，左掌根均匀而缓慢地向下压右掌五指，同时下颌持续向上用力，使得抬头匀速而不间断地进行，整个脊柱有伸展、抻拉、撼拔之感。抬头中，意在大椎穴，有利于疏通督脉，进而促进手足三阳经气血运行。

第四式　掌抱昆仑——屈伸导引

上体左转 45°，打开肩、肘，右背俞穴周围有空困感。上体右倾压缩右肋并促使左胁肋部抻拉，目视肘尖，左边肝、胆俞穴等处有空困感，利于疏通肝经、胆经，起到舒肝利胆的作用。上体转正后，头向上抬起，使颈部有抻拉之感，利于疏通任脉。向前合肘，两掌抱头下按，意在大椎穴。上体左右扭转、侧倾竖直，手臂上举下落以及头上抬下按等动作的屈伸变化，起到导气令和、引体令柔的作用。

第五式　摇转辘轳——点揉按摩

单摇：以腰带动上体右转，将力传到左肩，左肩膀顺势下塌并前送，力达腕部，左腕缓缓上翘，同时缓慢地呼气松腹落肛形成一股下压之势，有种松腹落肛产生的松沉之力，牵引肩膀下塌及身体侧倾的感觉，转腰、沉肩、松腹三力被内劲推动浑然一体。以腰带动上体左转、立起，屈腕上提，及缓缓地吸气收腹提肛，催动下塌的左肩上升。上体左右旋转、侧倾立起及手臂摇转、起伏连绵不断，促使腰后五指根节点按之力随之发生轻重变化，柔缓地点揉肾俞穴以及周围穴位。随着身体缓缓侧倾，点按之力由小指根节向食指根节依次传递，食指根节点按之力慢慢地加重加大，前臂前伸到位后，力达到最大，随着上体立起，食指根节点按之力渐渐变轻、消失，最终传递至小指根节。

双摇：随着双肩绕动圆活连贯地进行，食指根节缓慢柔和地点揉肾俞穴，提肩时加重点按力度，向前合肩沉肩中，力由食指根节传递至小指根节，展肩扩胸时，通过绕动拳面将力再传给食指根节。

交叉摇：抬肘落肘注意力放在后臂，回环旋转，配合呼吸吐纳，气势连绵。充分展、抬两臂时，背部俞穴，有空困感，有利于激发俞穴，进而疏通膀胱经。

第六式　托天按顶——形气神兼修

十指交叉，两臂内旋，翻掌时吸气收腹提肛。借助传递过来的收腹吸气之力，提肛紧随其后，提肛收腹之力犹如轻快的小河流水经膝盖注入脚腕，膝关节随之挺直，脚面开始下按并渐渐地绷平。以上动作随着两臂缓慢上托，柔缓地进行。两臂伸直及收腹提肛、脚面绷平同时到位；掌心下翻时开始缓缓呼气松腹落肛，同时放松绷紧的脚面。随着两掌下落，气息缓缓地吐出，腰腹部慢慢地放松，脚尖逐渐回勾，两肩随之下沉，似有内劲缓慢地推动肛门一点点回落。两掌上托或下落的过程中，处于虚领顶劲的状态，在心境虚静、豁然无物中，不但可疏通头部经络，增加气血供给，使大脑得到充分的营养，并对手三阳三阴经也起到一定的疏导作用，有利于全身气机的宣发，达到形气兼修、形神共养的健身养生功效。托天按顶一紧一松，一吸一呼，起到调理三焦的作用。

第七式　俯身攀足——畅通任督

两手回搬，下颌主动向上用力促使头慢慢抬起来，同时吸气收腹提肛，可刺激任脉。头转正过程中，均匀地呼气，松腹落肛。两腿与腰脊保持抻拉姿势不变，下颌尽力内收，抻拉项部，同时吸气，收腹提肛，有利于疏通督脉。颈部放松、两手松开的过程中，呼气，松腹落肛。

第八式　背摩精门——温通肾俞

上体前俯，两掌向体侧平摆，腰部发力带动上体缓慢立起，并将力传导至两肩，肩胛随即向后、向下转动以使两臂外旋，两掌弧形前摆成前平举，两臂屈肘合掌于胸前，以上动作一气呵成，浑然一体，如有清新凉爽的薄雾，缕缕不绝地从掌中升腾，驻留于手掌划过之地。搓手动作完成后，随着两手贴腹部两侧向后摩运至后腰处，有温暖慢慢地渗入腹、腰。向下摩运时，掌根用力，向上摩运时，手指用力，掌心含空，上轻下重，速度适中，以达温通肾俞、补肾益气的效果。

第九式　前抚脘腹——动息相合

背摩精门使得两掌发热，内气充畅鼓荡，有助于前抚脘腹动作功效的提高。力在掌根顺腹前向下摩运，同时缓慢呼气，松腹落肛，由于肚腹外鼓，用掌根向下摩运感觉很自然；力在小指一侧贴腹向两侧摩运，同时吸气收腹提肛。反方向，十指前端用力，贴腹前向上摩运，同时缓缓吸气，收腹提肛，由于吸气时，腹部内凹，用十指向上摩运会感觉很自然。由两侧向下摩运时力在掌根，同时呼气，松腹落肛。要求练习时动作与呼吸要协调配合，并强调动作要匀柔慢连，从而与气息匀细深长地出入相应。柔和缓慢、匀速连贯的动作有利于呼吸达到细、匀、深、长。

第十式　温煦脐轮——动静相间

两掌叠于肚脐处，左掌含空在内，右掌轻贴左掌背，两眼垂帘。立身中正，百会虚领，有微微上顶之感。打开肩胛骨带动两肩下沉，松腰敛臀沉髋，意守肚脐——神阙穴，有意无意，似守非守。掌心内气与神阙穴周围内气相接，融归为一，从而达到心肾相交、水火既济、调节阴阳平衡的作用。这是因为：劳宫穴属心包经，肚脐正对命门，命门属肾的功能，有了一定功底后，练功中丹田与命门之气逐渐融通。所以劳宫穴对准肚脐，同时意守脐轮，可养气安神、固本培元，起到心肾相交的作用。在静养中逐渐使大脑旷然无思虑，心中寂然无忧患，体内真气显发，胸部虚空，丹田之气充实通畅，与命门之气沟通，脐轮自然产生温热感，不经意间进入"吐惟绵绵，纳惟细细"顺腹式呼吸的养气状态。

两掌做顺时针摩腹，摩运从左边开始，力由左掌根而发，经左小指外侧传递到右掌根，右掌根柔和缓慢地传递式揉按左手无名指、中指、食指前端，再通过右掌拇指直接揉按左拇指，并经左手拇指外侧掌再传递给左掌根。摩运中劳宫穴对准肚脐位置不变，以无间断波浪涌动式揉按的方式均匀舒缓地进行。

此式两眼垂帘，两掌含空叠于肚脐处的静态，并不仅仅是身体处于不动状态，而是外静内动，强调表层意识、深层意识和气的训练。即身体的外部形态表现为安静不动，大脑（即表层意识）须进入休息状态（即断灭杂念），不经意间，心中（即深层意识）恰似点燃了一盏明灯，照耀着体内的气血按一定规则自然而然有序地运行。静态过后的摩腹，使得被唤醒的深层意识，回归于我们的身体，使清净空灵之心与摩运动作有机地结合起来，即动与静结合，以契入"将养其神，和弱其气，平夷其形，而与道浮沉俯仰"的养生之道。

第十一式　摇身晃海——返观内视

两掌缓慢分开前伸扶于膝上，有股暖意倏忽传入两膝。两眼垂帘，返观内视"海底"——会阴穴。随着上体圆活连贯地摇晃，小腹部自然形成一团旋转之气。根据每次练功时入静程度不同，转动的丹田内气会发生大小强弱变化，强大时，似乎有种无形的力量要把身体浮起，整个人仿佛漂浮在无边的大海上，给人一种变幻莫测之感，有时却又很弱小。内视"海底"配合"摇身晃海"，利于疏通任督二脉，引气归元，调和周身气血。

第十二式　鼓漱吞津——意形相随

两臂屈肘、两掌回收接近肚脐时握固，落于大腿根部。动作圆活连贯，气势连绵，心境清朗，无物缠缚，三焦畅通，气沉丹田，大有临危不惧、处变不惊、安如泰山之气魄。唇口轻闭，舌尖在口腔中搅动、鼓漱时，要意想口内生满津液。缓缓吐气、吞咽过程中，用意念将津液送至丹田，有股气息犹如涓涓细流直入丹田。舌头搅动、鼓漱时配合意念，以及吞咽过程中配合意念等意形相随的动作，起到消食化淤、解除疲劳、延缓衰老、增进健康的作用，尤其随着津液意送丹田，调动激发了丹田内气，进而促进气血运行，灌溉五脏，营养周身。

收势——形气神共养

两拳收至腰间，同时吸气收腹提肛、展肩扩胸，随之闭气。闭气过程中，两腕在胸前交叉稍用力前撑，背向后靠，动作略停。闭气时吸入的一部分气体由胸部及丹田自然消散，因而并不觉得憋闷；随着两拳变掌下落，同时伴随呼气松腹落肛缓缓进行，全身细胞传导式倏地放松，好像忽地卸掉了人生重负，心意安然自在。

两掌向体前45°斜上方托起，心胸开阔，心与意豁然贯通，心中好似点亮了一盏明灯，愚痴顿消，智慧显现。这便是潜能的开发，是"静能生慧"的真正内涵。两掌下按，扶于膝关节内侧，周身鼓荡之气渐渐平息，沉归于丹田，中和之气贯输全身。左脚收于右脚内侧成并步站立，心境恬静安然，恢复常态。

健身气功·马王堆导引术中医理论诠释

荀军锋

　　马王堆导引术，是根据1973年湖南长沙马王堆出土的一批珍贵医学养生帛书中的《导引图》创编的一套功法。此功法既承前人之养生精华，又代表了我国医学界、武术界的前辈们追求健康、服务大众的心愿。此功法对于身体保健、增进健康、防治疾病有着十分重要的意义。本文旨在运用中医基础理论对本功法的功理作用进行诠释。

预备势

　　本式通过对形体的调节，进而达到对心神的调节，可使身心放松，行正意充。舌抵上腭，俗称"搭鹊桥"，可以使任督二脉的经气更好地交通运行，同时有助于咀嚼肌以及牙根膜的放松，增强津液的分泌，而达到填补肾脏津液的作用，以顾护人体真阴真阳。目视前方，可以使目不乱视而扰神，达到敛神的作用，使形、气、神三位一体，更快地进入练功的境界。

起　势

　　两掌抬起，配合吸气，同时，微提踵，这样可以引导清气上行。两掌缓缓下按，呼气，落踵，同时两脚趾微抓地，可以引导浊气下降。抬掌按掌、提踵抓地等有节律的运动，可以改善练习者手足末端的经气的流通，起到温煦手足的作用。按掌与托掌转换时的旋腕，可以刺激手三阴经、手三阳经的经穴，可达到通经活络、颐养心肺、疏导三焦的作用。

第一式　挽弓

扩胸展肩，松肩含胸，可以有效刺激内脏及拉伸颈肩部经脉，对于因经脉不利引起的肩部运动不适，有很好的预防与调治作用。左右顶髋可以使尾闾得到有效的活动，起到松尾闾的作用（松尾闾，古人视为练功的诀窍，一向是秘而不宣的），同时也能对足太阳膀胱经进行牵拉刺激。中医认为足太阳膀胱经是人体抵御外邪的第一道防线，所以此经经气畅通对于提高人体抵抗力有很大的帮助。动作与呼吸的配合，有利于祛除胸闷、改善气喘等身体不适。

第二式　引背

两臂内旋、外旋，可以加强对神经、骨骼、肌肉、关节的刺激。中医理论认为，有规律地旋臂，可以加强对手三阴、手三阳经脉上五腧穴的刺激。有利于加强心经、心包经、肺经和与其相表里的小肠经、三焦经、大肠经的经气的流通，因此起到强心益肺、润肠化结、通调三焦的作用。提踵、拱背，可使肩背部经脉得到充分牵拉，有利于经气的运行，可以改善肩背部的运动不适。还可以有规律地对两胁经脉进行牵拉，刺激并疏通肝胆两经经气，起到疏肝理气、调畅情志的作用。配合近视和远望，可以加强眼部经脉气血的运行，可以很好地预防和治疗眼部疾患。

第三式　凫浴

以腰为纽带带动左右摆臂和转体，可以减少腰部脂肪的堆积，起到塑身作用。根据中医学理论知识，《黄帝内经·脉要精微论》："腰者，肾之府。"明·赵献可在《医贯·十二官论》中说："肾有二，精所舍也。形如豇豆，相并而曲附于脊。"肾的生理功能是藏精、主骨、生髓，为先天之本，生长发育之源；同时肾主水、主纳气，所以对腰部的锻炼可以达到益肾填精的目的。肾又主一身阴、阳之气，对维持脏腑阴阳的相对平衡起着重要的调节作用。所以历代医学家、养生家十分注重对肾脏及肾经的调养。顶髋摆臂旋腰运动，还有利于经脉气血的运行，对肩、腰部运动不适有一定的预防和治疗作用。

第四式　龙登

两臂上举撑展，可以疏通三焦气机，通调三焦。中医学认为三焦为"孤府"，有通行元气，主持诸气，总司全身气机和气化功能。宗气和元气都是通过三焦而运行上下，《灵枢·营卫生会》记载："营出于中焦，卫出于下焦。"另外三焦还能通调水道，所以"三焦"通畅，有利于改善因水液代谢失常、气机失调等引起的身体不适。

提踵而立可刺激足三阳、足三阴经经气及足部各穴位，起到防治疾病的作用。提踵还可以对脚底进行自我按摩，对足部反射区进行刺激，《图解脚底按摩疗法》一书中介绍，左右脚底有很多反射区，其中各个脏腑器官都能在足底找到其反射区，对反射区的刺激可以对相应脏腑组织器官的疾病起到预防治疗的作用。提踵还可以发展小腿后肌群力量，拉长足底肌肉、韧带，提高人体平衡能力。伸展屈蹲，舒展全身，有利于改善颈、肩、腰、腿部的经气运行，对上述部位的运动不适有一定的调节和治疗作用。

第五式　鸟伸

以腰带动两臂向外摆动，幅度依次加大。这样不仅对肾起到按摩锻炼的作用，而且可以对上肢经脉进行牵拉刺激，使经气通畅，起到对颈、肩、肘部运动不适的防治作用。还可以对胸廓进行有规律的扩张，有助于舒胸畅气，利心肺之气，调和心肺功能，充分发挥"肺主一身之气"的功能。胸中宗气充沛，则全身之气充沛，全身气机升降协调，脏腑气化功能正常，使整个机能状态得以向有利的方面发展，同时对呼吸系统疾病、心血管疾病有一定的预防治疗作用。

身体前俯，两掌下按，目视前方；下颌内收，颈椎、胸椎、腰椎节节蠕动。这样可以对督脉、足太阳经两条经脉上的穴位及华佗夹脊穴进行刺激，而有效地锻炼肾和膀胱，使其气血激荡，经络疏通，起到养生和对疾病预防治疗的作用；对心肺疾病、上肢疾病、胃肠道疾病、腰腹疾病及下肢疾病有一定的治疗和预防作用。

第六式　引腹

两臂有规律的内旋外展，能畅通手三阴经与手三阳经，有助于强心益肺，通调三焦，润肠化结；有利于对肩、肘、手部运动不适的预防与调治。右腿微屈膝，左髋向左顶出；左腿微屈膝，右髋向右顶出，可以刺激内脏及腿部外侧经脉，如足阳明胃经、足太阳膀胱经、足少阳胆经等，可消除消化不良、腹部胀气、两胁不适等相应脏腑出现的病症。

一掌在头顶，掌心向上，一掌在髋部，掌心向下，这样充分牵拉腹腔，可刺激脾脏经络，达到健脾和胃的作用。足太阴脾经主要循行在胸、腹部，是脾脏外在的反应线。通过此动作导引，可反复刺激脾经，疏通经络，增强脾主统血、主运化的功能，使脾脏能有效地把食物中的精华物质转化为气血津液，通过心肺送至全身脏腑组织，以供人体生命活动之需。对因脾脏功能失常而带来的疾患进行预防和治疗。

第七式　鸱视

伸臂拔肩，头颈前伸，可以对心经、肺经、三焦经等手部经脉进行有效的刺激。对颈及肩部的疾病、呼吸系统疾病、心血管疾病、消化系统疾病均有预防和治疗作用。

上步抬腿踢脚，脚面绷直，勾脚尖，可以有效地刺激脚踝部穴位，踝关节正是"原穴"所在处。原穴是脏腑原气输注、经过和留止于十二经脉四肢部的腧穴，是十二经脉维持正常生理功能的根本。踝部的运动，目的主要是为了刺激"原穴"，加强自我按摩。"五脏有疾，当取之十二原"，说明原穴对防治内脏疾病起到重要的作用。故功法中活动踝关节，既可以增强经络运行气血、协调阴阳的生理功能，又可以提高经络抗御病邪、反映症候病理的能力，还可以加强经络传导感应、调整虚实的防治功能，从而起到维护正气、内安五脏、强身健体的效果。

第八式　引腰

双掌提至腹前，沿带脉摩运至身后，可以刺激带脉经气。而带脉可以约束纵行诸脉，调节脉气，使纵行诸脉之脉气不下陷。带脉又主司妇女带下。所以对一些因气下陷引起的疾病及妇科带下病有预防与治疗作用。身体前俯后仰，侧屈扭转，对背部经脉、腹部经脉进行有规律的牵拉，可以使经气通畅，特别是对任督二脉的牵拉，从而达到调节全身阴阳气血，提高脑、髓、肾的功能，有利于女子月经及女子生殖机能的发育等。还可以充分锻炼腰背部肌群，有利于对腰部运动不适的预防与调治。前仰到位后拧转颈项，可以调节颈部经脉的通畅，对颈部运动不适等疾病有一定的预防与治疗作用。

第九式　雁飞

身体左右倾斜，可以对足少阳胆经和足厥阴肝经进行刺激，而肝的生理作用是藏血和疏泄气机，从而达到全身气机疏通畅达的目的。因此，此功法可以调理全身气血运行，有平气血、宁心身的功效，还可以对消化功能及情志有一定的调节作用。

第十式　鹤舞

此式主要是两臂的前后摆动、躯干的扭转及眼睛的左右视为主。动作虽然简单，但要求整个动作舒展圆活、上下协调，达到形、气、神一体。这样可有效促进全身气血的运行，对于全身机能的调整起着重要的作用，对于心血管疾病及呼吸系统疾病有一定的治疗预防作用。转体回顾可以使任脉、督脉、带脉通畅，脊柱灵活，增强平衡性。另外，对颈、肩、背、腰运动不适也有一定的预防与调治作用。

第十一式　仰呼

举臂外展，挺胸呼气，可以导引气在胸腹中运行，以升举阳气，充养髓海，调理三焦气机，进而改善气喘、胸闷、头晕、眼花等身体不适，并有利于对颈肩运动不适的预防与调治。立足可以发展小腿后肌群力量，拉长足底肌肉、韧带，提高人体平衡能力。

第十二式　折阴

手臂伸举旋落，有利于手部经气的畅通、调理三焦气机，对心血管疾病及呼吸系统疾病的预防治疗有一定的作用，还可以对肩部运动不适起到预防与调治作用。折阴前俯，可以对督脉进行牵拉，刺激其经气，对人体起到治病保健的作用。能有效刺激内脏、脊柱，对呼吸系统疾病、消化系统疾病有一定的预防治疗作用，并对脊柱各个关节运动不适起到预防与调治作用。

收　势

两掌心依次对照胸部、上腹部、下腹部，然后按掌意想涌泉穴，可使气机自上而下，以达到调畅全身气机的目的。两虎口交叉相握，抚于肚脐，以引气归元，起到培补中气、壮元气、滋养脏腑、平调阴阳的作用，对全身机能的调节也有很大的作用。

健身气功·马王堆导引术习练体会

张彩琴

健身气功·马王堆导引术整套功法的编创以整体观为指导，通过肢体的开合提落、旋转屈伸、抻筋拔骨，以锻炼身体各关节，并起到牵拉刺激脏腑的作用。功法练习中，呼吸匀细深长，以形领意，形意相随，意气相合，带动全身气机宣畅，以达疏经活血、强身健体之目的。每次练习马王堆导引术，总有一种特殊的理念支配着整个练功过程：欲于柔和匀速缓慢的动态中，感悟形静、气和、神宁的练功态。

预备势——气定神闲，启动气机

并步站立，两臂自然下垂，两膝微屈，面带微笑。意念刚到两肩，肩胛自动向两侧展开，带动两肩下沉，松沉之感瞬间传递至四肢乃至周身，心胸有被向四周开拉的感觉，同时伴随着舒缓深长的呼气，胸部空廓，心中荡然无物。全身放松瞬间完成，百会周围虚豁空灵，精气神倍增。此刻由于百会虚领，气定神闲，全身筋骨自然向上领起，而皮肉自然向下松垂。再加之意守丹田，似守非守，配合匀细柔长的顺腹式呼吸，静站 1 分钟左右。在清爽明朗的心中，在放松引发的内劲的带动下，气机开始启动。习练者的整个身心便渐入虚静无为的"无极态"。

起势——清气上升，浊气下降

两掌上抬、下按，配合呼吸，导引体内浑浊之气下降，消于无形，清和之气上升，输注周身，在柔和舒缓的上抬、下按中，气机按一定规则，柔缓而平稳地运行，从中感受到呼吸的畅和与身心的圆柔，领悟到"内和气弱"的真谛。

"和"指中和、平稳，"弱"指平时激荡于心胸的浊气逐渐减弱乃至冰消瓦解，令人安逸的清和之气贯输周身，此时脑中的思虑，心中的烦忧，随之消释，从而促进周身气血运行。

人若贪欲思虑忧惧过度，就会造成体内浊气满盈，经络淤塞不通而致身心失之中和，胸部气滞的感觉尤为明显。浊气与清气，一阴一阳，此消彼长。清气上升浊气下降，并非简单地理解为，清气原本一气，虚静的心境使浊气下降，并不是说浊气从脚下跑出去了，清气上升至胸部或头部，而是浊气消减，清气充盈，迫使浊气以隐的形式潜存于清气之中。也就是说，涌堵于胸腹部的浊气，在心情渐渐平静的过程中，会自然而然地一点点消减而被清气取代。清气便疏布于周身，令人神清气爽；而刚刚还心平气和，突然遇到了一件令人生气之事，胸腹部的清气也会被潜存的浊气膨胀，充塞于胸腹，让人心烦气躁。

当你练完功后，觉得头脑格外轻快，首先会认为头部的浊气已经下降到脚底，清气上升至头顶，其实这就是一种此消彼长、阴阳易变的过程，即头部的浊气在平和静寂的练功态中，一点点消融，进而被清气取代。之所以有这种感觉，是由各脏腑机理所为，与练功过程中的意念应用有关。同样的道理，对腹部以下的腿来说，经络即便有些不通，其感觉的表现形式多为酥麻肿胀，而无法感觉到闷气。

第一式　挽弓——意守穴窍，畅通经脉

两臂屈肘，掌心相对，于胸前开合。以背为轴，即背部中定不动，利用逆腹式呼吸及肩胛开合之力，牵引两掌开合。开胸合胛时配合吸气，能够推动肩胛后合，牵引两掌渐渐分开，与肩同宽；含胸开胛时，配合缓缓呼气，全身放松，推动肩胛徐徐打开，两掌随之逐渐相合。在开合过程中，两掌劳宫穴始终相对。身体左转，意在左手拇指，在动作到位时，右肩关节下沉，右髋关节向右顶出，头略向后仰，沉肩、顶髋和头向后仰同时到位的瞬间，感觉到气机舒缓地震荡于整个左手臂，左拇指感觉尤为明显，利于肺气的畅通。顶髋时，同侧的肾俞与志室周围有抻拉感。

第二式　引背——抻筋拔骨，松紧交替

　　两臂内旋向前下方插出，目视两掌食指指端，意在食指端，十指气机震荡并有下沉之感，食指尤为明显，利于畅通大肠经。同时拱背提踵。拱背时，全身逐渐收紧，背部气机处于相对凝聚静态中，为放松集聚了一定的势能；落踵时，先从腰部开始放松，体内之气在松散之力推动下瞬间传导周身。出脚、摩肋时，手腕要稍用力；身体后坐，两掌心向外，稍用力屈腕，伸臂拱背，意在两手食指端与鼻翼两侧，商阳穴与迎香穴相合。两个不同部位的穴位融和，就是形气心协调一致、和合为一的具体表现，来源于清净无忧的心境；重心前移，两掌缓缓下落的过程中，放松全身，气机随之微荡于五脏六腑、四肢百骸。下按体侧快到位时，缓缓用力并收紧两臂及全身，意在微翘的食指；左脚收回，两臂自然垂落于身体两侧的过程中，柔缓地放松全身，体内之气便自然而然四散于周身。抻筋拔骨，紧松交替的肢体动作，能够促进全身气血流通。

第三式　凫浴——形意相随，内外合一

　　左脚向左横跨半步，右脚随之并拢，同时，两掌由右向左摆至体侧后方，随着身体左转，意在右肩井穴与左环跳穴渐渐相合，可以推进腰左旋右转，并利于疏通肩井穴与环跳穴；以腰带动手臂由左向右摆动时，掌心相对，意在左肩井与右环跳逐渐相合。初学者意念要求很简单，不断地排除杂念，把注意力集中到功法练习上即可。当练功中能够做到"念起即觉"，开始引入体验两穴沟通和合的意境训练。进行两穴相合的训练过程，就是给心灵——即深层意识，传递了一种沟通相合的信息。随着腰缓慢转动，意在两穴渐渐相合，依然是大脑想象，有意为之，切不可把心思都用在体验上，这样反倒扰乱了练功中本该有的宁静的心灵，对身心不利。渐渐地自然会达到，在平和宁静的气功态下，不由自主，即不作主观努力，无需大脑故意去想，会在某一时刻突然心生一念，即从内心深处发出了意欲体会这种意境的指令，不经意间，进入两穴融合于一心的意境。

第四式　龙登——开阔心胸，畅通三焦

手捧莲花缓缓上举时，要求目视两掌，手中犹如捧着一朵鲜活纯净的出水荷花，心境祥和安然。两掌上举头顶上方时，充分伸展三焦，微微展、沉两肩，带动胸部松开，同时有意识地释放胸中的烦闷。随着练功的深入，能够于练功中做到，虽然在运动，而大脑却相对处于"静"态中，会于某一时刻，顿然放下功法动作、劲力、意境等一切牵绊，意识深处猛然挣脱了长久以来一直纠缠于心的烦恼，从中领悟形气神于相对静态中和合的内涵。两臂撑展，开阔心胸，畅通三焦，有利于祛除胸闷、气郁、气喘等身体不适。

第五式　鸟伸——脊柱蠕动，引体令柔

两臂内旋，以腰带动两臂由内向外摆动，脊柱由骶椎、腰椎、胸椎至大椎穴，进行小幅度节节蠕动。以腰带动两臂由内向外再摆动，幅度加大，脊柱由下到上节节向后弯曲。身体前俯，两掌按于体前，抬头，脊柱向后弯曲。下颌向内回收，由腰椎、胸椎、颈椎节节蠕动伸展，脊柱再由下到上节节向后弯曲成前俯，双掌随动作前摆下按。在脊柱缓慢蠕动及弯曲的收紧放松过程中，以腰带动两臂由内向外摆动，幅度依次加大。

脊柱是人体极其重要的结构，要想增强脊柱的柔韧性，发挥其正常的生理功能，须做适当的弯曲、伸展等运动，特别是柔缓地、小幅度地节节蠕动，加之收紧再柔缓放松，令体内之气震荡，既能够防止运动过程中对脊柱可能造成的伤害，还可以有效地防治腰椎、颈椎等脊柱方面的疾病。身体后仰前俯配合脊柱节节蠕动的引体动作，能够不断改善人体各部位的屈伸能力，发展人体的柔韧性、轻灵性，以达引体令柔、疏导全身经脉、畅通气血的目的。

第六式　引腹——舒缓圆活，气势连绵

左腰柔缓收缩、右腰伸展，带动左髋向左顶出，右腿微屈膝，膝关节有节律

地轻微屈伸，同时，右肩关节外旋，左肩关节内旋，带动两臂外旋内转，意在小指。臂膀气机随着肢体动作的旋转屈伸及缓慢收紧与放松，轻微地摇动，十指气机充畅，小指尤为充盈鼓荡，利于畅通小肠经。形体动作在柔和的内劲助动下，舒缓圆活，气势连绵。健身气功内动的气势指："势断劲连，劲断气连，气断意连。"势断劲连的"势"是指形体动作。这句话的意思是：动作虽然停顿了，但因气机活跃地运动所生发的内劲却未停下来；舒缓柔和的肢体运动中，内劲有可能消失了，即气机运动平缓了，但能够隐约觉得气机在平和地运行；气机感觉不到了，依然有空灵的心，照耀着身体内外，带动全身气机按一定规律自然而然升降开合。充分展示出健身气功以形领意，形意相随，意气相合的练功特点。两臂内旋外展时，腹部是放松的，可柔缓按摩腹部内脏，有利于预防与调治消化不良、腹部胀气等身体不适。

第七式　鸥视——意随形走，内外相合

身体左转 45°，左脚向左前方迈步，脚跟落地的瞬间，翘大趾，意在大敦，意随形走；上翘的大趾要随即放松，并缓缓落地，注意力依然集中到大趾。两臂上伸，勾右脚尖时翘大趾，意在大敦。翘大趾时，大敦、涌泉及委中三穴皆有紧困感觉，三穴顿然显现于心中，涌泉、大敦与委中自然而然产生一种合劲之感。正因为有了合劲，两腿也便有了韧劲。由于落地时，意在上翘的脚趾落地，大脚趾和小脚趾自动拿住了地，双脚内之气与天地外气沟通融合，令脚下如生根一般，沉稳有力。翘脚可刺激涌泉、大敦及委中，起到补肾及疏肝的作用。抓地刺激脾胃经气之井穴（隐白、厉兑）以补脾健胃。意随形走，是指注意力集中到正在运动的肢体某一部位，练功中通过主动地、内向性地运用意识调动、激发、强化气机运行，以感知、领悟、运用劲力，起到调整肌体阴阳、疏通经络、和畅气血、培益真气的功效。劲力的勃发以此为基础，练功时必须用意方可导气长劲力，只有用意时间久了，修为功力达到了一定程度，劲力才能豁然贯通，使得外形与体内之气融合于虚静的心中，即内外相合，使人的生命力得以旺盛。

第八式　引腰——前俯后仰，强腰壮肾

双掌沿带脉摩运至身后，双掌抵住腰，四指用力前推，身体后仰；以腰带肩，以肩带肘，以肘带手上提，手下落时，用力顺序相同。整个动作皆围绕着腰部进行。中医学认为，腰为肾之府，历代养生家都重视腰部的保护和运动，如果腰部出现病变，肾脏功能就有可能受到影响。在止息杂念、心无烦恼、心境寂然空虚、神气相合的境界中，躯体进行着柔缓的前俯后仰、侧屈扭转的运动，使腰部的气血运行畅通，腰背肌得以锻炼，有利于对腰部运动不适的预防与调治，同时也增强了肾的功能，以达强腰壮肾的功效。

第九、十式　雁飞鹤舞——身静、气和、神宁

雁飞：两臂侧平举，左掌徐徐斜上举，右臂缓缓下落，两腿屈膝半蹲，头由左向右转动。肢体动作徐缓自如，表现出动态的静来，大脑一无所思，处于休息状态，心灵明达通慧，气机柔缓而平稳地运动，利于平和气血、安宁心神。

鹤舞：腰微动，用肩胛带动两臂前后平举。双腿屈膝下蹲，由肩胛下沉微合带动两掌缓缓下按，然后肩胛上提打开带动两掌外推。肩胛内合带动双臂屈肘收掌，肩胛松开带动两掌缓缓向外按推。随着肩胛的松开及全身的放松，体内之气柔和地荡漾于双臂，令人心旷神怡。

由于练习本功法时，注重的是，于肢体动作匀柔慢的动态中，体悟身静、气和、神宁的静态意境，故所感受到的气机运行是柔和的、平稳的。所以说，每一功法所要达到的意境、要求以及目的，对练功中气机的运行起着至关重要的作用。故健身气功练习中，心意的导向非常重要。但这种意境，必须是在排除杂念，放下非要达到某种目的的执着心理，给心灵以自由，身体松柔，气息平和的状态下，于不经意间自然生发，即先舍后得，不期而得。

第十一式　仰呼——呼吸吐纳，导气令和

两掌上举至头顶，深深吸气；两臂从两侧落下成平举，上体微前倾，头后仰，挺胸，塌腰，徐徐呼气。随着细、匀、深、长的呼气，全身缓缓放松，气机在松散引发的内劲的推动下，输布周身，以达健身气功导气令和的目的。导气令和，主要指调顺呼吸之气以配合肢体运动，从而达到调节体内气血运行的目的。深呼吸是一种腹式呼吸，腹式呼吸以横膈的升降为主，能够更大范围地刺激按摩五脏六腑，锻炼胸、腹腔的各种器官，促进胸、腹腔的血液循环，加强胃肠蠕动，改善消化功能。本式采用的是逆腹式呼吸，吸气时腹肌收缩，丹田之气由小腹提升到胸腔，同时外界清气由鼻吸入，内外之气在胸中交流、融合。缓缓吐气时，腹肌放松，得到营养的体内之气，释放于四肢百窍。举臂外展，挺胸呼气，放松全身，可祛除气喘、胸闷等身体不适。

第十二式　折阴——强调呼吸，身心合一

左脚向前上步，右掌上举，配合吸气。重心后移，右臂外旋下落，配合呼气。两掌拢气，配合吸气。两掌下按，配合呼气。健身气功与其他体育运动的不同点就在于强调呼吸，注重身心合一。健身气功·马王堆导引术整套动作都要求呼吸自然顺畅，精神内敛，意念与肢体动作相配合，从而达到身心合一的境界。身心合一的含义，或者说形气心和合的内涵是，于宁静祥和的静态中，形体与体内之气皆统合于明慧渊静的心中。这种意境的生发，必须是大脑处于充分的休息状态，即表层意识停止工作，使得沉睡的深层意识渐渐苏醒，以达深层意识与表层意识融通（即心与意相通）的空灵境界。故形气心协调融合，起关键作用的是心——深层意识。

收势——引气归元，静养心神

以腰带动两臂内旋、外旋，脊柱由骶椎、腰椎、胸椎至大椎穴，进行小幅度节节蠕动。由于脊柱的轻微蠕动，带动身体重心前后微移；两掌心依次对照胸部（膻中穴）、上腹部（中脘穴）、下腹部（神厥穴），引气归元，静养心神。练功中引发的摇荡于周身的气感，渐渐地平复，回归于宁静，心胸畅达，体内之气平稳中和，灌溉百窍。

脊柱的舞动
——健身气功·大舞功法运动的核心探究

张彩琴

健身气功·大舞以古代简朴的舞蹈动作为基础，以脊柱为中轴，通过抻拉、旋拧、屈伸等方法舞动躯干及肢体由紧到松的变化，不仅疏导、通利人体关节筋脉，而且起到揉按五脏六腑及调和全身气血运行的作用。本文以大舞中脊柱的运动为核心，从不同的角度，对每一势动作形、气、神的协调配合进行了探究，以帮助练功者对本功法的内在神韵有一个明晰的印象。况且每一势动作特点，你中有我，我中有你，将其他各势的内涵融入自身，体现了大舞独具特色、含蓄深邃的内在美。

第一式　昂首势——紧松变化

两手臂成侧平举，抬头翘臀时，意在肩胛内收，牵动肩、肘、手回收，同时，腰部微微发力，以腰为原点，上至颈椎、下至尾椎逐节弯曲。起身直立时以腰为原点，脊柱缓缓伸展成直立状态，同时松开左右肩胛，带动肩、肘、手外展成侧平举。抬头翘臀时，以两肩胛之间的神道穴为点，左右肩胛、头、尾部均向神道穴收敛和适度挤压。压腕略停时，腕部压紧产生的力量经肘肩传导至肩胛，波及到脊柱，由于压腕的传递作用，放松时，可加强气血四散流通。经过长期练习，丹田与命门之气逐渐融通，有了内气、内劲的感觉，收缩挤压之力与压腕传递之力给神道穴周围及丹田与命门的内气施以蓄势待发的动力。无论蓄与发都必须以腰为主宰，离不开丹田与命门之气的开合升降。放松还原时，腰微动，顺势打开肩胛骨带动两肩下沉，肘微屈，两手尽量向两侧伸展成“一”字形，意随形走——即注意力放在肩胛带动肩、肘、手向两侧平举伸展，最后集中在手掌上，能够感觉到被施以力量的内气，随着两臂缓慢伸展及身体放松，由神道穴周围及丹田命门经肩胛、肩、肘轻柔地运行至十指尖，同时随着脊柱的放松还原，内气也在向上、向下运行。用意要顺其自然，既要心神专注，用意又不可太深，因为用意太深，反而会给大脑增加负担，所以，用意须做到"意在若有若无之间"，心中明了正在缓慢放松伸展即可。肌肉的缓慢收紧与放松交替的运动特点，使肌肉能高度的紧张和放松，神经系统能高度的兴奋与高度的抑制交替，增强了神经系统对肌肉的控制和支配能力，提高了肌肉的工作能力，从而加强了练功效果。缓慢收紧后再柔和地放松，可有效地做到骨节松开，韧带伸长，节节贯穿，气血方可流畅，更好地起到疏导人体经络，调和人体阴阳的作用，故而是健体强身、延年益寿的最佳运动方式之一。收紧是手段，放松是目的，而且贯穿整个练功过程。练功中既要重视紧，更要感受松，享受这种收紧后再放松内气贯通流注的惬意感。

第二式　开胯势——轻身慢舞

两臂向两侧展开、外撑时，腰部微微发力，催动肩胛侧开，力量经肩、肘、腕传递至十指，同时臀部向左或右摆动，以胁肋部的两侧协调引伸，带动尾椎、骶椎、腰椎、胸椎、颈椎逐节侧屈拔伸；腰部微微用力，由尾椎至颈椎节节还原。开合应以形气神协调一致为宗旨，讲求外形开合与丹田开合相配合，动作开合与呼吸开合相配合，做到外形中正安舒，内气贯通鼓荡，神气相合相守。开合时，心意安然，呼吸匀细柔长，腰部发力，内劲源于丹田及命门，催动两肩胛开合，以肩领肘，以肘带手，全身各个关节一起开合，内气随之畅达十指尖。开胯势整体动作，身姿舒展、轻盈，两臂轻柔缓慢地打开，好似花蕾一点点绽放。舞动的导引连绵不断、缓慢推进，犹如一只美丽的蝴蝶，扇动羽翼，启闭开合，轻身慢舞在花丛中。练功中，身心与音乐旋律融合在一起，大脑松空，虚怀若谷，心神沉静空灵。"静"意味着人体阴阳调节至协调的动态平衡状态，实质上是人体生命活动及其生理功能的平衡状态。

第三式　抻腰势——伸展中放松

当手臂伸直时，下颏回收，后脚跟向后下方牵引，由颈椎向胸椎、腰椎及尾椎节节抻拉，对腰部抻拉尤为明显。后脚跟离地，脚趾抓地，手臂持续向前上方引伸，是在前面抻拉的基础上对脊柱更进一步的刺激。初练时，意在两手指与后脚跟及脚趾对拔拉伸上，意虽在两端，作用力却在腰部，抻拉整条脊柱。初练者做伸展的动作时，肌肉是紧张的，而且一般情况处于闭气状态，因此，不可能做到放松。当练功者达到形、气、神三者合一，不调息而息自调的状态时，肢体、躯干的充分伸展中，上肢、躯干、下肢在一条线上的伸展状态一揽心中。此时形体看似紧张，肌肉也未松动，由于心神清虚宁静，伸展到位略停后，随着直达丹田匀细柔长的"息相"呼吸，即吸气时气往下行，使气运行到丹田，呼气时神气释放于四肢百骸，灌注全身，大脑来不及反应或者说无需经过大脑，心中已然明了，在内劲的推动下，细胞间倏地传递式放松，弥漫周身，心境如浩月当空，清亮明净，有时还会有微麻的感觉掠过全身。其作用是，激发全身气血畅行周流，增加营养。这便是人们经常提到的"伸展中放松"的状态。

第四式　震体势——反弹震体

提膝、抬臂，同时向上引腰，催动脊柱由下至上逐节伸展、拉开。脚尖勾紧，引领腰部松沉，稍停，保持脊柱抻拉状态。两臂和腿下落时，脊柱由颈椎开始，逐节下落。向下摆腿，用力来源于动作惯性，依靠惯性牵引，顺势松髋、落膝，下摆到位时，脚跟稍用力，随即放松，像五禽戏熊晃动作提髋落地一样，产生一股反弹力，震动感由脚踝向上瞬间传递至髋关节及脊柱；同时手臂向下敲击胆经时，由于松肩、坠肘、引腕及身心松静，敲击的力量会向下传递到膝、踝，向上传递到脊柱。"震体势"上提下沉、惯性垂落、反弹震体的舞姿，起到调理三焦、疏导下肢及脊柱血运行的作用。

第五式　揉脊势——刚柔相济

两臂向右或左上方旋转摆动时，由腰发力，经胸、肩、肘、腕、指节节引动，依次侧屈。起身时按原来的动作路线，由下到上伸展牵引。整个动作如春风拂柳，柔缓飘逸，既表现出舞的动律感，又体现了刚柔相济的传统养生思想。刚柔是以相融、相济的形式表现出大舞动作和谐的美。所谓刚柔相融、相济，是指对立因素相互包含、相互补充、相互配合，并以和谐的方式融合在一起，体现了圆活自如的运动特征以及动作的中和之美，即刚中有柔，柔中寓刚。经过长期练习，练功时经络通畅，内气与外形动作相互融通，意念转入内视无形之气，意欲动心全知，无需专门用意，内气在外形动作的引领下，形成了促使肢体动作松弹协调的动力——劲力；于功法演练中，彻悟刚柔相济的真谛：抻拉时，刚中有柔，刚指收缩及抻拉等紧的动作，柔指能使收紧过程中的僵拙之力变得柔和圆通的内劲。两臂上摆，胸、肩、肘、腕依次侧屈时，命门及丹田内气发动，随着肢体动作源源不断地运行至十指，内劲也随势而发，使紧缩刚硬的动作，变得柔缓、圆润、连贯；放松时，柔中寓刚，柔指放松时的肢体动作，刚指防止动作松懈的内劲。起身还原时，命门及丹田内气经臂膀直达十指；由此而生发的内劲，使得放松中的肢体动作有了弹力，即松而不懈。练功中，刚与柔两者共处于一体，形成互相对立、互相依存、互相转换、相辅相成的对立统一关系。刚柔相济能使动作既协调又有序，既松柔又有弹力地屈伸开合，是一种整体性的、轻沉兼备的弹性劲。

第六式　摆臀势——以神领舞

腰部微微发力，传递至尾椎，以尾闾为着力点，画圆摆臀，牵引腰、胸、颈椎随势摆动。脊柱前后左右屈伸，如神龙摆尾，节节蠕动，连绵不断，既体现了古老朴实的优美舞姿，又带动了脊柱的旋转屈伸，起到调理任、督、冲三脉及带脉的作用。大舞以优美的舞蹈元素为表现形式，舞姿的变化引导着全身运动，带动各关节、肌肉活动，起到调练形、气、心的作用。和谐轻盈的舞姿与缓慢悠扬的音乐，营造出宁静祥和的氛围，心灵融化于忘我的舞姿中，舞的神韵、舞的美感、舞的快乐油然而生，充分表现了大舞以舞调心、以神领舞的特点。演练时，心神安定、形意相随、以形引气，动作略停时内气依然涌动，这正是"形气神和谐统一"思想在大舞中的完美体现。

第七式 摩肋势——以舞宣导

摩肋时，初练者以腰带动脊柱左右旋转，牵引躯干两侧的胁肋部。经过长期练习，丹田与命门之气逐渐融通，自然宣发，腰将动未动之时，丹田、命门之气引动腰，以腰带脊做拧转动作。同时以腰带肩，以肩带臂，以臂带腕，气达手指向下摩运，节节贯穿，气势连绵；另一手臂也要以腰带肩，以肩带臂，以臂带手顺势收回。大舞的主要特点是以舞宣导、通利关节。舞动中，以脊梁为轴线的躯干做屈伸、旋拧、提落、划圆、开合、缩放等动作，带动四肢做出各种古朴典雅、舒缓柔美的动作。通过髋、膝、踝、趾、肩、肘、腕、掌、指等关节的屈伸、环转等运动，以及肌肉的紧松交替，不仅疏导、通利人体外在的肌肉、关节等组织，还揉按人体内在的脏腑组织，从而疏通周身经络、调和气血运行，达到身心健康的目的。

第八式 飞身势——外动内舞

在身体起伏、上步和退步时，腰部发力，传递至尾椎，由下到上，脊柱在前后方向有小幅度蠕动，并带动肩、肘、手划弧。脊柱蠕动的幅度虽小，但是节节蠕动对各个椎骨的按摩刺激功效却很大，这正是健身气功的魅力：动作幅度很小，作用却很大。两脚并拢，脊柱向左或向右拧转时，两膝似屈非屈，不绷紧即可，在全身关节、肌肉松开的状态下，腰部发力，源源不断传递至踝，带动膝、髋、腰、肩、肘、手节节旋拧。特别是两臂上下牵拉反向旋转，加大了对脊柱的拧转。从拧转中求放松，如抻腰势中的"伸展中放松"的状态；意在腰部，微微发力，上下缓缓松开还原，内气随之四散，周流全身，直达神经末梢，脊柱及肢体得以充分放松梳理，为收势做好准备。脊柱的前后蠕动和左右拧转，牵引三焦、任督二脉、带脉等周身的经络，起到理顺全身气血的作用，同时对脏腑起到按揉作用，体现了大舞"外动内舞"的运动特征。"外动"是指柔和舒缓、紧松相间的肢体动作，"内舞"是指内劲的传递、气血的运行及脏腑的运动。外动内舞是"通过柔美的舞姿来达到外导内引、内生外发、内外合一的目的，使外在的舞姿、动势对内在的生理活动起到顺水推舟之效"。飞身时，脊柱的蠕动引领两臂如仙鹤翩翩起舞，潇洒自在，内气、劲力随形体动作的起落开合、收紧放松而宣发运行。舞动中，气随形走、神气相守，形意气劲融合为一，气血的升降开合不受主观意识影响，更好地发挥了大舞健身养生的作用。

　　大舞整套功法演练中，以和谐的舞姿及舒缓的音乐导引人静下心来，抛开尘世的嘈杂与喧闹，抛开一切忧虑和烦恼；动作紧松相间、刚柔相济、徐缓轻灵；呼吸匀细柔长，气机宣畅。安宁中无拘无束、无牵无挂的恬愉，自然而然由心而发，从而感受到"道法自然"的无为状态，体悟恬淡虚无的灵妙意境，进入大舞以神领舞、心舞合一、神轻气爽任自然的最高境界。

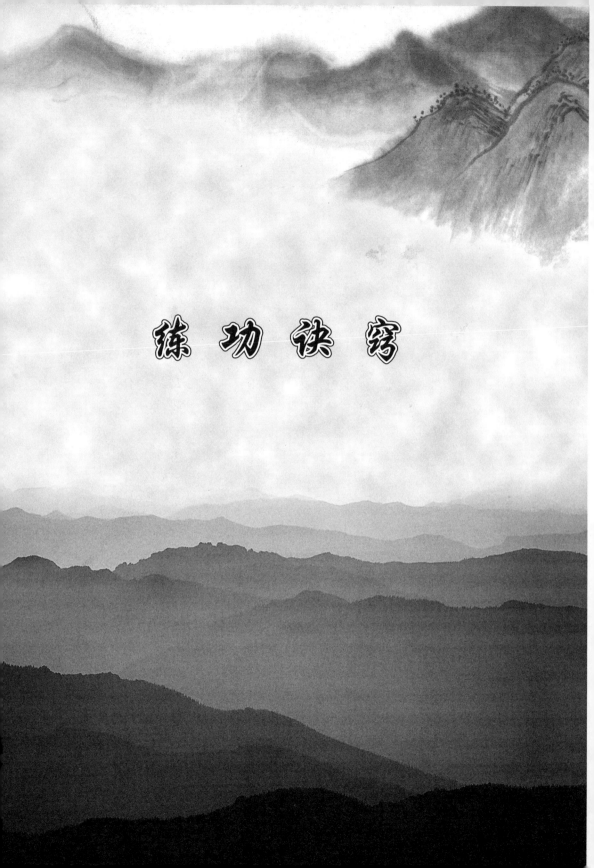

练 功 诀 窍

松在眉宇间

杨司晨

　　眉宇间的放松，是练功过程中能够看得见、感觉得到的一个部位。它既是习练健身气功的内在要素，更是身、心、息整体进入练功场景的一种状态。放松的体感、意感以及气息的感觉无不体现在眉宇间的放松上。

　　应该怎样理解松在眉宇间呢？一方面，从身体整体来看，放松眉宇部位，只是整个身体放松的极小部分，且具有全身放松的表象特征。在习练功法过程中，整个身体的放松，是以局部或部分的肢体部位的放松为基础的，没有局部或部分的肢体部位的放松，也不会有整个身体的放松；换言之，整个身体的放松，是由身体各个部分的放松完成的，没有身体部分或局部的放松，也不会有整个身体的放松。另一方面，从眉宇这个部位来看，它既可以明显地反映习练者练功时的身、心、息的放松状态，同时又与中医文化有着密切联系。眉宇周围密布各种神经穴位，它对人体的感觉、直觉、认知灵敏度极高。中医所指的印堂穴就位居在眉宇处。印堂穴是经外奇穴之一，中医认可的主要功用是清脑明目，通鼻开窍。所以，习练功法时，放松眉宇自然会影响到印堂穴的功能及作用。人们在日常生活中，眉宇这一部位是可以放松的。习惯地说舒展眉头或皱眉头，这就是说每一个人的眉宇都是可以活动的，其活动的形式不外乎放松或紧缩，当然，眉宇的每一个细微变化都有特定的情绪、情感、思维、意志等心理活动指向，也会涉及到习练健身气功所谓的调身、调心、调息等因素。为了更好地表达它们之间的关系，集中梳理以下几层意思。

　　习练健身气功时，习练者放松眉宇，对预防疾病、健养身心具有积极的作用。位居眉宇上的印堂穴，是一个精气元神聚集的地方。中医认为，精、气、神为人体三宝，精充、气足、神旺则身体健康，百病不侵。而想达到百病不侵的目的，就应通过活动或常按摩印堂穴。传统医学认为，通过印堂看健康确实有一定道理。据《黄帝内经·灵枢·五色篇》中所述，印堂发黑，说明人体心脏功能不佳，脑部供血不足，心脑缺血缺氧，甚至有心肌坏死的情况；印堂过红代表血脂异常，血压高，脾气大，易中风；印堂发黄说明人体气血不足，脾胃虚弱等。当这些症状出现时，均可以通过放松或按摩印堂来改善。

习练健身气功时，养成一种放松眉宇部位的固有动作，也会引导习练者在日常生活中培养起健身养生习惯。许多功友在日常工作、学习等用脑过度精神疲惫的时候，往往会不由自主地做出舒展眉头的各种动作，有时抬一抬眉头，有时展一展双眉，有时按揉前额，有时甚至会用拳头轻轻敲打几下前额，如此活动眉头之后，便会产生舒服轻松的感觉。这些作用于眉宇间的放松动作，既是人们生活积累的缓解疲劳的需求，也给习练功法要放松眉宇提出了客观要求，同时，不同形式的放松动作更包含着丰富的养生智慧。习练者在练功过程中有效地放松眉宇或者是习惯性地轻拍慢打这一部位，有效地刺激了处于眉宇部位的印堂穴。在中医看来，疲劳就是一种虚弱的病症。长期从事过重的脑力、体力劳动，会损伤脏腑，造成机体麻木而疲劳不堪。所以，在这种情况下，不妨放松下来练一会儿健身气功，可以肯定地说，疲劳症状就可以得到很好的缓解。

眉宇放松的深浅，是长期锻炼的结果，也就是在调身、调心、调息过程中培育出来的。放松眉宇直接导引、牵拉印堂穴及周围神经，可有效调理阴阳、平衡气血、畅达气机运行。眉宇这一部位既是印堂穴栖息之地，也是督脉与任脉相通之处，而任督二脉对十二经脉起着维系与沟通作用。因此，眉宇放松不但能促使头部轻松，且能通调十二经脉之气，对全身均起着调整作用。那么，怎样才能放松眉宇呢？具体讲方法不少，但重要的是在功法习练中保持一种淡定、守静、顺其自然的心态，要在协调整个身体运动中不僵不拘，把握松紧适度原则。有一句老话说：眉头一皱，计上心来，是对松在眉宇间的最佳诠释。眉头一皱，是一个紧缩动作，这个紧缩动作是在瞬间发生的计上心来，也就是说瞬间紧缩是在漫长舒缓的放松过程中孕育而成的。如果没有在漫长舒缓的放松过程中进行绵密的深思熟虑，短暂瞬间的紧缩，任凭眉头再皱也是难以产生好计的。况且，皱眉头的时间，也不宜过久。眉头皱的时间太长，劳神伤脾不利身心健康。所以，松在眉宇间应该是在长期的功法习练中磨炼出来的；反过来讲，松开眉宇也是习练健身气功中应有之意，功友们在练功过程、社会生活以及个人心态变化中也有同感。

眉宇放松的方法有八点：① 乐观点。这是一种良好的心理特征。习练健身气功要带着乐观的心态参与各项活动，切忌将习练健身气功当成一种负担。况且，练功也是一个使心境变得豁达、乐观、轻松的身心体验过程。愉快的情绪能使心理处于怡然自得的状态，有益于人体各种激素的正常分泌，有利于调节脑细胞的兴奋和血液循环，无疑对眉宇的放松是有益的。② 微笑点。面带微笑是习练健身气功最为基本的要求。练功时面带微笑不仅有促进呼吸、循环功能的作用，而且还能有效缓解心情抑郁、紧张焦虑，祛除烦恼，起到导引眉宇放松的良好作用。③ 圆柔点。意圆气柔是放松的基本要求。练功时人体由内到外，从下至上，意不可过，气不可偏，有利于进入放松的练功状态，而这种练功态也会在眉宇间直接体现出来。④ 和顺点。顺其自然是放松的重要方法。眉宇的放松也要顺其自然。眉头一皱，计上心来是一个思维情志高度集中的过程，一个人长时间地处于皱眉头的境况，对身体有百弊而无一利。所以，顺其自然，既是调理心态的要旨，更是放松的客观要求。⑤ 清静点。眉头放松的关键在于入静。放松锻炼应有一颗平静的心，神清气爽，淡定守一，排除杂念，专心致志，神不外驰。⑥ 养成点。眉头放松既需要锻炼，也需要平时养成。它是伴随着周身放松而实现的。也就是说调身、调心、调息的运动过程，本身牵引眉头在运动过程中得以放松，同时，平时习惯性地舒展眉头也会导引身心放松。⑦ 开心点。习练者的意念情趣攸关放松的程度。一个人开心地投入习练功法之中，并将习练健身气功当作一种生活的情趣，放松眉宇也就是顺理成章的事了，反之，如果一个劲地意想着通过练功来放松身心，则将适得其反，越想放松越是难以放松，甚至还会使眉头更加皱巴巴地。⑧ 忘却点。学会忘却对人生是一件幸事。同样的道理，练功时能不能放下心中杂七杂八的事，既是意守的需要，也是放松的前提。眉头紧皱必定有事挂在心头。所以，习有所成的功友有一个好习惯，即学会忘记。其实，遗忘是一种新生活的开始，忘记也是一种振作，一种成熟，更是一种超脱。忘记了那些陈芝麻烂谷子的不快往事，紧皱的眉头自然会放松。以上所讲，可谓习练健身气功放松八点要诀，仅供功友品味。

总之，松在眉宇间，不只是一种臆想或说教，它是练功实践的体会与感悟，但愿更多功友将自己的切身感受与真知灼见发表出来，以期共同提高习练健身气功的水平与能力。

如何做到气沉丹田

张彩琴

气沉丹田具有疏通全身经络，和畅气血，益寿延年，以及消释烦劳，平抑怒气、恐惧、忧愁等不良情绪，使人心境开阔、增益智慧的作用。本人认为，气沉丹田是指练功者功力修为达到一定高度，于功法演练中，进入深层次的松静状态后，恰如《老子》所谓"虚其心，实其腹"的一种入静状态。气沉丹田是在长期不懈的功法习练中，达到虚领顶劲、沉肩坠肘、含胸拔背、松腰敛臀、尾闾中正等要求，使全身内外完全放松，并在心意恬静无忧的状态下自然而然实现的。本文以健身气功·五禽戏"鸟戏"为例，重点讲述练功中如何放松身心，以达气沉丹田的入静状态。

一、初级阶段

在熟练掌握了功法动作并开始领悟习练要领的基础上，引入沉肩坠肘等简单的放松练习。"鸟飞"动作一，两腿微屈，两掌合于腹前，掌心斜相对，目视前下方，摆好姿势后首先注意沉肩，同时要意贯肘尖，有肘下坠之感，这种感觉是由肘部放松带来的。两掌在体侧平举向上的过程中，两肩尽量下沉，肘尖不要上扬，背部正直而生挺拔感。头慢慢地转成悬顶中正，同时微收下颏，竖项，将颈椎关节的小韧带松开，如此悬顶才不会僵滞。两掌成展翅状向上平举于肩的瞬间，沉肩，意在两手拇指和食指，提腕促使手掌波浪式蠕动，隐约感觉到有力由腕传导至拇指、食指端。借助于两臂下落，打开肩关节的同时，肩胛骨就势横向松开，以使两肩微含，两肋微敛，胸廓略向内含，肩背部便有轻微的左右拉伸感，并顺势将松传至肘、腕、手指，且瞬间而过，意念不可停留。做到了肩膀下沉，肩胛骨横向放开，含胸拔背的效果自然而然产生。含胸拔背要完全顺乎人体的自然形态，而不是弓背缩胸，不要故意造作。在含胸拔背的基础上使臀部稍作内收，敛臀时，尽量放松臀、腰部肌肉，使臀肌向外下方舒展，然后轻轻向前、向里收敛，像用臀把小腹托起来似的，这样就约束臀部突出，保证了腰脊和尾骨的中正。沉肩坠肘、含胸拔背、松腰敛臀结合起来，可助气下沉，从而有利于气沉丹田，此时，由不良情绪导致的上逆的邪气，逐渐下降消除，中和之气缓缓地输布周身。鸟戏完成调息过程中，身心另有一番体验：身体轻松爽快，呼吸平稳顺畅，暂且忘记了烦恼忧愁，心旷神怡。这便是气沉丹田的初级状态。

二、中级阶段

领悟了习练要领，进一步精化动作。练功中能够主动排除杂念，将注意力集中到功法演练上，心境安然宁静，神情闲适安逸。"鸟飞"动作一，掌心斜相对，目视前下方，无需意导，自然做到沉肩坠肘、含胸拔背等放松要求。两掌在体侧向上平举的过程中，肩胛向两侧横向打开，带动肩膀向下松沉。两掌成展翅状向上平举于肩的瞬间，拇指和食指内气充畅，有虚空感，提腕促使手掌波浪式蠕动，感觉到有股轻微的劲力由肩胛经肩、肘、腕传导至十指尖，拇指、食指内劲感觉尤为明显。两掌下落中，似有意似无意，意欲动心已知，大脑中还未来得及反应"松"的概念，凭借形体动作的态势，肩胛内部肌肉倏地松开，顷刻之间全身有传导式松弛之感，有种微麻的感觉掠过整个背部，是气功劲力在起作用。劲力是身心松静时的意念，导引体内清和之气运行，瞬间而发的力，即练功者常说的意到、气到、力到，是意气力和合的结果，因此也叫内劲。上述练功体验并非每次练习都会产生。下落中，肩胛松开带动两肩松沉的同时，由内劲引发的横向松散，促使背部肌肉自然舒展而微微隆起，拔背的感觉随之而来，一产生拔背感，胸部也自然做到了舒松虚含。检验含胸的标准是：在打开肩关节、横向松开肩胛骨的一瞬间，胸口处好似开启了一扇圆形的小门，霎时将心中积压已久的忧虑抛掉，胸口有微微的虚空感，心胸顿感轻松自在。平举向上及下落时摇荡于两臂的内气好像要阻拦臂膊，又有丹田及命门内劲的推动，使得松柔的两臂恰似轻盈洒脱的白鹤正在凌空展翅。在两臂平举向上和下落的过程中，整个身体放松保持下垂状态，但同时头顶百会穴始终含有轻微的上顶之感，而非臆想的上顶之力。上有百会悬顶，下有尾闾中正，配合沉肩坠肘、含胸拔背、松腰敛臀，脊柱自然节节松开，形成上下对拔之势，虚领顶劲的状态自然达到，顿时心中豁然开朗。此时，体内浊气下降消于无形，清气上升输注全身，外形与内气逐渐融通。

此阶段虽不能清晰地感觉到真气的出入消息，但小腹部却有内气涌动而产生的麻热鼓胀之感。这种感觉是由于入静之后，内感受性提高了，导致本体感觉敏感而产生的，其体验因人而异，不要刻意追求，否则容易产生"感知觉异常"等偏差。"鸟戏"完成调息过程中，不知不觉中进入气沉丹田的中级状态：身体松柔舒坦，呼吸匀细柔长，大脑清静，胸部松空，久积于心胸的郁闷一扫而光，倏忽间脱离了物欲的缠缚，心胸豁然开朗，丹田内气充实通畅，与命门之气开始沟通，神态沉稳安详，大有气吞山河之气魄，又如闲云野鹤般悠然自得。

三、高级阶段

随着动作精化程度的提高，功法演练达到了自动化，练功时不但消除了一切杂念，甚至忘记了功法动作，忘记了自我，却没有一个动作不符合规范要求，没有一个动作不表现出五禽神韵。练完"鸟伸"最后一个动作，两手自然垂于体侧，目视前方，全身内外完全放松，心中了无牵挂，阳气平和。接上式，两腿微屈，两掌合于腹前，掌心斜相对，目视前下方，依然处于松静柔和的练功状态中。两掌在体侧平举向上的过程中，肩胛横向松开以及肩下沉一气呵成。沉是松柔状态下肌肉的坠落感，是检验松的标准，此阶段的松超越了沉，主要表现为散。体内真气流注，全身松散由内劲推动，从肌肉到筋骨，由表及里一点点渗透，节节贯穿。两掌下落时，由内劲引发的松散更加强劲，意未动，心已全知，肩内部自动松散，顷刻间传遍周身，胸部虚空，虚怀若谷，背部内气贯通，似乎没有了肌骨之感，含胸拔背已超越了形体上的要求，头顶百会穴虚豁无碍，几乎感觉不到上顶之劲，这是百会穴周围经络通达的缘故，开始了悟"致虚极，守静笃""心与道合""明心见性"的真谛。此时，气机宣畅，"人在气中，气在人中"，由于内气鼓荡欲冲开体表，与天地之气相合，全无身体边缘的感觉。这种状态并非贯穿整个练功过程，气机宣畅转瞬即逝，何时到来，不但因人而异，即便是同一个人，练功时的入静状态不同，也会发生变化。"鸟戏"完成调息过程中，不经意间，练功者进入气沉丹田的高级状态：身体松柔自然，呼吸之气直达丹田，真正达到了"吐惟细细，纳惟绵绵，有意无意，绵绵若存"的调息目标，大脑清爽，一念不生，心胸如空谷容纳百川，智慧闪现于空灵的心中，如明媚的阳光，照亮身体内外（上虚）；丹田浩然气畅，与命门之气融合，神情泰然自若，大有气贯长虹之感，雷霆万钧而不可动摇之势（下实）。

我所体会的"目光内含"

雷尊廷

　　练健身气功提高功效包括诸多方面，做好"目光内含"就是其中内容之一，但往往被练功者所忽视，笔者根据自己多年的练功体会谈谈其涵义和做法。

　　问题的由来：在2002年底的一个早上，我同王城公园站人员在练健身气功·易筋经，事前笔者不知道武汉体育学院的石爱桥教授等人来到练功场外，当我收功后石老师来到我跟前时才突然发现，说明我精神集中，目不旁视。后来当听到易筋经口令词中有"两脚并拢，松静站立……目光内含，呼吸自然，心平气和……左脚侧开半步……目光内含，神不外驰"时，才领会到这是"目光内含"之故。何为"目光内含"？如何做？它与平视和视前下方有何关系？我一直在考虑。当2009年我看到《健身气功》杂志上刊登张明亮老师写的《眼与练功说》后，受到很大启发。

　　"目光内含"是眼睛的神光含而不放，视而不见。"神光"，是眼睛的光芒前视后慢慢收回，意念也随之内收，意念与目光合而为一；"含而不放"是目光内收，意不外露的平和之相；"视而不见"谓之"神不外驰"，眼不眨动。目与神是紧密相关，"眼睛是心灵的窗户"，人的内心世界可通过眼神表现出来。《黄帝内经·灵枢·大惑论》中说"目者心之使也"，所以"人身之神出入于目"。

　　在练功场上可以看到，有的人睁大眼睛，没有进入练功态；有的人不断眨眼或眼球不断转动，意外露没有入静；有的人不断往外看、散乱，使动作与内在精神分离；有的人闭着眼睛练功，易昏沉。种种表现都未做到"目光内含"，影响练功效果。在《黄帝内经·灵枢·大惑论》中还有"五脏六腑的精气，皆注于目而为精"，目即为五脏六腑精气所汇，就要尽力保精气。有报道称，眼睛获取的信息，消耗全身能量的四分之一。所以，我们在练功时放松眼部肌肉，做到"目光内含"，就是保精节约能量的重要方法之一。

　　如何做好"目光内含"呢？其做法是，面带微笑，舌轻贴上腭，上眼睑缓缓稍下垂，似闭非闭，练功时一直保持这种状态。其中，"面带微笑"，是在松静自然和周身放松情况下，嘴角稍向后上拉，面部肌肉放松了，进而眼部肌肉也放松了，面部不放松眼肌紧张，势必瞪眼；"舌轻贴上腭"，不是舌顶上腭，是舌前部平贴上腭，更有助于微笑；"上眼睑缓缓稍下垂，似闭非闭"，似眯着眼的感觉。此时可使心、肝、脾、肺、肾五脏之气内敛，似闭非闭，不能全闭。要视而不见，神就不外驰了，视而不见，是恍惚有物而不识物。如前面有人在动，只知动不识人相，是双目淡淡地看出去，凝神静意，神不外驰，意不外露。"练功时一直保持这种状态"，是目光内含与动息相随、动作匀缓连柔、呼吸匀细深长地融合在一起，贯穿练功全过程，三调就水到渠成，自然就合一了。

在目光内含的情况下如何目视呢？大致可分为三种情况。若要求目视前方时，则眼睛向前方看，如易筋经的预备势；若要求目视前下方时，则眼睛向前下方看，如韦驮献杵第一、二、三势，出爪亮翅势，三盘落地势和收势；第三种情况是目视跟着动作而变化，则称为目随形动，如易筋经的摘星换斗势、倒拽九牛尾势、九鬼拔马刀势、青龙探爪势、卧虎扑食势、打躬势和掉尾势。三种目视都是在"目光内含"的状态下进行练功的，而双目平视和目视前下方时都是在头正颈直下进行的，不能低头往下看。

刍议练功生活化

刘学军

　　日常生活中，每当谈论起健身气功可以强身健体、修身养性时，不少人都会表示认同。但每当邀请他们参与健身气功习练时，却总有那么一些人特别是年轻人说自己工作很忙、缺少练功时间。其实，这是一个误区。因为健身气功并不复杂，学练起来也不艰难，只要每天坚持，即使随时随地地锻炼也会收到意想不到的效果。问题的关键是要把健身气功锻炼融入到生活中来。

　　在生活中养成练功的习惯。健身气功的一些动作来源于无意识的人身自保动作。譬如，易筋经中的韦驮献杵第三势、八段锦中的双手托天理三焦和五禽戏中的虎举，就是源于人体胃气不舒时不自觉出现的打哈欠伸懒腰的动作。因此，某种意义上可以说健身气功来源于生活，当然习练健身气功也应该生活化、习惯化，在生活中养成持久练功的良好习惯，就像我们每天早起要刷牙和洗脸一样，偶尔一天没有刷牙、洗脸，都会感觉不舒服。好的习惯养成需要一定的时间，要克服重重困难，就像唐僧要经历九九八十一难才取到真经一样，特别是克服原有一些不良的习惯，这是一个痛苦的过程。我们的很多疾病来源于不良的生活习惯，疾病不是一天两天得的，祛病强身自然需要时间，这就要求我们不能三天打鱼、两天晒网，更不能临时抱佛脚。

　　生活中如何练功？笔者举个简单的例子。譬如，在我们等公交车或排队买饭时，就可以练练站桩。两腿分开与肩同宽，两膝微屈，两手自然下垂或者放在其他地方都可以，关键是把躯干调正一些，能挤出多长时间就站多长时间，这样的站桩不仅不浪费时间，还锻炼了身体，何乐而不为呢？再譬如，在电脑前工作时间久了，身心感到疲乏，这时我们既可以坐在椅子上练练左右开弓似射雕的上肢动作开合一下心肺，也可以做做鹿奔里的尾闾前扣和鸟飞里的尾闾上翘动作，两个动作都不需要站起来完整练习，仅仅是尾闾的前扣、上翘就可以很好地调节脊柱了。随时随地的练功方法很多，只要我们把功法里适合自己的动作抽出来练习就行。其实，任何人只要懂得了化整为零的健身道理，对功法动作的灵活运用，都可以做到随时随地的锻炼。

在养成随时随地锻炼功法动作的同时，如果还能养成用意的习惯那就更好了。这里说的意，除了功法固有的"意"外，还要有主动去体会锻炼的穴位及涉及经络所在部位感觉的习惯，这个习惯也被称作"体认"。习练者在做每个动作的时候，要有足够的时间去"体认"，这也是健身气功动作缓慢的原因之一。如易筋经中韦驮献杵第二式的动作，两臂平举撑开的主要作用是打开手三阴经，我们在生活中似乎也经常做这个动作，不也可以打开手三阴经吗？可为什么没有达到健身的效果呢？其主要原因是我们的动作虽然做到位了，但"意"没有到，没有主动注意两手前臂有麻、酸、胀的感觉和两腿内侧的感觉。我们常说意到气到，气为血之帅，"意"不到气血就不能很好畅通，所以，健身气功的功效是平时劳作和其他体育运动无法替代的。生活中用意的主要方法是做到意念专一，即全神贯注地做好一件事情，而不是手里做着这件事情，心里还想着其他的烦心事。除非你是一个天才，否则心里杂七杂八地乱想，不得心理疾病才怪呢！

在生活中养成"找乐"的习惯。"人生不如意，十之有八九"。决不能让不如意的事情影响我们的情绪。因为情绪的好坏将直接影响我们练功的效果。本人曾经有幸偶遇潘渭宾先生，潘老是军旅画家，有"江南一枝梅"的美称。当时已91岁高龄携夫人去济南旅游，本人出于好奇向其讨教长寿秘诀时，老先生只讲了两个字"找乐"。老先生曾游遍大江南北，向其询问哪里风景最好时，却说江南的小桥流水，塞北的银装素裹都很好，也就是说记忆里从不保留不好的风景，否则会影响其旅游的情绪。这让我感触很深，不良的情绪就像电脑中的病毒，而我们的大脑就好比电脑中的硬盘，它能储存很多东西，但是不能什么都往里存，一旦储存了病毒，电脑很容易瘫痪，所以我们在储存资料的时候，一定要有选择并且要经常杀毒，把病毒从硬盘中删除。所以，我们要经常对自己的记忆进行梳理，把影响情绪的元素，像扫垃圾一样，从记忆中扫除，做到"时时勤拂拭，莫使惹尘埃"，把欢乐永远留在记忆里。这就要求我们从生活中的一点一滴做起，时时找乐，事事找乐，养成找乐的习惯，只有这样，才能保持良好的情绪，这也正是健身气功三调中的调心的要求。

在习练健身气功过程中笔者深深体会到，很多的疾病都来源于不良的生活习惯。如果我们利用练功和找乐的习惯，改掉并替代不良的生活习惯，养成良好的生活习惯和保持良好心态的习惯，就会逐步领悟到健身气功生活化所带来的无尽好处和乐趣，既做到愉悦心身，又做到练功与生活两不误，双受益。

健身气功在日常生活中的运用

高延迎

许多长期习练健身气功的人都会有这样的体会，习练健身气功养成的一些习惯会有意无意地影响其他日常活动。笔者习练健身气功多年，深切体会到习练健身气功对其他锻炼项目和日常生活都有很大帮助和提高，现将这些体会以第一人称的方式记录下来。

慢跑。每天晨练的第一个项目就是慢跑，以前跑 400 米就呼吸急促，喘不过来气，小腿发沉，脚有灌铅的感觉。坚持跑一段时间后，能跑完 800 米，但还是感觉有点累。习练健身气功后，把练健身气功的方法运用到慢跑中，首先调整呼吸，注意三步一呼，三步一吸，慢慢的距离增加到 2000 米。以前跑步没有意念，跑时思绪乱飞瞎想，跑步重心在前脚掌，抬不起腿，双脚落地重，有墩脚的感觉。后来注意调整意念，百会上领，意念松沉下来，气也沉下来不浮在胸部，重心后移，就能高抬大腿，步幅加大了，脚步轻灵了，跑步的速度也加快了，注意呼吸的节奏，不知不觉中跑完 4000 米，有点年轻时代跑步的感觉了，现在我在慢跑中体会到乐趣。

爬山。每周晨练有三天打太极拳，三天习练健身气功，一天爬山。记得开始爬香山时，"鬼见愁"真是愁，1 个半小时爬上去，全身大汗，气喘吁吁。到家就躺下，什么都不想干不想动。累的腿痛腰痛，一周都缓不过来。有了每天慢跑的基础，爬香山就不成问题了。爬山时，百会上领，意注足三里，节奏均匀，只爬山不看景，30 分钟登顶，20 分钟下山，10 点钟到家，和家人逛超市买东西、做家务，什么事都不耽误。

唱歌。开始唱歌时，没有节拍和韵律，不会用声、用气。虽然每周参加一次心连心合唱团的合唱活动，但都是在喊歌。后来试着用健身气功的腹式呼吸，简单学习了一点用声的方法，胸腔共鸣，唱歌时注意听音乐、看指挥，慢慢融入了合唱的氛围中，陶冶了情操。

写毛笔字。2011 年中间，受朋友练字的启发拿起毛笔，开始练字时，心发颤手发抖，横不平竖不直，字歪瘪无形，更别提字的间架结构。再次把健身气功的方法试用到写字中，百会上领，身体坐姿端正，两脚放平，沉肩坠肘，手腕放松，气贯笔尖，意念放在字中，配合字的起伏呼吸，过一段时间后慢慢体会到笔随我意，得心应手的感觉。写字是一种美的享受，练字能让人心静，练字也是在练气功。

日常生活。在平时日常生活中，到处都有健身气功的影子，随处都能应用到健身气功方法。比如在电脑前、开车、吃饭时的坐姿，只有百会上领，身体才能坐得端正，两脚放平，沉肩坠肘，气沉丹田，调匀呼吸。尤其是开车跑长途，坐姿正确就不觉累，还能达到锻炼身体的作用。站姿，只有百会上领，身体才能中正，人才显得有精神；走路时，只要百会上领，身体略前倾，脚下就轻快，也不觉得累。睡姿，如果睡眠不好的人，更要注意睡姿，失眠是因为思绪乱飞，扰的不能入睡，这时调匀呼吸，把心静下来，闭眼意念做健身气功·八段锦，做不完第一节就有困意了。在我们的生活中，时时处处都有健身气功的存在，只要我们留意，都会发挥积极作用，身体强健了，习练和教学也更加有充沛的精力了，健身气功是我们生活的一部分。

给初学者提个醒

杨秀朴

近年来，健身气功的健养身心效果已被社会广泛认可，习练的人越来越多。但在一些初学者的习练方法上，还有必要提个醒，那就是练气功不能像做操一样。

健身气功有调身、调息、调心的要求。对初学者而言，习练时必须要做到周身放松，舒、缓、慢、匀，才有利于肢体的节节贯穿，即调身。而肢体的节节贯穿更有利于气机的逐步运行，从而使呼吸深、长、细、匀，即调息。在心理放松入静和形体融会贯通的基础上更有利于意念活动，也就是调心。笔者看到不少新人，每当做健身气功就像做操一样，动作快，呼吸急，不到位而且抢拍，至于意念或无或乱。这些人锻炼倒也不是没有一点效果，生命在于运动嘛，可是健身气功的效果却打了折扣。这时，初学者并不能因此而退出，毕竟，这只是个初级阶段，需要有个过程。

本人在 2005 年刚学时，也是一样，经过这几年的摸索，总结出如下解决办法。

①先将速度慢下来，做动作时按照健身气功规定音乐的韵律节拍徐缓进行。

②伸展收回以及开合换势时，手、腕、肘、肩和脚、踝、膝、髋加上腰，周身九节，节节贯穿。

③根据动作，配合上意念。意念对初练者来说比较难，可以试试这样：一是按照健身气功现成的口令提示去想象，比如做八段锦时，思路可按照口令"双手托天理三焦""背后七颠百病消"等提示的去进行调理。二是做其他健身气功功法时，按照套路安排的每节动作所对应的脏腑及其经络的功效，去想象调理自身脏腑或经络。三是自己哪有病灶，练时就着重去对应那里进行想象调理。

总之，不论干什么，都有开始的时候，都要经历初学的过程，只要有自信，坚持不辍，自然是越练越好，而且后来者居上。

我所体会的舌抵上腭

狄焕明

在习练健身气功时，舌抵上腭是非常重要的一个环节，在气功修炼中有重要作用。

舌抵上腭的原则："嘴闭齿合，舌头尖及舌面前部自然贴在上齿龈处"，避免"舌头上卷用舌底面接触齿龈上部凹处"。

那么练习气功为什么要求舌抵上腭呢？其一，舌抵上腭即舌头抵住上腭部位。气功学中认为这是沟通任督二脉的桥梁，俗称"搭鹊桥"。中医学认为，督脉循背，总督周身阳脉，为阳脉之海；任脉沿腹，总任一身阴脉，为阴脉之海，两脉各断于上腭和舌根。我们练习气功要打通任督二脉，就必须"搭鹊桥"，舌抵上腭就是把桥搭起来，接通任督两脉进行小周天的真气运行，取得有病治病无病强身的效果。

任脉起于会阴部上至毛际，沿腹内上至丹田、关元、神曲、中脘、膻中至喉咙上行颜下承浆穴，而督脉亦起于会阴穴，行于长强、命门、夹脊、大椎、风府、玉枕、百会、神庭、印堂至于人中，也就是沿着脊柱上行至龈交，舌抵上腭正好接通任督两脉的运行路线，使真气运行于小周天。根据医书有任督两脉，人能通此两脉则百脉皆通的记载，故很多气功流派都讲究舌抵上腭。

其二，舌抵上腭，可刺激唾液腺分泌出较多的唾液来，气功界习惯称为"华池之水""琼浆玉液"等。唾液中除了水分之外，主要有淀粉酶、溶菌酶、免疫球蛋白A、无机盐、黏液蛋白等物质，这些物质有溶解食物、帮助消化和杀菌、解毒、免疫的作用，因此它是人体中之宝。

舌抵上腭即可沟通任督二脉，使全身经络接通，上下之气通畅。常练此功，可疏通气血，条达经络，清爽头脑，强健体质，也有助于多产生津液润喉。舌抵上腭是气功"调身"中最基本的内容之一，在气功修炼中起重要的作用。

习练下颏微收之心得

张德明

　　健身气功习练过程中，有一个最基本的小动作——下颏微收。下颏（kē，音科），承浆以下至下颌骨下缘的部位，俗称下巴或下巴颏、下巴骨。那么，习练下颏微收有哪些要求、又有何种要领以及它的功理作用又是怎样的呢？

　　下颏微收的要求并不复杂。健身气功的所有动作都与下颏微收有关系。这一小动作做起来也比较简单，总体感觉就是要顺其自然，不僵不拘。然而，在习练时则要在有意无意之中，特别注意到几个细微之处。一是下颏微收时，切记不要在无意间使下颏前倾，如果前倾，则不是微收而是放任。二是下颏微收时，切记不要养成下探的痼癖动作，如果下探，则容易造成伸长脖子。三是下颏微收时，切记不要降低下颏，如果降低下颏，则容易造成胸部内弯、憋气不舒服。四是下颏微收时，切记不要脖颈向上直挺，如果向上直挺，则会出现僵拙现象。这些情况，都不利于做好下颏微收，也直接影响后续动作。

　　下颏微收的要领也比较简单。其正确的做法应该是：下颏微收时，气息在鼻腔轻轻呼吸，目视鼻尖，意注下颏底端；当气息、意念、目光律动之际，下颏由外而内地缓缓平移；下颏底端要向喉头靠拢，意念将二者融通。在下颏微收的过程中，百会穴周围似乎在慢慢悬起，颈椎至百会的肌筋随着下颏微收的程度明显凸起，微收到止点时，用手可触摸到颈椎以上凸起的肌筋。

　　下颏微收的功理在于：下颏回收找喉头，喉头向后向上找玉枕，玉枕向上找百会，百会虚悬，使周身上下内外连成一个整体。习练下颏微收时，练功者的意念如入虚灵之境；内劲轻轻上拔，使清阳之气上升；在运动中启动气机，藏于丹田。也就是经常讲的虚灵、顶劲、气沉丹田。虚灵之意在于顶头要悬，属于柔；顶劲是使颈直肌轻度收缩，属于刚。要体现刚柔相济之意。因此，诚如前面所讲，习练下颏微收不要脖颈向上直挺，如果向上直挺，则会出现僵拙现象，一旦产生僵拙之力，也就意味着非真正的虚灵顶劲。顶劲上领，不可太过，太过则正气猛涌上头，血压升高，头重脚轻，足下不稳，扭转不灵，其脉不通，横气填胸，有损身体健康；顶劲又不可不及，不及则提不起精神，容易产生杂念。所以，做下颏微收动作时要把握的功理是：中气上提，形意相随，无过不及，执中致和。另外，在习练下颏微收过程中，切记不可忘记意守丹田。这里所讲的丹田是指下丹田。中医理论认为，下丹田通五脏六腑、十二经十五络。故古代养生家认为，用心意集中于丹田内，先吸后呼，一吸百脉皆合，一呼百脉皆开，呼吸往来而百脉皆通，气血畅通百病皆除；又认为，将心意守住丹田，丹田即生气生血，气血充足，身体健壮而百病皆愈。所以，气沉丹田，不仅是中医养生的重要内容，也是习练下颏微收强身健体的基本功。

我所体会的心肾相济

杜 华

笔者深深记得口腔溃疡给我带来的麻烦和痛苦。那就是每半个月来一次的口腔溃疡有时还会加上牙痛，弄得我心烦意乱，生活上也带来了很多不便，去医院看看也是开些消炎药或维生素，可是效果并不明显，一周后才会慢慢的好起来。可好了没有几天它又来了，吓得我想吃的东西也不敢吃了，怕热又怕冷，在生活上给我造成了很大的困扰。正应了那句老话，牙疼不是病，疼起来要人命。

星期天小儿子回家吃饭的时候问我，"妈妈你最近口腔溃疡毛病好了吗？没有听你说起过。"我高兴地告诉他，我的口腔溃疡已经有两三年没有犯过了，现在什么也都敢吃了，再也不用提心吊胆了。儿媳妇这时候过来说："妈是不是你这几年练习健身气功的好处啊？"儿媳妇的提醒使我认真的思考，多年的口腔溃疡为什么会消失呢？这几年我也没有去过医院进行专门的治疗，左思右想还真可能跟我练健身气功有关。

人体为什么会产生口腔溃疡？我理解是肾水上行不畅、不能滋润心火，心肾失去平衡，心火就会上炎，人就会因上火而产生口腔溃疡，引起干燥症等病情。在正常情况下健康的身体中，肾水可以上行滋润心。这样心火才不会上炎，而心火下行温暖肾，如此心肾相济。不上火的秘密就在于肾水于心火相平衡。由此，要想从根本上消除口腔溃疡，就要达到心肾平衡。练健身气功虽不能直接治病，但可以通过锻炼肾经、膀胱经补足肾气。

我是从加强健身气功锻炼，不断提高练功效果来补足肾阳的，如健身气功·八段锦"两手攀足固肾腰"，五禽戏的鹿戏，六字诀的"吹"字诀，易筋经的"九鬼拔马刀势""三盘落地势""青龙探爪势"等，很多健身气功里的动作都与提高膀胱经、肾经功能有关。关键是我们练功要准确到位，长期践行就会有回报，这就是我这么多年练功的体会。

我在2009年《健身气功》杂志第六期写过《舌贴上腭的练习及其作用》的文章，其中谈到唾液为"玉液琼浆""天泉甘露""金津玉液"，唾液为肾之液。

我通过这么多年刻苦练功，每当我练完功后满口的唾液，说明我的心肾是平衡的，也是我身体健康的表现。唾液是自身的潜能，我们做功一定要充分利用自身能源，保持身心健康，形神意气融为一体，提高健身的效果。

回忆我学功、练功这些年的经历，真的感觉身上的毛病不知不觉地减轻或消失了。虽说练功这么好，但却一直不能从理论上解释这些现象。就是说给人听，也不能让人信服。随着健身气功的普及深入，我作为国家级健身气功社会体育指导员，今后应转向对健身气功功理的学习，逐步做到从功法理论上与功友们进行沟通交流。

冬季晨练如何提高功效

程云华

    笔者已有几个冬天是在北京度过的。晨练健身气功一直没有停止过。我和石景山国际雕塑公园健身气功队伍一直坚持习练功法。我们每天清晨聚集在一起，天晴选择开阔地、刮风选择松柏旁、雨雪选择屋檐下，伴着优美的乐曲声，将多套健身气功演练得生龙活虎、有声有色。大家乐此不疲并称之为中老年人的习惯：缘于自然生理，醒得早想活动；需要呼吸晨曦的新鲜空气；图个大早练功有个愉快心情。所以晨练是我们这些中老年人必不可少的生活内容。

    俗话说，一年之计在于春，一日之计在于晨。晨练健身气功更是生命运动的好时机。生命在于运动，运动要讲科学。春冬习练健身气功确实不能无视严寒的存在。否则，轻则感冒，重则还会引发其他疾病，那就得不偿失了。科学资料表明，人体深部的最佳温度应在37.2℃左右。人类所有的生命活动都是依赖热量的，如果低体温，会导致血流不畅，引发一系列疾病。一般情况下，人在早晨起床后的温度在35℃左右，如果接着再去0℃以下的室外，则体温与外界温度反差太大，极易引发疾病。因此，必须顺应自然，采取措施来增加自身温度。

    如何顺应自然，做到防寒呢？笔者有三点体会，在此愿与广大功友分享。一是提前增温。出门前半小时左右务必进食以补充热量。例如一小碗热羹（粥、牛奶、芝麻糊）、一小块糕点或面包。但不要饱餐更不能饮水过多，以免增加肠胃的负担影响锻炼。晨练结束后再正式用早餐。二是适时保温。戴帽子、护百会，系围巾、护大椎，穿羽绒衣裤、护躯体。特别要戴手套、护手指，穿棉鞋、护脚趾，以保护好远端的两处梢节。三是主动提升体温。一方面就是要在练功前做好热身运动，这是练功必不可少的基础条件。从出门到练功场地，必有一段路程，此时尽量快步行，边走边活动，手也别闲着，可不断地依次握固又依次放松。到达场地后先做几分钟伸展操、呼吸法、拍打功、五禽拳等，以进一步唤醒气血运行、增加体温，为练功做充分准备。另一方面就是根据功法特点，把动作做到位。纵观健身气功的9套功法，虽然千姿百态动作各异，但共同目的是"引体令柔、导气令和"，且还有很多共同的特点，诸如抻筋拔骨、旋转屈伸；逢动必旋、工于梢节；松紧交替、刚柔交替；吐纳导引、意气相随等等。

防寒是一个积极主动的自我调节过程，上边讲的几点虽不全面，但管用好用也能经常用到。有了这些防寒的小措施，提高功效也就有了必要的铺垫。另外，要将这些特点贯穿于健身气功的日常习练中，我体会到必须重点抓好"一个中心"、"两个基本点"、"三个要领"，这样才能收到事半功倍的效果。

"一个中心"，是指以脊柱为中心将左右旋转和前后屈伸的每个动作真正做到位。例如，左右旋转的动作有十二段锦中的"微撼天柱"、易筋经中的"九鬼拔马刀"、导引养生功十二法中的"纪昌贯虱、犀牛望月"、五禽戏中的"鹿抵"、六字诀中的"嘘字诀"等；又如，前后屈伸的动作有马王堆导引术中的"鸟伸"、大舞中的"抻腰势"、五禽戏中的"虎扑"、易筋经中的"打躬势"、八段锦中的"两手攀足固肾腰"、十二段锦中的"俯身攀足"……所有的旋转和屈伸都是为了有效地刺激任督二脉以及带脉，以带动十二经脉的有效运行。

"两个基本点"，是指人体的两个梢节（手指和足趾）。中医学认为，指、趾端是十二经脉的井穴所在位，手三阳起于手指端、手三阴止于手指端；足三阴起于足趾端、足三阳止于足趾端。因此，活动手指和足趾能启动和激发全身经络畅通，促使气血周流，不但带动人体发热升温，而且更能收到强身健体的效果。因此练功时要特别关注这两个基本点。在九套健身气功中，都有活动手指和足趾的科学编排。其中，手指变化较多的有：五禽戏中的"虎、鹿、熊、猿、鸟"、导引养生功十二法中的"金鸡、大雁、白鹤、凤凰"、八段锦和十二段锦中的"自然掌、握固拳、卷心拳和通天指"、易筋经中的"青龙探爪、卧虎扑食"、马王堆中的"鸱视"、太极养生杖中的"卷旋、卷杖"等。足趾变化同样存在多种功法中，概括起来有三种形式。其一，所有"起踵"都要求五趾抓地。例如八段锦中的"背后七颠百病消"、五禽戏中的"猿提"、马王堆中的"引背、龙登"、导引养生功十二法中的"金鸡报晓、云端白鹤"等。其二，有些功法强调"上步绷、落地翘"。例如导引养生功十二法中的"双鱼悬阁"、太极养生杖中的"艄公摇橹、轻舟缓行"。其三，足趾点地的功法则更多了。例如大舞中的"开胯势、揉脊势"、五禽戏中的"猿摘"、十二法中的"凤凰来仪"、马王堆导引术中的"引背"等。

以上举例，难免挂一漏万，相信很多功友会有更多的体会。其实，在基本掌握功法套路以后，只要我们善于发现细节，掌握技巧，习练到位，就能较快提高练功水平。

"三个要领"贯穿于所有功法之中。主要是指：第一，松紧交替。松紧交替是要先做好"紧"，才能更好体会"松"。例如八段锦中的"左右开弓似射雕、攒拳怒目增气力"、易筋经中的"倒拽九牛尾势、出爪亮翅势"、大舞中的"震体势"以及导引养生功十二法中多次提到"中冲"瞬间点按"劳宫"。第二，吐纳导引。吐纳导引是健身气功区别于其他项目的显著特点。换句话说，如果没有吐纳导引就不能称其为健身气功。吐纳方法主要是根据功法要求科学编排，例如自然呼吸、顺腹式呼吸、逆腹式呼吸、提肛式呼吸、短暂闭气等。我们在习练每一招式时，最好知晓相应的吐纳方法，才能取得更好的效果。不过对于初学者来说，不必拘泥太多，只要把动作做到位就很好了。第三，气定神敛。气定神敛既是日常练功的基本要求，又是冬季户外晨练的特殊要求。这里主要是指聚精会神专注练功，既能抵御外寒又能提高功效。人是要有一种精神的，有精神就有气概，有气概则正气充盈，正气充盈极为有利于抵御外寒。反之，如果怕冷畏寒则无心练功，肯定越练越冷难以坚持。

古人云：梅花香自苦寒来。在严寒中练功虽然艰苦，但如果我们有坚强的信念、有科学的方法指导、能更深切地体会到一些功法的重点和技巧，这何尝不是可喜的收获呢！

我对健身气功"引体令柔"的理解

佟蕴华

笔者曾是一位颈椎间盘突出压迫脊髓造成右半身瘫痪的患者。当时左半身无知觉,虽然手术很成功,但却留下了后遗症。我也参加了许多项目的活动,但最终是健身气功的"引体令柔",加快了我康复的步伐,让我收益甚大,基本恢复到了病前的水平。回忆所走过的"练功"之路,有一些体会愿意与大家分享。

一、思想上解放、相信自己是"引体令柔"的根本

想当初,看到"卧虎扑食势"时,被它下扑的动作吓住了,因为我有腰肌劳损,不敢往下扑,产生了畏难情绪,但是作为辅导员,这样做太失职了,于是我在家一点点试着进行,没过多久,我的动作越来越规范,这也使我增强了信心。在"九鬼拔马刀"中的"看另一侧脚后跟";"两手攀足固肾腰"中的"手掌触脚面"等动作也都能顺利通过。腰肌劳损、手掌触地、全蹲、独立步都有明显的好转和提高。说明老年人要相信自己有潜力,一定会"引体令柔"。

二、动作舒展大方,缓慢均匀用力是"引体令柔"的关键

舒展大方,就是充分抻拉筋骨,来锻炼身体的柔韧性。即在做每一个动作时,必须将参加该动作的关节活动范围尽可能达到最大位置,不能偷懒,不可"留有余地"。动作要直,但不是僵直,不拘谨,不做作,体现出沉稳、饱满、精神奕奕,否则"引体令柔"就会成为一句空话。例如"两手托天理三焦"一势时,两臂伸直并要夹紧耳朵,才能最大程度的"理三焦"。有很多老年人,做不到将两臂夹紧耳朵,胳膊肘处总是弯曲,但经过强调讲解后,慢慢地都能做到,尝到了"引体令柔"的甜头。

缓慢均匀用力，可以避免动作忽快忽慢造成的拉伤，也有助于解除软组织的粘连，减轻疼痛，同时心情也随之安静下来，就会有时间去体会、琢磨动作的内涵，加深印象。例如"乾元启运"一势，两掌只有缓慢内旋，才能使两掌心旋到斜后上方充分的反臂托掌，对畅通手三阳和手三阴有极大的好处，这就好比拧毛巾比单纯压、挤毛巾更容易出水拧干的道理一样。

总之，在"大"和"慢"上下功夫，就能加快"引体令柔"的步伐。

三、发挥与重视经络和穴位的作用是"引体令柔"的动力加油站

"经脉者，所以能决生死，处百病，调虚实，不可不通。"我找到了功法中提到的经络和穴位，并翻阅《气功修炼经穴图说》《穴位按摩使用手册》等书籍，对经络和穴位的用途、按摩方法都仔细阅读并加以实践。对功友不但教动作，还要讲解经络和穴位，以加深印象。

四、融入感情、体会意境是"引体令柔"的催化剂

健身气功的许多动作都要求深入其境，用美好的意境想象自己一会儿在五禽戏中玩耍，一会儿变成了芙蓉、白鹤，一会儿翱翔蓝天，一会儿又从水池中冉冉升起，这种难以形容的愉快心态，使"七情六欲"荡然不存，"五劳七伤"抛之于九霄云外，只剩下舒适、温暖，真是心旷神怡。

例如，练"嘻"字诀时，当两手经面前分掌向上外开时，意想着一朵莲花在面前开放，目视前上方和煦温暖的蓝天白云，接着两掌收回时意想着大自然的精华之气从百会穴进入三焦，口中发"嘻"时意想三焦中的废气、浊气全部"嘻"出去，身体又得到了一次调理。融入情感就会达到无思无想、忘我的境界，心如明镜止水，神如浩渺太空。

健身气功是中国人奉献给人类健康幸福的一项伟大事业。作为中国人感到无比自豪和骄傲。它功理科学、功法合理、动作连贯、姿势优美、音乐动听、无任何副作用。使我恢复体能，身体柔韧，没有疼痛，习练下去必将幸福地度过晚年。

习练健身气功后的感悟

朱法根

笔者今年已经 76 岁了，但我总觉得自己神足气旺。尊敬我的人尊我一声"朱爷爷"，了解我的人呼我一声"朱少子"，亲近我的人喊我一声"朱壮汉"。我认为，我的少与壮归功于健身气功。长期习练健身气功使我感悟很深，实践证明参加健身气功锻炼可以增强体质、预防疾病、延年益寿、陶冶情操，达到养生保健和抗衰老的效果。

健身气功真的有这么神奇吗？我的亲身经历，一定能让你心服口服。15 年前我身患重病——肠癌。在杭州空军医院上过 7 次手术台，主刀医生陈文庆据切片化验认为癌症已是中偏晚期了。不得已反反复复经过 13 次化疗，至今身上留有 14 处刀疤。术后人瘦得只剩下 86 斤，脸色蜡黄，两眼深陷。他人都说我是从棺材里刚倒出来似的，肯定小命难保。但我心有不甘，总想逃过一劫，稍一康复就进行走路，每天走上几里，渐渐增加，效果有一些，但不明显。后来得知黄岩老年体协健身气功站要办训练班，并知道教师李冬菊是位德艺双馨的国家级社会体育指导员。我马上报名，老师教学认真，我也练得勤奋。训练班除了上课外，老师天天早晨带着我们在孔园习练，风雨无阻。我本人更是如此，几乎每天 5 点钟起床，从新前街道前洋村步行 10 里到黄岩孔园习练，几乎天天是第一个到场，搬出器具，等待大家来锻炼。事后，整理好器具，再乘车回家，一年 365 天，天天如此。期间，我多次参加集体大型演示，有国家级的、省级的、市级的、区级的、社区的，只要有活动，我都主动要求参加，借以提高自己。2011 年 10 月 15 日参加了黄岩区第十三届运动会老年组比赛，获得了体育道德风尚奖。习练健身气功我不但得到了荣誉，更重要的是增强了体质。

经过几年的锻炼，我觉得自己气血通畅了。医云：经络不通则痛。我想健身气功能疏通经络，因此，我周身由痛到不痛了，减轻或消除了病症。

习练之前我饭量不佳，四肢冰凉，习练后感觉到四肢、身体温暖，微微出汗，食量明显增大，体重也增至 120 斤。我想习练健身气功能促进血液循环，可使唾液分泌增多，肠胃消化液增多，肠蠕动增强，加强消化功能，对我的疾病起到针对性康复作用。我不吹"牛皮"，实践出真知，黄岩区抗癌协会评我为"抗癌勇士"，就是最好的证明。

习练健身气功能陶冶性情、涵养道德。我想一个人情绪不稳定，都是内气不足，精神得不到充足营养所致。习练后真气充足，精神内气充足，情绪也稳定了，胸怀坦荡，为人和善，自身修养更高。也不知为什么，我总想着为社会做点贡献，就和有关组织签订了协议，亡故后捐献遗体及眼角膜，为科研提供材料，以尽自己微薄之力。

嗨！别看我是七老八十的人、死里逃生的老汉，可我至今还种管着一亩多水稻田，亩产 1300 多斤，还种有一亩多柑橘，能摘 3000 余斤橘子，品种繁多，收获时与众人分享，不亦乐乎！我没有别的劳动力帮助我干活，如果不习练健身气功，还能干得了这费力的活儿吗！习练健身气功真神呀！

最后呼吁大家习练健身气功吧！健身气功是科学，它并不神秘，更不是迷信，有着广泛的群众基础，越来越受到国家和社会的重视。我想健身气功，必将为社会健康、社会文明进步做出更大的贡献。

生活处处皆有"功"

桑立锁

健身气功与其他体育锻炼不同之处，就在于它完全可以融入日常生活之中。行、立、坐、卧是人们生活的基本行为，专注于这四个方面的养生锻炼，就可以无时无处不养生。善于在行、立、坐、卧中进行养生锻炼，既方便实用，又效果明显，何乐而不为呢。在有条件的情况下，要坚持集体练功。集体练功，人多气场大；还能得到教练的指导，练功之余，大家还可以交流练功体会，提高练功质量和效果。但是现代生活节奏加快，工作负荷大，即使退休在家，也要忙家务，照顾孩子等等。除每天留出一定时间专门习练健身气功外，倘若日常生活中能够随时随地练功，无形之中就会积累练功的时间，增加练功的效果。本文要谈的是健身气功在行、立、坐、卧等日常行为中的运用。

一、行

走路时，要含胸拔背、目视前方，百会上领，给脚后跟一个意念，会感到有一股清气，自下而上到了头顶百会穴，身体变得轻盈，走路不觉得累了。当你上楼梯或登山时，感觉有点累了，采用吸、吸、呼的方法，即吸两口气呼一口气（鼻吸、鼻呼或鼻吸、口呼），两臂左右摆起来，马上会感到小腿轻松，精神焕发，平时上不去的地方，现在轻松地上去了。这些行为中就有习练健身气功的一些技术要领。当然，走路锻炼也要适度，中医讲久行伤筋。

二、立

站立时，两脚并拢，膝关节放松、大脚趾微微内扣，这时脚心提起来了，肾经的涌泉穴提起，起到补肾气的作用，还可以起到减肥及增强体能的作用；等公交车时，可以两脚开立约与肩宽，两腿微屈膝不过尖，中正安舒，精神内守，即按照健身气功身形的要求，练预备式（站桩）。古人称："百练不如一站。"可见站桩的重要作用。大部分人站立时，身体的重心在脚后跟，所以站一会儿，就会感到小腿很累，采用以上方法，站一小时也不会感到累，就像大树扎了根。因为，站桩的要点在一个"松"字，松肩、松腰、松胯，身体几大关节松下来了，腋窝、肘窝、腘窝这些邪气容易留存的部位自然也松下来了。"松"是气血运行的前提，气血通畅了，身体也就舒服了。站桩是练功的基础。有很多健身气功习练者，虽然已经学了好几套功法了，但就是感觉差点"劲儿"，这个"劲儿"就是习练健身气功时所用的站桩。

三、坐

坐是大家最常用的姿势。上班坐着、吃饭坐着、打电脑坐着、看电视坐着。大家知道久坐伤肉，久视伤血的道理。现代社会，我们生活、工作和学习的压力都很大，很多人一天到晚都伏案工作，很少休息，这对身体的损伤很大。伏案工作，膏肓一直出于"开"的状态，很少有"合"的时候，久而久之，人体的气机就都散掉了，对身体十分不利。中医典籍中有"运动膏肓穴，去除一身之疾"的说法。膏肓位于两肩的肩胛缝里，第四胸椎棘突的下方，距离脊柱四指宽度的外侧。这个穴位比较隐蔽，针不能扎进去，手也无法按到，想要活动膏肓，最好的方法就是通过自我锻炼。健身气功中与脊柱相关的动作，都与活动此穴有关，也可以采用抻气法，既简单又效果突出。坐在椅子上，把后背像扇子一样向前打开，停一会儿，再慢慢挺胸，收紧后背，往后挤压脊柱。如此反复十几遍，这个动作可以打开和挤压膏肓，做完十几次后，人会感觉周身清爽，肩背疼痛明显减轻。

又如，操作电脑时间长了，可以用 10~15 分钟的时间拉拉气，即立掌于胸前，两手心（两劳宫穴）相对抻拉。膻中穴是人身上八大会穴之一，气的会穴。此穴直对心、脾、肺，还是任脉的主穴，统领六条阴经。每天看电视时也可以采用此方法，两手对膻中穴做开合，在不知不觉中，你会感到气血通畅，心胸宽广，遇事不爱着急生气。在健身气功运动中，许多动作技术都与该穴关系密切。

比如，看电视一小时后站起来活动一下，做"背后七颠百病消"，转腰涮胯，摩运精门等。另外，大家乘汽车外出旅行时，是不能在车上走动的，时间长了，就会觉得腰背酸累。这时，你可以将腰背挺直，将腿抬起来，脚离开地面 10 厘米，口吐"吹"字 3~6 次后脚落地，会感觉到很舒服。有人乘汽车时容易晕车，这时可以口吐"呵"字，目平视远方，会减轻晕车的难受感觉。

四、卧

有时躺下睡不着，就烦躁不安，结果呢，更睡不着。健身气功采用的呼吸方法，意守丹田，进行深呼吸，并加上揉腹导引的形体动作，可有效抑制大脑兴奋，进入睡眠状态。中医提出，腹乃人体五脏六腑之宫城，脾胃又是人体气机升降的枢纽，只有升清降浊，才能气化正常。现代科学最新的研究成果更给予腹部"第二大脑"的重要称谓，德国汉堡出版的《地球》杂志报道，科学家们认为，人类的感觉和知觉都是从肚子里传出来的，肚子里有一个神经网络，因此称之为"第二大脑"，也叫腹脑，它拥有大约 1000 亿个神经细胞，比骨髓的细胞还多。因此，腹部锻炼对身心健康十分重要。中医提出"揉腹强身除百病"，频频摩擦脐腹部能使胃肠蠕动加快，使胃液增多，有助消化，排泄正常。同时指出，脐下两侧分布着丰富的血管网，反复摩擦能刺激皮下血管扩张，改善血液循环，使机体代谢旺盛，增强抗病免疫能力。

饭后揉腹的代表人物是我国唐代的药王孙思邈，他一直坚持"饭后即自以热手摩腹"。他说："食毕摩腹，能除百病。"饭后轻轻地按摩腹部，能使腹腔内血液加快，增强胃部功能，对中老年人健康长寿大有裨益。饭后揉腹一般的方法是，饭后半小时，两手对搓后以热手摩腹，手法要注意轻柔和软，用力大小以感觉舒适为度，每次 10 分钟为宜。

揉腹，一般采取平卧床上，两腿平伸，男左女右两掌相合分别贴于腹部，匀速揉动，力量由小到大、由轻而重；转速要慢而匀，稳而缓；揉的关键是安安静静、集中精神，不光注意手掌，还要注意腹内、脊骨。在揉的过程中，还可以把腹部微微收一收，这样揉腹的渗透力就会更深一些，对五脏六腑的按摩作用就会更明显。按照这样的要求进行揉腹，就会睡得香。如果每天晚上睡前揉腹一小时，3 个多月后，就会中气倍增，自觉气力足，有精神，说话声音洪亮，上腹部及直肌腱部丰满。

五、德

涵养道德是习练健身气功要旨。健身气功不仅仅在练习时要注意意念的运用，还应将这种理念贯彻到日常生活中。日常生活中的修心是一种心态与道德的历练。从修德入手，是历代养生家遵循的准则，也是中国养生家最具特色之点。孔子《中庸》云："大德必得其寿。"汉代荀悦《申鉴·俗嫌》中解释："仁者寿，何谓也？曰：忍者内不伤性，外不伤物，上不违天，下不违人，处正居中，形神以和，故咎症不至，而休嘉集之，寿之术也。"清代《长生秘诀》中更讲得明白，说"寿之切要，惟以德善为主，调养为佐"。西方学者也重视不良情绪，如忧虑、恐惧、紧张、急躁、激动、贪求、不满、烦恼等对人健康长寿的影响，甚至视为"促癌剂"，呼吁抵制与化解，但没有提到修养德性的高度来解决。

只有在习练健身气功的同时注重修身养性，在生活中做到了"仁"与"履和适顺"，超越物欲的层次，建立高尚的需求，才会得到身心全面的健康，享受美好的人生。

总之，要练好健身气功，取得更好的健身效果，一定用心体会，把许多练功要素融入到日常生活中。这样随时随地地练功，无形中增加了练功的时间，长期坚持下去，一定会取得良好的效果。

教你练站桩

张彩琴

站桩蕴含于所有健身气功功法中，如每套功法的预备势、收势等动作，就是桩功的一个式子。倘若能从功法中将这些式子抽出来强化练习，必能对功法提高起到事半功倍的效果。

一、特点与作用

（一）简单易学，延年益寿

站桩不仅是练功者走向健身气功圣殿的云梯，也是提高健身效果的关键环节。站桩的最大特点就是动作简单，易学易练，无副作用，不受地点时间限制，不受别人影响。中正站立，犹如树桩，外静内动，自然呼吸，说练就练，要停便停。通过站桩的强化锻炼，练功者更易进入静定的状态，使紧张的中枢神经系统迅速、深广地抑制下来，以使精气充盈，血液流通畅旺，起到增强抵抗力、预防疾病、延年益寿的功效。

（二）培本固元，净心明志

站桩有一系列的姿势要领，如虚领顶劲、竖项、沉肩坠肘等，容易让气机调动起来。此法虽然看似简单，但效果却很大，究其原因，站桩是练意（表层意识）、练气、练心（深层意识或潜意识）的重要手段，以静站的方法，并通过思维意识的运用练养气息，进入身心相对静止的状态，从而畅通经络，宣导气血，补养元气，达到人体阴阳平衡、培本固元的目的。站桩还可以锻炼神经末梢，增加反应灵敏度，同时，入静还会引发巨大的深层意识活跃。

（三）上虚下实，气沉丹田

站桩在意识及形体上要求"上虚下实、气沉丹田"。上虚是指上肢及躯干放松的状态下，心胸的虚静与开阔；下实不但指下肢肌体稳牢，其内涵在于气沉丹田。气沉丹田并非真的有气沉入丹田，而是因为丹田乃气机发起之源，在身心处于深层次松静状态下，便能够调动丹田气机。此时，心胸有清明虚空之感，而下腹部则充实鼓荡，给人的感觉好似上部之气沉入了小腹，故气沉丹田只是劲力松沉引发下腹部内气充畅，而产生的一种感觉。站桩是意识和体能同步进行的一种锻炼，既可增强内功又可增长腿部力量。在练习过程中下肢肌体和膝关节一直处于活跃状态，肌体血液也比较充盈并会加速血流量，使周身气血活跃起来。通过长期练习，可加强腰腿功夫，增强浑身力量，提高健身气功练习时肢体的稳固性。

二、动作说明

（一）自然势

身体自然站立，两脚横开约与肩同宽，成 11 字形，手指松开，两手自然垂于大腿两侧，两膝似屈非屈，先绷紧膝关节再放松就对了。头正身直，百会虚领，含胸拔背，腹部放松，胯关节松开，裆要虚圆，气沉丹田。舌抵上腭，两目垂帘或目视前下方，口唇轻闭，上下牙齿相合，呼吸自然。身体放松后意想自身与大自然混然合为一体，进入忘我的入静状态。

（二）抱球势

在自然势的基础上，双手同时慢慢运行到小腹前，手心对肚脐，双手指尖相距 10 厘米，双掌离小腹约 30 厘米，意想肩井与涌泉上下沟通，成一条线，然后意念转换至下丹田，似守非守。

（三）叠掌势

双腿缓缓伸直成预备势，同时两掌徐徐收回，双手相叠，轻贴脐上，引气归元，意守丹田。静静待 1 分钟，眼睛慢慢睁开，两手垂于身体两侧。

初学站桩，练习时间要因人而异，2 分钟不嫌少，5 分钟不算多。随着功力的增加，可适当加长站桩时间。若出现身体不适、心情烦乱，即刻收功。

三、注意事项

（一）身体松柔，勿站死桩

对于初练者来说，放松与意想的过程就是练站桩的过程，随着练功的深入，在观想过程中，自然而然调整着身型，故站的是活桩，而非死桩、傻桩、枯桩。站桩的时候，对身体各部位的要求是愈松愈好，如果能觉得脚底下松软，跟地板融为一体，就算对了。初学者须把注意力集中在放松与意想上，心自然就静下来了，呼吸随之平稳顺畅，身体才会松柔有度，身心便可轻松愉悦。

（二）勤学苦练，精进修习

站桩不做任何过渡动作，在练习中会觉得枯燥无味。而且虽然在动作方面简单易学，但站桩的内涵要领在短时间内不易领会，其内动的气势，也不是练习几次就能够生发的。初练站桩时会感到迷茫，很难进入状态，需反复勤学苦练，不断精进修习，逐步体会，才能获得收益。

（三）静中求动，如如不动

站桩要求静中求动，也就是内练精气神，其中的"动"是指气势的动、意念的动，气血的动、这是由意来控制的。若心思外驰，神就不能与气相守于内，所以，意要专，心要静，同时身体要松柔，呼吸还要匀细深长，从而达到内气畅通，心平气和。

（四）止息妄念，精神内守

意识是气功练习中的君主，因此，站桩时意识的运用很重要。但切不可假想有气运行，即只动念不运气，"在意不在气，在气则滞"。初练者不可有意感觉内劲，因为大脑无法办到，必由清净宁和之心来感知。在练功的过程中，须止息妄念，精神内守，专注于意识的运用、转换等状态。随着长期坚持不懈地将站桩从功法中抽出强化练习，全身经络会更加畅通，逐渐进入身心合一的健康状态。

健身气功的"慢、停、大、观"

张明亮　　程云华

初学健身气功时，许多人会有疑问：为什么练气功的动作总要比其他锻炼项目要慢？习练多年的练功者又会感悟到：为什么能练到慢的程度则感到舒服？其实，习练健身气功就是一个"慢、停、大、观"的过程。在此，从这四个方面来探讨。

一、慢

健身气功习练中的慢，从直观来讲主要是指动作慢，这是健身气功区别于其他锻炼项目的一个显著特点。我国传统气功及中医养生理论认为，人是一个整体，并由三个方面组成：一个是看得见的身体，另两个是看不见的气和心意。其中身体最直观，气也能在一呼一吸中体会到，心意却只能意会而难于表现了，但所有人都能确切地感受它的存在。如果我们细心体会身体、气息和心意的运行速度，则不难发现心意最快（心猿意马，猿者孙悟空也，一个跟斗能翻十万八千里），身体其次（动作受心脑支配可快可慢），气最慢（只能在体内以它固有的速度循经运行）。

众所周知，练功目标是"三调"，即调身、调息、调心；练功的高境界是三调合一。要能合到一处，至少速度要大致相同吧？因为气息的速度改变不了，那么可改变的只能是身体和心意的速度了。于是在练功中习练者要想办法让心意放慢（安静下来），让动作放慢（松沉下来）。因此，"慢"成为练功的一个重要手段之一。从国家体育总局健身气功管理中心陆续推广的9套健身气功来看，共同的特点都是慢，并且后推广的5套新功法较之先推广的4套老功法速度更慢。笔者曾用《陪你一起看草原》的音乐配合"健身气功·大舞"，率领学员进行展演，一致反映优雅、舒展、气定神闲。

二、停

习练 9 套健身气功时，很多动作不仅要慢甚至还略停。最为明显的是六字诀，几乎每个动作定势后都有略停。一般来说，动作总是比气息快。古人云：一呼一吸气走六寸（同身寸）。而一举手一投足其幅度要大得多。所以有时要略停，等待气息交汇。例如，易筋经、八段锦、十二段锦、大舞等多处都注明要略停，有的功法虽然没特别注明，但大体上每个动作形成定势以后都会略停。如果习练者不明白其中奥妙，快速动作且往复无常，那就前功尽弃了。因此，我们无论习练哪种功法，最好都要知道，哪些地方要求略停？在实际习练中，还要细心领悟略停后气息有何变化？日久之后，产生了怎样的效果？

如果说，初学时因为要熟悉套路而来不及领悟，那么在熟练以后如果我们还是不善于总结经验，甚至总是跟在别人背后瞎比划，那就白浪费练功时间了。

在此，还应说明的是，所谓略停只是动作的略为停顿，气息并没有停下来。因此练功中要求的连绵不断，主要是指气息，形虽断，气还连。

三、大

所谓"大"，主要是指动作的幅度要舒展大方，而不拘谨。人类在站立起来以后，大脑变聪明了，但也付出了代价，脊柱变形弯曲了。所以健身气功的很多动作都意在抻筋拔骨以利气血畅通运行，有时为了特殊需要还得做反向运动予以矫正。

这里介绍一种"两点伸展法"。例如，站立时，意想头顶天、脚抓地，此时头和脚是两个相距最远的反向伸展端点；又如，两手平举，形成一个汉字的"大"时，意想左右两手分别伸向最远方，那么这左右手的中指是两个相距最远的反向伸展端点；再如大舞中的抻腰势，躯干前倾约 45°，两掌合十朝前上方伸出，至上臂内侧贴耳，同时后脚跟向后下方牵引，配合吸气，此时的合掌中指端与后脚跟是两个相距最远的反向伸展端点。接着，手臂继续向前上方延伸，后脚跟提起，后脚掌抓地，则合掌中指端与后脚掌又形成了两个相距最远的反向伸展端点。在健身气功 9 套功法中，类似动作还有很多，不一一列举。

需要说明的是，并非所有动作都要求"两点伸展法"。练功讲究弛张有道，有紧张必有放松，紧张只是略停的瞬间，接着的放松才能更好地促进气血运行。放松时两臂伸展呈圆弧形，运行的路线也呈圆弧形，体现了功法的圆活松柔和舒展大方。"功走圆道，圆则通。"因此，动作的幅度大，不仅包含"直"，而且包含"圆"。

四、观

《新华字典》对于"观"的注释是：看（观察、观光）；看到的景象（奇观、壮观）；对事物的认识、看法（观点、观念）；观（道教的庙宇）。本文所探讨的"观"，只取"观察"之意，并且还要附加条件"旁观"。

练功日久且方法得当以后，我们将体会一些现象——"气感"、"内景"等。较明显较普遍的是"气感"，经络中气所遵循的穴位有时会出现跳动、酸、麻、胀等感觉。这时，如果修炼者还没有足够的功力去调理，干脆就做旁观者，任由这些现象在体内一掠而过。心如一面明镜，所有经过的现象过了就过了，不用费神分析，更不用费心指挥。否则容易出偏差，走火入魔。

不过，有感觉总比没感觉好。练功有长进的一个重要收获就是让自己对身体敏感些，能观察到自身气血是否畅通，以利我们更好地调整练功的方法。

"观"者，内视也。对于已经习练了一段时期的功友来说是可以体会到清静的内景之感。例如，大多数功法的"收势"都有上抱和下落的动作，上抱时，两手大幅度地圆弧上举，配合吸气，此时体察到吸入的清新空气与体内的丹田之气在胸腔汇合；然后下落，此时只需呼气，两手不用力就能自由回落，如果配合意守丹田则胸腔内的交汇之气也随之回落丹田。

需要说明的是，对于初学者来说，最好先按"三调"的顺序习练，即先调身（做好形体动作），再调息（配合呼吸吐纳），然后调心（酌情意念），最后达到三调合一。其实初学时什么都不要去想，就按教学书和光盘或者老师的正确指导去做就很好了，排除了杂念，久练必有所得。

综上所述，"慢、停、大、观"是习练健身气功的有效途径，只要我们勤练勤悟，相信练功水平将会有一个很好的提高。

目视动作在健身气功中的作用

王晓红

目视，在健身气功锻炼时出现的频率极高。它既有种类之分，又有表情达意之别，更有配合功法动作实现强身健体的机理。因此，有必要对健身气功中的目视加以甄别，以方便功友们在习练时更好地体会与运用目视动作。

一、目视种类

健身气功习练中的精气神以及表情达意，最为直接的表现方式就是目视，也就是功友们在习练中所说的用好眼神。眼睛是心灵的窗户。通过统计与观察，从功法的健身功理与动作的运行线路上看，目视的种类有以下几种。

经常用到的目视法。目视前方、目视前下方、目光内涵、目光平视等，这些都是常用的自然而然的目视方法，一般出现在预备式、起势、收势等动作中。

伴随动作的目视法。这是一种伴随肢体动作变化的目视方法，通常配合肢体转动、手势变化等功法动作，用以调整意念、气息以及脉络与脏腑运动，比如，六字诀中嘘字诀、呵字诀表述的：两目渐渐圆睁，目视右掌伸出方向；指尖朝向斜下方时目视前下方，两臂微曲时目视两掌等。

定位明确的目视法。这是一种具有明确目标部位的目视方法。它的指向具体明确，比较多地出现在视拳、视拳心，视掌、视掌心，还有一些是目视脚尖、目随手动。例如，摘星换斗势动作二的要求是：右臂上摆时眼随手走，定势后目视掌心等等。

特定内涵的目视法。这是一种表达特定功法内涵所采用的目视方法。比如，易筋经的出爪亮翅势与五禽戏中鹿抵动作的目视，均表述为：瞪目、瞪眼怒目等。

入情入境的目视法。这是一种充分表达进入练功意境、情景、心境的目视法。例如，五禽戏中猿摘动作要求的：目先随右掌动，再转头注视右前上方；眼要随上肢动作变化左顾右盼，表现出猿猴眼神的灵敏等等。

二、目视与脏腑肌体的关联

最早的医学经典著作《内经》指出：天有日月，人有两目。中医理论认为，眼睛的重要性犹如日月。根据天人合一思想，认为天之精气宿于星月，人之精气在于两目。《灵枢·大惑》也有这样的说法：五脏六腑之精气，皆注于目而为之精，精之窠为眼。认为眼睛和人体精气的盛衰有着密切的关系。

目视与全身脏腑经络都有密切的关系。中医认为，在人体的十二经脉和奇经八脉中，除任脉外都直接或间接与眼有着关系。眼通过经络与脏腑贯通，与脏腑保持有机的联系。脏腑的机能如果发生了异常的变态，就可以反映在眼的有关部位上，显示出各种不同的征象。如横目斜视，常提示肝风内动。因此，通过望眼神就可以了解体内精气情况，了解病人的精神意识状况，测知疾病的预后。如两目神采奕奕，说明精气充足；两目无精打采，说明精气不足；如果两目呆滞，晦暗无光，就是精气衰竭的表现。

目视与全身劳累有着密切关系。累从眼入，这是生活实践与中医专家的共识。几乎所有现代人都有亲身感受，特别是长时间看电脑、书或电视的人，时常感到眼睛酸痛、发胀、干涩、视力模糊，同时还会出现头痛、注意力不集中、情绪烦躁、思考能力迟钝、疲乏无力和失眠等一系列全身疲劳症状，这正是疲劳毒素在人体内产生的作用。眼睛疲劳是由于太过使用眼力，使眼睛过度疲劳，造成眼睛调节对焦的功能异常，无法调准焦距，造成视力模糊、近视加重、干眼症，或诱发青光眼及眼底病变等。此外，如老花眼、散光、屈光不正等眼疾也会造成眼睛疲劳。若睡眠不足、长期熬夜、失眠多梦、体力透支、营养不良等，也会产生眼睛疲劳、干涩等不适症状。

目视与人体精气神关系密切。中医认为，五脏六腑之精气皆上注于目，目得血而能视，宜滋补肝血，滋养肾阴。久视伤血，太过久视，则眼睛过度疲劳而伤目。心之神发乎目，久视则伤心，太过久视造成心神的损害。损目的病因归咎于喜怒失节、纵欲无度、穷役眼力、涕泣过伤、凌寒冲风、饮酒过度等，由于脏腑的失调，造成眼睛的伤害。

因此，目视这一动作在健身气功运动锻炼过程中显得尤为重要。它既是习练功法动作的需要，也是眼睛自身的功能性活动，同时，目视与肌体各方面的联系境况，突显了目视在健身气功运动中不可或缺的地位。

三、目视配合功法的健身功理

肝开窍于目。足厥阴之脉连目系，所以目与肝经最为密切。但"诸脉皆属于目"，"五脏六腑之精气，皆上注于目而为之精"。目与诸经、脏有广泛联系，而与足厥阴肝经最为密切，故凡论"目"，必提足厥阴。《灵枢·经脉》曰："肝足厥阴之脉，起于大趾丛毛之际，上循足跗上廉，去内踝一寸，上踝八寸，交出太阴之后，上腘内廉，循股阴，入毛中，过阴器，抵小腹，挟胃，属肝，络胆，上贯膈，布胁肋，循喉咙之后，上入颃颡，连目系，上出额，与督脉会于巅。其支者，从目系下颊里，环唇内。其支者，复从肝别，贯膈，上注肺。"所以，肝的经脉上联目系，目的视力，有赖于肝气的疏泄和肝血之营养。

肝的生理功能是"主疏泄"和"主藏血"，肝脏贮存极为丰富的血液，靠肝的疏泄功能来调节和输布全身。"肝受血而能视，足受血而能步，掌受血而能握，指受血而能摄"。肝血的作用之一是营养眼睛，保护视力，所以"肝和则目能辨五色矣"。由于肝与目的关系非常密切，因而肝的功能是否正常，往往可以从目上反映出来。肝血充足，则双目有神，视物清晰；肝血不足，目失所养，则两目干涩昏花，视物不清或夜盲；肝经风热，则可见目赤痒痛；肝火上炎，则可见目赤生翳；肝阳上亢，则可见头目眩晕；肝风内动，则可见目斜上视等。所以凡目之有疾，常调治肝足厥阴，此谓之求本者也。

目视配合健身气功功法动作习练，其健身功理极为丰富，这里可略谈几点。一是调畅情志。中医的情志包括喜、怒、忧、思、悲、恐、惊，亦称七情。人的精神情志活动，除由心神主宰外，还与肝的疏泄功能密切相关。《黄帝内经》讲，怒伤肝，喜伤心，忧伤肺，思伤脾，恐伤肾，百病生于气，就是针对情志所伤，影响肝的气机调畅而言。如怒伤肝，肝火旺必致肝阳上亢，出现双目红赤，头晕眼花；思伤脾，肝气郁必致血脉郁滞，气血不能上荣于目，出现两目昏花，失眠健忘。所以，透过目视可见七情变换。二是调理神经系统。调理植物神经保证充足的睡眠。健身气功锻炼对于人体神经系统具有良好的调理作用，尤其是对植物神经系统的调理，是任何药物都不可替代的。习练功法动作时，以目视相配合，既可调理脏腑功能，又可以使双目得到充分的运动。因此，眼睛在配合动作的目视运动中得到了有效濡养。三是目视动作本身就是一种科学地保护眼睛的方法。健身气功运动锻炼，通过伸拉肢体及眼部周围的穴位和皮肤、肌肉，能够疏通经络气血，增强眼部循环，松弛眼内肌肉，改善神经营养，解除眼轮匝肌、睫状肌的痉挛，消除眼睛疲劳，提高视力。四是养成健康的生活习惯。目视，在这种节律性运动中，以各种变化形式，随律而动，内导外引，人的形神意气在眼神的跃动下，步入良好的健康生活的环境里。

四、目视技术的应用与把握

这里将目视单独列为一种技术要领，主要考虑的是随着健身气功运动锻炼的深入开展，功友们功法层次不断提高，从一般意义上泛泛地讲一讲目视，已经不能满足功法习练要求。所以，大体上对目视技术的应用与把握归纳为以下几点。

目视要入情。健身气功的任何一个功法动作，总是寄托着人的一种情感；没有人的情感活动健身气功锻炼也就失去了它应有的价值。这种情感包括对大自然的热爱、对天地的敬畏、对生命健康的向往以及人与人之间的相互关爱。所以，习练者在练功时，目视技术需要准确地把握和表达功法动作中内涵的情志，进而达到调摄情志的练功目的。

目视要入境。这里所谓入境，一是指进入健身气功运动锻炼的状态，也就是平时讲的练功态；二是指大自然的环境，比如蓝天、草原、阳光、空气等等；三是指心境。眼睛是心灵的窗户。透过眼神来表达习练者的心态，既是一个练功的必然过程，更是健身气功锻炼调心的目的。所以，入境的过程实质上就是一个调心的过程，应用好目视入境的技术要领，其重要性也就不言而喻了。

目视要达意。这一点对于习练功法来说，至关重要。健身气功的基本要求是调身、调心、调息这三调合一。换句话说，就是在健身气功的习练过程中，功法动作力求心到、息到，形到，不可形神分离、意气相逆，更不可神不守舍，心猿意马。所以说，目视要达意，它要表达的是身、心、息的统一。精、气、神的一致。

以上三点，是目视技术应用与把握的几个关键环节。虽不全面，但在功法习练中比较管用、能用，也很有用。

健身气功伴奏音乐的作用

巩黎辉

国家体育总局编创推出的健身气功功法有一个显著的特点，那就是为每套功法都配有一曲优美动听的伴奏音乐。这些音乐是根据各功法的风格特点专门谱写的，既可以作为日常练功的伴奏曲，也可以作为交流比赛的规定乐曲，受到了健身气功爱好者的普遍喜爱。究其原因，主要是这些伴奏音乐对肢体动作、呼吸配合、意念活动起到了特殊的调节作用，有效地提高了习练者的身心锻炼效果。

一、引体令柔，以音调身

调身是健身气功的重要内容。所谓调身，是指练功者对基本身形和肢体动作进行调整，使之符合形正体松的练功要求。伴奏音乐对调身锻炼具有导引规范的作用。

用柔和舒缓的音乐，调整肢体动作的速度。人的身体姿态和运动速度是影响人体气血是否正常流动的重要因素。一个人只有调整好身体姿态，并保持适当的运动速度，才能促进人体气血的正常流动。倘若一个人形体不端正，全身肌肉紧张僵硬，动作激烈迅猛，这时他体内的气血流动往往就会出现异常，甚至超出人体自身所能承受的范围，损害人体身心健康。柔和舒缓是健身气功伴奏音乐的一个显著特征，在这种节奏的音乐伴奏下习练健身气功，习练者就会伴随着这种特定的韵律柔和地舒展肢体，掌控动作频率，使身体放松、动作匀称、端正规范、速度缓慢匀静，进而达到促进人体气血的畅通，产生愉悦身心的积极作用。

用动静相兼的乐曲，调整动作节奏的变化。总体来说，健身气功肢体活动的运动速度是缓慢的，但缓慢并不代表功法的整套动作是匀速的。由于各套功法的风格特点不同，在动作节奏的处理上也略有差异。譬如，六字诀整套功法的速度相对来说是匀速平静的，其伴奏音乐同样也表现为平和匀速。五禽戏由于要仿效五种动物的神韵，伴奏音乐自然也就有了较为显著的节奏感。因此，听懂了五禽戏伴奏音乐中虎之威猛、鹿之安舒、熊之沉稳、猿之灵巧、鸟之轻捷的节奏变化并随之活动肢体，对于体现五禽戏的神韵和处理动作的节奏变化是极其有益的。

用特色鲜明的重音，定位身形动作的转换。健身气功功法都是由不同的肢体动作组成的，每一个动作不仅要有特定的速度和快慢节奏的变化，而且也都有规范的定势要求。在健身气功伴奏音乐中，每个转换动作基本上都有鲜明的重音相伴。譬如，易筋经打躬势动作中的拔耳、青龙探爪势动作中的出手，五禽戏虎扑动作中的前扑、鹿奔动作中的垂腕、猿提动作中的抓勾等。由此可见，聆听着功法伴奏音乐中的重音演练功法，不仅能使我们在准确把握每个动作的频律、起止点、定势和动作连接转换的时机，而且还有利于体现功法韵味和保证集体演练时动作整齐划一。

二、导气绵长，以音调息

调息是习练健身气功的重要环节和方法。古人认为，一呼一吸为一息。所谓调息，就是在练功中对呼吸的调节，使练功者呼吸逐步达到深、长、匀、细的状态，并与动作、意念相互配合起来。伴奏音乐对于在练功中调节呼吸具有导引顺畅的作用。

以音导形，以形导气。健身气功之气，虽非仅指呼吸之气，但不可否认的是呼吸之气对人体的气血运行具有重要的导引作用，所以无论是何种功法都把呼吸作为重要内容进行调节。古人说"行不正则气不顺"，因此伴奏音乐对调息的导引作用，首先是从调节身体姿势开始的。由于伴奏音乐对肢体动作的规范导引，练功者的肢体就会随着伴奏音乐做有规律的升降开合运动，这时呼吸自然也随之进行开吸、合呼，升吸、降呼的配合。比如，八段锦两手托天理三焦这一势动作，两手的托、举、撑、开、落动作是在伴奏音乐的规律节拍中完成的，人体的呼吸则在动作的引导下做着起吸、落呼的配合，促使动作与呼吸协调一致。

以音定律，以律导气。健身气功呼吸的特点是细柔绵长、平稳顺畅、节律均匀、不急不僵，专门谱写的功法伴奏音乐的节奏和韵律同样体现了这个特点，所以练功者的呼吸节奏基本是与伴奏音乐合拍的，达到音乐、节奏和呼吸一致。但是，每个功法动作的难易、长短不同，每个练功者的肺活量大小不同，很难求得呼吸与动作在开合、升降上的完全同步。因此，倘若练功者在动作的升、降、开、合之间，适时地做 1 次或几次自然呼吸加以调整，就可以保持总体上呼吸和动作的相随相顺。比如，做六字诀嘘字诀时，很多练功者特别是初学者在呼气发嘘音后，不能自然的吸气后再做第 2 次呼气发音，容易出现憋气现象。如果这时练功者有意的在第 2 次呼气发音前先做 1 次自然呼吸进行调节，也就不会出现因强求呼吸与动作的完全同步而出现憋气了。

以音伴声，以声导气。六字诀是一套以呼吸吐纳为主的功法，选配的伴奏音乐，不但用音阶变化清晰分出了 6 个不同的音乐段落，而且为吐气发音动作谱写了相应长度的伴音组合，让人们很容易完成六个字的吐气发音并做到相随相伴。此外，易筋经的三盘落地势也有口吐嗨音的发音动作，在 3 次不同高度的屈蹲发声动作中，我们也可以清晰地听出 3 段长短不等的伴奏音乐。这就是音乐使发声与呼吸相一致的体现。

三、形气神合，以音调心

调心是调身和调息的核心，主要是通过自我精神意识活动、思维活动的调整和运用，达到练功的要求和目的。功法伴奏音乐对调心具有导引专注的作用。

排忧解烦，平静心态。声音对人的思维和心情具有无法回避的重大影响。强大的噪音可以杀人致死，激昂的乐曲可以使人热血沸腾，悲哀的曲调可以催人泪下，欢乐的音乐可以令人笑逐颜开。健身气功选配的伴奏音乐曲调古朴优美、平缓柔和，让人一听就会感到心平气和、精神放松，可以很快从工作生活的那种快节奏、强竞争、多忧患、事缠身的烦恼躁动中解脱出来，使那紧绷的神经放松下来，并在美妙音乐的伴奏下进入宁静的练功状态，这对练功者心态的调节是显而易见的。

融入自然，愉悦心态。虽然健身气功的伴奏音乐平缓柔和、不跳跃、不激昂、不配重响打击乐器，但也不是平铺直叙、毫无生气和没有起伏的靡靡之音。在伴奏音乐中自始至终充满了鸟语、轻风、流水等具有无限生机的大自然之声，是一支支饱含生命活力的乐章。随着这样的功法伴奏音乐练功，就好像置身于青山绿水天然大氧吧中一样令人心旷神怡。可以说，功法伴奏音乐为我们营造了一个绝佳的练功心境，让我们能够随着轻松愉快的乐曲舒展身体、展示优美并赢得健康。

形气神合，入神心态。健身气功三调合一是一个有机的整体，是形、气、神三者的统一，但要想把三者真正的合一起来是需要一个过程的，在这个过程中功法伴奏音乐的作用也有所相同。这个过程一般要经过三个阶段，初级阶段意念集中在动作规格和要点上，这时听伴奏音乐只有节拍和时间长度的概念，随乐而动就像做操、走正步。中级阶段意念集中在动作风格和呼吸配合上，这时听伴奏音乐就听出了起伏变化，随乐而动就像翩翩起舞。高级阶段动作、呼吸已经自动化了，这时意念也很自然地集中在重点部位上，这时听伴奏音乐就像在听自己身体的生命声音，有身心融合、神驰意往之感。

总之，健身气功功法伴奏音乐的一功一曲，既可伴你规范动作、形正体松，又会使你呼吸顺畅、气血流通，还能让你心入佳境、意念集中。谁领悟到了健身气功功法伴奏音乐的奥妙，谁就会在功法伴奏音乐的引领下，更多体验到健身气功的乐趣和妙处。

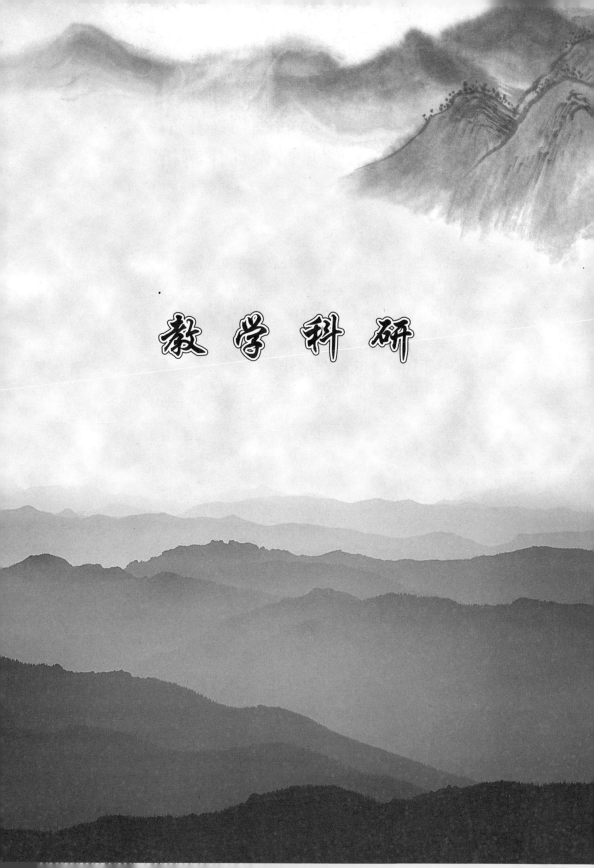

教学科研

健身气功·易筋经习练中肩、髋关节常见错误动作解析

石爱桥　李　晶　万小妹

本文在认真总结教学经验，系统统计教学过程中错误动作的基础上，通过把人体结构解剖与动作编排要领相结合，对健身气功·易筋经习练中肩部动作联动、髋关节的常见错误动作进行了归纳分析，以更好地指导其教学。

一、习练中的常见错误动作

动作名称	错误内容
韦驮献杵第一势	1. 两掌内收胸前时，耸肩抬肘或过度松肩坠肘 2. 两掌掌面相合过紧
韦驮献杵第二势	两臂侧举时，不呈水平状
韦驮献杵第三势	1. 两掌上托时，屈肘 2. 提踵上托时，失去平衡
摘星换斗势	1. 目上视时，挺腹 2. 左右臂动作不协调，不到位
倒拽九牛尾势	1. 两臂屈拽用力僵硬 2. 两臂旋拧不够
出爪亮翅势	1. 扩胸展肩不充分 2. 两掌前推时，不用内劲，而是用力 3. 呼吸不自然，强呼强吸
九鬼拔马刀势	1. 屈膝合臂时，身后之臂放松 2. 屈膝下蹲时，重心偏移 3. 头部左右转动幅度过大

（续表）

动作名称	错误内容
三盘落地势	1. 下蹲时，直臂下按 2. 下蹲不符合要求 3. 忽略口吐"嗨"音
青龙探爪势	1. 身体前俯时，动作过大，重心不稳，双膝弯曲 2. 做"龙爪"时，五指弯曲
卧虎扑食势	1. 俯身时耸肩，含胸，头晃动 2. 做"虎爪"时，五指未屈或过屈
打躬势	1. 体前屈时，两腿弯曲 2. 体前屈时，脊柱自颈向前拔伸蜷曲顺序不对；后展时，从尾椎向上逐节伸展顺序不对
掉尾势	1. 体前屈时，两腿弯曲 2. 摇头摆臀时，交叉手及重心左右移动
收　势	两臂上举时，仰头上视

二、肩部动作联动的错误动作分析

（一）动作不到位与功能性障碍

例如，韦驮献杵第一、二势的常见错误动作分别是：两掌内收胸前时，耸肩抬肘；两臂侧举，不呈水平状。倒拽九牛尾、出爪亮翅、九鬼拔马刀势的错误动作分别是：两臂屈拽用力僵硬；扩胸展肩不充分；屈膝合臂，身后之臂放松。这些在习练中常见的错误动作，一方面说明习练者所掌握动作的规格不到位，需要加强习练，领悟动作要领；另一方面也反映出部分习练者，因为肩部关节的旋转肌群存在运动性功能障碍，由于生理功能的缺陷或病症，导致错误动作的出现。因此，科学地加强肩关节的运动，注重动作要领，习练这些动作可以提高我们对这些肌肉的收缩和放松能力，以此使身体舒畅、通达。

（二）扩胸不充分，强呼吸用蛮力

例如，在习练出爪亮翅势两掌前推的动作时，扩胸展肩不充分，呼吸不自然，强呼强吸；两臂因为用不上内劲，迫使肢体强行用蛮力而造成这样的错误。说明胸廓太小菱形肌活动受限，长期存在肩部运动性障碍会导致胸口憋闷，呼吸不畅等不适感。韦驮献杵第三势、倒拽九牛尾势、九鬼拔马刀势和青龙探爪势中都要求主动配合动作进行自然呼吸，人体胸廓在动作的导引下会扩张、缩小，从而扩展人体胸廓，排除体内浊气，才能促进身体健康。

通过习练易筋经，把握正确的动作要领，注意转身动作以腰带肩，以肩带臂，有针对性地选择摘星换斗势、倒拽九牛尾势、出爪亮翅势、九鬼拔马刀势的动作练习，可有效牵拉肩背肌群，抑制身体伛偻，加强胸腔膈肌力量。

（三）收缩不协调，伸屈旋转不当

例如，在做韦驮献杵第三势、摘星换斗势、九鬼拔马刀势的动作时，肢体就会受到限制，表现出错误的动作形态，耸肩或外展不充分等。如果三角肌中部肌束过紧，就会限制手臂与上体做提前交叉的动作。例如掉尾势的常见错误动作是摇头摆臀时，交叉手及重心左右移动。三角肌前、中、后整体的虚弱，则会限制手臂支撑身体重量的动作，总感觉肩部酸痛、肿胀，有不适感，这时需要加强左右平衡肩关节运动来增强三角肌。例如倒拽九牛尾势中，习练口诀提到的动作要领为"用力在于两膀"；出爪亮翅势动作要领为"推手向当前，用力收回处，功须七次全"，都是在通过伸臂、外旋、屈臂、内旋、展肩、扩胸等动作来导引肢体运动，协调灵活的肢体活动才能改善组织血液循环，提高肌肉力量及活动功能。

易筋经的特定动作可向外旋转肱骨，这时肢体就会条件反射地做向外旋转肩胛骨的动作来避免这个问题。倒拽九牛尾势的练习，能够有效改善肩部旋转无力的问题。所以在练习这一式动作时要避免上体肩关节僵紧、上体前俯后仰，要注重以脊柱带动腰身，肩关节缓慢、均匀地用力。

三、髋关节错误动作分析

(一) 做动作时着力点不当或过度集中

易筋经十二式动作的特殊下肢形态，能够有效地促进关节应力。所谓关节应力，就是每一个动作都有一个相等且相反的反作用力。肌肉收缩和重力产生相对的力并且相遇在关节的表面，就被称作关节应力。很重要的是将关节所受到的力尽可能大地扩散到关节的表面。关节吻合是指关节表面的相互适合，当关节的表面完美地相互适合就是吻合。在不吻合状态下的运动会使压力集中在很小的表面区域，很大的力量集中在很小的关节软骨上，造成它的损伤，甚至产生不可逆转的改变。要避免这种运动损伤，一方面要利用每个关节能够提供的最大活动区域，另一方面对关节的保护是让它们在本身结构的有限范围内运动。所以，依照动作要领，在习练初期做到动作的规范是非常必要的。

(二) 潜意识下的运动功能性障碍

例如，摘星换斗势、九鬼拔马刀势、青龙探爪势这一组动作在习练时，就要注意屈膝下蹲时身体重心切勿移至身体的一侧，要保持髋关节的中正形态，才能有唤醒髂腰肌群的锻炼效果。常见错误动作为屈膝下蹲时，重心偏移；身体前俯动作幅度过大，重心不稳，双膝弯曲。倒拽九牛尾势、卧虎扑食势定势的下肢动作为前弓后蹬式，跨步的肢体形态使髂腰肌做离心收缩，闭链运动（指肢体远端固定，近端关节活动）使躯干弯曲，骨盆运动的适度前倾，可有效地增加腰椎的支持力度，强壮髂腰肌。常见的因为运动性功能障碍，所出现的错误动作是俯身时耸肩、含胸、重心不稳。说明腰部躯干出现稳定性不好或髋关节活动范围受限，以此造成了相应的错误动作形态。

(三) 伸屈顺序不对，力量传递不当

例如，易筋经的打躬势和掉尾势，就要求体松心静，身体缓缓向前屈和起

身，动作不宜过快，充分撑拉腰背部及臀大肌群，以此改善活动能力，强壮腰腿。常见的错误是身体前屈时，脊柱自颈向前拔伸、蜷曲顺序不对，上体无法蜷曲，缓慢地抬起。表现出的错误动作形态为颈部僵硬、直立起身。后展时，要从尾椎向上逐节伸展，常见错误动作是伸展不充分，腰部集中用力，不能使脊柱逐节传递力量使身体直立。

易筋经体式中的三盘落地势要求缓慢、有阶段性地屈膝下蹲，动作由微蹲—半蹲—全蹲的过程可有效检验臀部肌群的运动功能。下蹲时松腰、裹臀的动作要领可增强下肢髋部力量，以此缓解膝关节的压力。臀中肌的僵紧，会限制股骨在髋关节处运动范围改变。例如三盘落地势下蹲不符合要求，会出现动作重心不稳，两膝关节过度内合或外展，上体前倾，下蹲不充分的错误动作。

易筋经十二式体式中青龙探爪势、打躬势、掉尾势、倒拽九牛尾势的常见错误多是股四头肌收缩或伸展不充分，造成支撑动作体位不稳定现象，其中更多原因为股四头肌活动受限。为此，习练者在习练时需按照动作要领规范动作，才能收到健身效果。

从"轻舟缓行"看太极养生杖的学练

刘宇星

我们在太极养生杖的学练中发现，动作看似简单，但由于整套功法须遵循以腰的圆转、虚实变化贯穿全身上下，使周身变动与器械融合为一，并以匀柔舒缓，气势连绵的圆周运动为主，杖引肢体，牵动脏腑，内外相互照应等要求，学员容易顾此失彼，很难一次性把握功法动作，更不容易掌握细节及领悟功法内涵。笔者总结了多年练习经验，以"轻舟缓行"一式为例，把太极养生杖的练习分为三个阶段，一是分解动作练习；二是动作与呼吸的配合；三是动作与意境的配合。本文通过详细讲述"轻舟缓行"分解动作练习，可使练功者更好地掌握功法细节，并浅释如何通过太极养生杖的习练，以达阴阳调和身心安康的养生功效。

一、分解动作练习

考虑到太极养生杖持械的特殊性，不能急于求成。在分解练习中，需采用分步练习法，不仅有助于熟习动作的方向路线，而且还能够掌握一定的动作细节。在随后的完整练习中逐步要求手、眼、身、步和器械变化的统一性，进一步领悟动作细节及功法要领，令身形与杖械浑然一体，获得更好的练功效果。

（一）立圆基本动作练习

两脚前后站立，随着两腿的屈伸，腰向左、右转，两手环握杖，由侧下向后、向上、向前，再向另一体侧下方练习划立圆。

（二）内外旋转托杖练习

左脚在前，右脚在后，两手环握杖，在身体右侧划立圆举至头右侧上方。右手指舒伸，手心向上贴杖，外旋手腕180°成托杖，手指向后。两手左侧划立圆举至头左侧上方，然后右手指舒伸，手心向上贴杖，内旋手腕180°环握。两手再向右侧划立圆，反复练习右手旋杖动作，基本掌握后再换右腿在前，练习左手的外旋和内旋动作。

（三）腰与上肢的配合练习

双脚并拢，两手环握杖于腹前。两腿伸直，两手握杖至右腰侧。两腿曲，腰右转45°带动两臂在右侧划立圆，右手外旋。两腿伸直，两手握杖至左腰侧。两腿曲，以腰为轴带动身体左转45°，两手左侧划立圆举至头左侧上方，右手外旋。两腿伸直，两手握杖至右腰侧。整个动作过程中转腰不转头，始终目视前方，以加大腰的旋转幅度，左旋右转过程中，腰劲始终不懈。

（四）下肢练习

两脚并步站立。重心右移，左腿向前迈步脚跟着地成左虚步，重心前移两腿伸直成后点步。重心后移，右腿屈膝，左腿伸直成左虚步。左脚向后一步，重心后坐，勾右脚尖成右虚步。左脚收回并步站立。左右反复练习，动作相同，方向相反。

（五）上肢和下肢的配合

两脚并步站立，两手环握杖垂于腹前。右腿弯曲，左脚向前迈步，脚跟着地成虚步，两手划立圆至头右侧上方时，右手外旋180°。重心前移，两腿伸直，后脚跟离地，两手向左下成撑船状。重心后坐，右腿屈，左腿自然伸直，全脚着地，两手在左侧上方时右手内旋180°。左脚向后一步，重心后坐，勾右脚尖成右虚步，两手向右下成撑船状；左脚收回并步站立，两手环握杖向体左侧后下方划圆弧，似撑船动作。两手环握杖垂于腹前。左右方向反复练习。

二、动作与呼吸的配合

初练者一般采用自然呼吸的方法，当做到了身械协调、动作连贯后，就可以配合呼吸进行练习。动作与呼吸的配合，采用逆腹式呼吸法：左脚上步配合吸气，撑船状配合呼气，重心后坐配合吸气，撑船状配合呼气，重心前移配合吸气，并步撑船状配合呼气。呼吸遵循起吸落呼的规律，要求"动缓息长"，这是因为，柔和缓慢的动作，是气息相随的关键。反之，只有细、匀、柔、深的腹式呼吸，方能做到动息相随、神气相融。要想达到动息相随、流畅自如的高标准，必须经过长期坚持不懈的练习。当动作与呼吸配合融洽后，要逐步加上意念的训练。初学者，意念很简单，抛开杂念，将注意力集中到功法练习上。练习时间长了，动作做到了匀柔圆活、气势连绵，呼吸匀细柔长，心神宁静安定，内气平和畅顺，不知不觉中进入阴阳调和形气神归源返一的和谐状态。

我们习练健身气功不能止步于动作完整熟练，更重要的是于功法演练中真正领悟"以杖为导，杖动气起，杖到意到气到，形意相随，意气相合，形神供养"的内涵，了悟人体阴阳变化规律，掌握人体营卫之气的生化机理，领会人与天地相通相融——天人合一的关系以及人与自然社会的和谐共处，从而达到健身养生、身心健康的目的。

三、动作与意境的配合

"轻舟缓行"，左右撑杖时，以腰为轴生发的劲力，通过杖向下缓缓传递，而心意却有另一番轻松飘然的感受：好似自身化作一叶轻舟，荡漾在平静的湖泊上，缓慢徐行。练功中，松柔舒缓、刚柔相济的形体运动以及内气和顺稳固地运行，皆消融于心静神清的功能态中，既体现了恬淡虚无的静态之妙，又显露出气势连绵的动态之美，自然流露出超凡脱俗清雅飘逸的神韵。这是一种来自心灵深处的喜乐，不经意间浸润于练功者的脸上，散发于身杖和谐为一的运动之中，其神色安然静定，心境怡然自得，这是心无烦恼、寂然空灵、了然悟道的玄妙境界。

"细节决定功效"

——从导引养生功十二法看注重动作细节教学之必要

杨玉冰

健身气功·导引养生功十二法是国家体育总局健身气功管理中心组织编创的健身气功新功法之一。它是通过意识的运用、呼吸的控制和形体的调整，使生命优化的自我经络锻炼方法。新功法自推广以来，以其功理深厚，功效显著深受大众的喜爱。但是，笔者在教学实践及对练功者观察中发现，以下动作细节是功法教学和练功中易被忽视的地方。

一、握拳时，中冲抠劳宫

导引养生功十二法的握拳，有其独特的要求，凡是有握拳的动作，都要求中冲抠劳宫，当然中冲抠劳宫时只是瞬间。譬如，第三式老骥伏枥这个动作，两掌握拳屈肘于胸前时，应以中指端点抠劳宫。第四式纪昌贯虱要求两手握拳收腰间及拉弓射箭时，中冲要瞬间点抠劳宫。第五式躬身掸靴、第八式犀牛望月两手握拳收于腰间时，中冲也同样要瞬间点抠劳宫。

中医知识告诉我们，针灸医生给病人行针用灸叫作"针灸归经"，推拿医生给病人点穴治病叫作"以指代针"，那么我们练功握拳时中冲抠劳宫，就是要达到"以指代针"刺激穴位的目的。

中医理论认为，只有适当用力，才能使相应部位受到一定强度的刺激，从而启发和启动人体内气的正常运行，实现"阻者通之，淤者导之"的效果，这就是祖国医学所说的"经络所过，主治所及，脏腑所属，主治所为"。因此，中冲点抠劳宫有助于清心降火，有益于提高心功能，对高血压、冠心病有一定缓解效果。

二、脚跟侧蹬时，捻动涌泉

导引养生功十二法中的第四式纪昌贯虱和第五式犀牛望月，要求身体转动时，转动腿要以前脚掌为轴，实腿转动，脚跟切勿拔起，侧蹬时前脚掌要微微用力，以捻动涌泉穴。

经络理论告诉我们，涌泉穴是足少阴肾经的井穴。因此，脚跟侧蹬捻动涌泉，就是激活肾经的源头，从而使肾经的经气源源不断地发出，有助于滋阴补肾，固肾壮腰。

三、商商相接

导引养生功十二法中的勾手有两种形式，第一种勾手是五指自然背屈，五个手指端撮拢在一起，中医上称作六井相会。第二种勾手被称为"商商相接"，即五指中的小指、无名指和中指自然背屈，食指自然伸开，大拇指内侧的少商贴在食指的商阳穴处，但此时少商和商阳并没有接通，只有少商和商阳相互捏压时，我们才能说这种勾手为"商商相接"。

譬如，功法中的第三式老骥伏枥与第十一式凤凰来仪的勾手，就是"商商相接"。经络理论认为，手太阴肺经与手阳明大肠经相表里，"商商相接"的主要目的就是要接通手太阴肺经与手阳明大肠经，使二经在手臂形成一个周天，我们称之为"臂周天"。"臂周天"的形成是为了激发、起动肺经、大肠经之井穴（少商和商阳），促使其二经脉气血周流。

如果只是少商和商阳轻轻地贴在一起，而没有相互捏压，就不能叫作"商商相接"。因此，在实际的教学中，如果不强调少商和商阳相互捏压，那么就缺乏了对肺经和大肠经的锻炼，从而影响了健身效果的取得。

四、上步绷脚，落步勾脚

导引养生功十二法要求上步时要绷脚，落步时要勾脚，目的主要是为了刺激

"原穴"，加强自我按摩。中医理论认为，原穴是脏腑原气经过和留止的部位，某一脏腑的病变，往往反应于该经的原穴上，故《灵枢·九针十二原》有"五脏有疾，当取之十二原"之说，说明原穴对防治内脏疾病有重要作用。

功法要求上步时绷脚，落步时勾脚，其实是活动踝关节，而踝关节正是"原穴"所在处。因此，功法中有规律活动踝关节，既可以增强经络运行气血、协调阴阳的生理功能，又可以提高经络抗御病邪、反映症候的病理功能，还可以加强经络传导感应、调整虚实的防治功能，从而收到维护正气、内安五脏、强身健体的效果。如功法中第二式双鱼悬阁和第十一式凤凰来仪，就有上述的功效作用。

五、脚趾上跷、抓地

中医理论认为，指趾特别是"指趾端"是人体经脉的"井穴"所在位。古人把经气运行的过程用自然界的水流由小到大、由浅入深的变化来形容，从四肢末端按井、荥、输、经、合的顺序，向肘，膝方向依次排列。"井"穴多位于手足之端，喻作水的源头，是经气所出的部位，即所出为"井"。而井穴又是手三阴、三阳，足三阴、三阳，分别交汇之处，即手三阴止于手指端，手三阳起于手指端，足三阴起于足趾端，足三阳止于足趾端。

因此，有节奏地活动手指和足趾，既有利于启动、激发全身的经络畅通，促使气血周流，收到"通则不痛"的效果，又有利于维护机体阴阳左右平衡，从而实现"阴平阳秘，精神乃治"，强身健体，益寿延年的目的。

导引养生功十二法中的金鸡独立要求成独立势时，支撑脚五趾抓地；云端白鹤第一动要求脚趾上跷，第三动要求五趾抓地，目的都是刺激"指趾端"，从而提高健身效果。

通过对以上五个动作细节的分析，我们发现这些动作细节都强调一个"紧"字。虽然这里的"紧"只是一瞬间，然而却能起到启动人体气机的目的。因此，在功法教学中，我们在强调放松的同时，更要强调易被忽视的一"紧"，真可谓"细节决定功效"。由此可见，在实际功法教学中，作为一名健身气功教学人员，只有吃透功法功理，不放过任何动作细节，才能提高健身气功的健身功效，让更多的健身气功练习者从中受益，从而更好地服务大众健康。

健身气功·马王堆导引术"挽弓"的学与练

张鹏超

健身气功·马王堆导引术是注重从力、从气、循经走络而编创的功法，通过伸缩肌肉，引导肢节、躯干运动，进而刺激相应穴位，直至疏通全部经络。本文运用整体观，借鉴中医和西方解剖生理知识，结合平日练功的体会，与广大健身气功爱好者分享"挽弓"动作的学练心得。

一、掌握动作要领

首先"两掌向上缓缓抬起至前平举"是对起势三次调息启动阳气机制的承接。随后要求"掌心斜相对，指尖向前；目视前方"。通过三角肌前束和胸大肌上束协同收缩作用，产生手臂上抬所需要的能量。通过手臂上抬，前臂自身重力产生伸肘趋势，在一定程度上牵拉肱二头肌。

"展肩扩胸，带动两掌向身体两侧分开，约与肩同宽"。此动作在大、小菱形肌的主动收缩作用下，引起肩胛骨旋内，肩胛提肌上提肩胛骨；不仅冈上、下肌，三角肌后束收缩，使两肩后张，引起肩胛骨向脊椎靠近，而且募集斜方肌、背阔肌上束收缩做功，保证两肩后张。作为保护储能的三角肌前束，胸大肌被动拉伸，产生扩胸效果。

以左侧为例，身体左转90°后，左臂前伸，左手掌心向上，同时右臂屈肘后拉，右手于肩前成挽弓式，右手掌心向下。双手一前一后，双臂动作正好形成第二次展肩扩胸。"头略向后仰，髋关节向右顶出，右肩关节下沉"。头向后仰一方面增大展肩扩胸动作幅度，另一方面使竖脊肌产生类似下固定效果的收缩。髋关节向右顶出的前倾动作源于髂腰肌、股直肌收缩。髋关节前倾刚好使得竖脊肌产生类似上固定的收缩效果。这样上下同时收缩，使力量向中间集中。

二、知晓健身内涵

双手掌心斜向上抬，运用阳助阴升的机制。之所以说"阳助"，是因为手臂上抬顺承起势，开步后两腿上传的气血；"阴升"则是当手臂旋转上抬，无形中激活手臂内侧阴经气血的运行。

健身气功的机制，呼吸要求自然，以形导气，意引气行；动作强调和意念的配合。"挽弓"中有双手上抬意念劳宫；也有最后定式一手意念大拇指少商。其机制是定向疏导手太阴肺经，希冀自身心理与生理结合的综合效应，贯穿于大脑深层美好、善良的潜在意识，从而排除杂念，使精神得到升华。

后背部有着统领一身阳气，被称为"阳脉之海"的督脉。通过一系列展肩扩胸手段，可以对督脉进行有效的刺激。

三、纠正易犯错误

平时见到不少练习者手臂紧贴身子，忘记了"虚腋"的要求。"虚腋"时手臂与躯体间保持一定距离，保证腋下留有一拳的空当。因为颈部与上肢相当部分的血管、神经是流经腋下，同时腋窝有心经重要的穴位极泉穴。做到虚腋这一要求，则不会使两肩、两臂、两胁肋的气血运行受阻。

"展肩扩胸"时的易犯错误是只动用三角肌后束收缩的力量进行展臂活动，这将达不到其刺激督脉的真正目的。只有通过肩胛骨的运动才能有效刺激其区域的穴位，进而加强其与脑和脊髓的密切联系，保证和人体生命最高指挥中心的联络。

同时"头略向后仰，髋关节向右顶出"的首尾相应姿势，能一定程度上活跃腰脊的气血。由于这个动作拉伸到我们平时很少上下活动的髂股韧带，使臀大肌得到充分拉伸，练习时一定要量力而行。

健身气功是建立在中国传统医学、传统哲学的基础之上，所以学练讲究"与天地相参，与日月相应"。只有合理有序的教、量体裁衣的学、持之以恒的练……才会享受健身气功带来的健康，从而更好地享受美好的生活，实现自我的价值。

健身气功·大舞教学

雷　斌

教学有法，教无定法，贵在得法，健身气功·大舞的教学亦是如此。随着推广和普及的深入，如何教好和学好大舞是爱好者普遍关心的问题。因此，先抛砖引玉，盼望与同仁交流，相互促进，以丰富大舞的教学形式和提高其教学效果。

大舞由八势主体动作和起势收势组成，本文拟分势逐一介绍。主要从动作路线与节点，动作要领与关窍方面进行阐释。

第一式　昂首势

昂首势，昂从"日"，太阳也，从"卬"、即"仰"也，升、举、抬起的含义，举首向天；首是指头，也指首先、第一的含义，有主动亲近自然，与自然和谐，天人合一的养生思想。昂首势是通过抬头挺胸以升发气机，为了更好地升发而不气浮，以翘尾踏腰、下蹲相呼应，从而升发阳气，发动气机，为下一势练功做好准备。这与鸟准备起飞时的动作相似，抬抬头，翘翘尾，蹬蹬脚，展展翅。

一、动作路线与节点

在教学中，无论是快教慢练，还是慢教快练，无论是先领做动作再介绍动作路线和节点，还是先介绍动作路线和节点，再领做练习，均要把动作路线和节点的教与学作为第一阶段的主要任务。教时要讲解清楚，学时要体验并掌握牢固。

动作节点一，接预备势最后一动，左脚向左开步，脚尖向前，两脚间距略宽于肩，两膝自然伸直；同时，两手臂侧起至侧平举，肘微屈，掌心向上，指尖向外；配合吸气，目视前方。经过这个节点时动作不要停顿，即过渡动作慢不停。

动作节点二，屈膝下蹲约45°；同时抬头翘尾，脊柱反弓，沉肩落肘，腕关节外展，掌心向上，掌根与耳同高，指尖向外，配合呼气，目视前上方。经过这个节点时动作要有停顿，即固定动作要稍停，外似静，内在动，是意、气到位的关键点。

动作节点三，两膝自然伸直；同时下颏回收，头中正，尾闾下垂，躯干伸直，两臂外展成侧平举，肘微屈，掌心向上，指尖向外；配合吸气，目视前方。

动作节点四，重心右移，左脚收回并步，两膝伸直；同时两臂向上环抱，指尖相对，掌心斜向下；配合吸气，目视前方。过渡动作慢不停。

然后，引气归元，两掌经体前下按至肚脐同高，相距10厘米，指尖斜相对；同时，屈膝下蹲约45°；配合呼气，目视前下方。

动作节点五至动作节点八，同动作节点一至动作节点四，唯左右开步相反，一左一右各做1遍。

在教学实践中，笔者往往是采用先领做动作，在准备活动中领做准备教学的动作。在教学主要内容时，也是先领做，然后在练习中提示和讲解动作节点。笔者以为这样可以运用学习者已有的运动技能和形象思维能力，减轻学习者的记忆压力，把主要精力放到体验动作中，在体会、体悟中学习，自然会变得轻松且有趣味。当然，也不是时时都用这种方法，要根据教学对象和教学时间而选择不同的方法。

二、动作要领与关窍

本式动作是通过脊椎反弓牵引脊柱的小关节，脊柱是人体小关节最多的部位，同时，牵引肩、肘、腕和髋、膝、踝，肩关节是人体活动幅度最大的关节，而髋关节是人体最大的关节。练习本势时，松紧适宜十分重要。怎样才能松紧适宜呢？要松贯始终、松贯内外、松贯上下、松贯左右，只有"松"关节才易被牵引开合到位。如只讲松，那么该拉开的没劲拉，该挤压的没劲挤，因而，就需要"紧"来帮忙，紧不能贯穿左右、上下和内外，紧在两头、紧在力点，紧在左右力点，紧在上下力点，如同两手牵拉橡皮筋，力太小，拉不长，力太大，会拉伤。在教学中常常提醒说："治了病不花钱，松紧适宜付了钱，太松了没劲拉，太紧了拉不动"。在练习中反复体会，不难掌握。

关窍均在关节处。本式动作不仅对肩、肘、腕、髋、膝、踝的关窍进行导引，更重要的是人体的前正中线上有三个丹田，即两眉之间的上丹田、两乳之间的中丹田和肚脐下的（气海穴）下丹田；人体后正中线上有三关，即枕骨下缘的玉枕关、肩胛之间的夹脊关和尾椎处的尾闾关；上有百会和后顶，下有会阴和命门，通过牵拉关节，升发阳气，导引关窍，发动气机，以打开调节人体的重要开关。

昂首中最重要的关窍是在头部的中心，古人称之为"泥丸宫"，以百会穴至会阴穴的连线为垂线，以玉枕关至上丹田的连线为水平线，两线交叉的部位即是"泥丸宫"的位置，是关窍的"总枢纽"，是形神合一的重要"开关"。能在练习中把握整体。使意到气到、气到血到，血至以形于手指。

人体有"八大通道"在本式中也进行了很好地疏导。这"八大通道"分布在上、下肢的根部，有内外通道之别。上有四个通道，两个外通道是肩胛，两个内通道是腋窝；下有四个通道，两个外通道是骶髂关节，两个内通道是腹股沟。在抬头翘尾、缩肩翘臀时，不仅打开任、督两脉上的"开关"，同时也疏通了"八大通道"。 因此，下蹲脊柱反弓时，以两肩胛之间的神道穴为点，左右肩胛、头、尾部均向神道穴收敛和适度挤压，收敛挤压时肩胛稍前，头、尾部稍后；起身直立时左右肩胛先松开，随之头、尾部松开。这样使气行其道而不上浮。

通过重复脊椎反弓的动作，可以有效牵引椎间关节，刺激神道穴,以收敛心神，心回气归，气归心静，心静气定，气定神敛，要心澄貌恭。在下蹲时，沉肩、坠肘、压腕（即腕关节充分伸展），双膝不能超过脚尖向上的垂线。起身时，动作要缓慢。颈椎病、腰间盘突出患者做下蹲脊椎反弓时，要根据身体情况量力而行，动作幅度应由小到大，循序渐进，持之以恒。

第二式　开胯势

开胯势，"开"同"開"字，从门从开，有门之开如弓之张，門之闭如弓之驰之说，有打开、开启、开拓，使其舒畅，使其展开的含义；胯，是指腰和大腿之间的部位，是下丹田所在之处，是"藏精"的重要部位，是生命能量的"仓库"。运用顶髋开胯，摩涌泉、点大敦与展臂转头相呼应，舒展"肝气"，意在像春天一样气机升发，万物苏醒，由内而外地自然展开。通过开合旋转来拉伸肩、髋，可起到以大关节带动小关节、以点带面的作用，以通利关节。脊柱做侧屈、侧伸，两臂左右伸展，牵引胁肋部，以舒肝理气、疏导气血。

一、动作路线与节点

动作节点一，接昂首势最后一动，重心右移，左脚向左前方约30°上步，成左弓步；同时，两臂侧起至头顶前上方约30°，掌心相对，相距约20厘米，指尖向上，肘微屈；两臂侧起时，先掌心向后，侧起至45°时，两臂外旋，逐渐转掌心向上，经侧平举至头顶前上方；配合吸气，目视前方。

动作节点二，接上动，动作不停。右脚上步至左脚内侧，脚掌着地成右丁步，左膝微屈；同时，沉肩坠肘，两手下落至额前，与额相距约5厘米，掌心相对约20厘米；目视前方。

动作节点三，接上动，动作不停。重心在左脚，屈膝下蹲约45°；臀部向左摆，以右脚掌为支点，右膝外开，带动右腿外旋，牵引右胯；同时，两臂向两侧展开、外撑，左掌向左撑至与肩同高，掌心向右上方，指尖向左上方，劳宫穴对应印堂，肘微屈，手臂成弧形；右掌至右上方约45°，成弧形，劳宫对应玉枕穴，指尖向上，配合呼气，动作略停，目视左手。

动作节点四，左膝伸直，右脚向右前方约30°上步，成右弓步；同时，两臂侧起至头顶前上方约30°，掌心相对，相距约20厘米，指尖向上，肘微屈；配合吸气，目视前方。

动作节点五至动作节点六，同动作节点二至动作节点三，唯左右相反。

动作节点七，右膝伸直，左脚向左后方约30°退步，成右虚步；同时，两臂侧起至头顶前上方约30°，掌心相对，相距约20厘米，指尖向上，肘微屈；配合吸气，目视前方。

动作节点八，右脚退步至左脚内侧，脚掌着地，成右丁步，左膝微屈；同时，沉肩坠肘，两手下落至额前，与额相距约5厘米，掌心相对约20厘米，指尖向上；目视前方。

动作节点九，左腿屈膝下蹲约45°；臀部向左摆，同时，以右脚掌为点，右膝外开，带动右腿外旋，牵引右胯；两臂向两侧展开、外撑；左掌向左撑至与肩同高，掌心向右上方，指尖向左上方，肘微屈，手臂成弧形；右掌至右上方约

45°，成弧形，掌心向玉枕穴，指尖向上，配合呼气，动作略停，目视左手。

动作节点十至动作节点十二，同动作节点七至动作节点九，唯左右相反。

本式上步一左一右开胯做 1 遍，退步一左一右开胯做 1 遍。

动作节点十三，接退步中的左丁步开胯，重心在右脚，左脚向左开步，两脚平行，略宽于肩，两膝自然伸直；同时，两臂展开成侧平举，肘微屈，掌心向上，指尖向外；目视前方。

动作节点十四，两臂向头顶上方环抱，指尖相对，掌心斜向下；配合吸气，目视前方。

动作节点十五，松肩坠肘，两掌经体前下按，引气归元，按至腹前与肚脐同高，相距 10 厘米，指尖斜相对；同时，屈膝下蹲约 45°；配合呼气，目视前下方。

在本式教学中，可把动作进行分解教学，先教学步型、步法和手型、手法，再教学顶髋开胯，然后进行完整练习，使复杂动作简单化。

二、动作要领与关窍

内导外引，由内而外的舒展是本式要领之重点，开胯势侧重于调理肝气，肝在体主筋，在气机上有疏泄的特点，有升发条达之象，就像春天一样，气机升发，万物苏醒，百花盛开，因此，在练习时，不能生拽硬拉，应像花儿开放一样，由内而外自然绽放。使筋脉柔和伸展，并把这一要领贯穿始终。

缓慢摩涌泉，柔和点大敦，无论是上步的开胯，还是退步的开胯，外展的前脚掌先着地，随腿外旋时应缓慢匀速，适度用力，按摩涌泉，涌泉穴是足少阴肾经的起穴，肾藏精，肝藏血，精血同源，精血互化。肾在五行中属水，水生木，肝在五行中属木，因此缓慢摩涌泉之后要柔和挤压大敦穴，大敦是足厥阴肝经的起穴，挤压大敦以助肝气升发和疏泄，同时与顶髋侧引，展臂转头相呼应。

两掌于印堂前缓慢展开与顶髋开胯相呼应。印堂在两眉之间，上丹田的部位，上丹田是藏神之府，与两掌心的劳宫穴对应，劳宫是手厥阴心包经的穴位，心是藏神之脏，通过有节奏的开合，内导外行，以宁神开窍，调理情志。这样就形成了上、中、下三个开合相呼应，即两掌开合、顶髋侧引开合、腿脚外旋开合，三个开合要同时，开合之力源于下丹田，要求由内而外，缓慢舒展。

头平转与两肩胛外展相配合，头左右转动时不要偏斜旋转，颈椎的横突上有孔，并有椎动脉穿行，且椎间小关节相对复杂，如果偏斜旋转易拉伤并引起头晕，故要切记，头要水平适度旋转，以带动胸椎、腰椎旋转，带动肩胛之间的夹脊旋转；两肩胛在转头时，要松开外展，以导引肩胛之间的脊椎关和膏肓穴、神道穴。

在开胯展臂的定势动作中，两掌的劳宫相对应，同时，左（或右）掌的劳宫对应上丹田，右（或左）掌的劳宫对应玉枕关，相互观照，使气机开而不泄，升而不浮。

顶髋开胯与旋腿开胯相撑拉，欲左顶髋，必右外旋；欲右顶髋，必左外旋，左右对称牵引，有左右的撑劲；且摆臀外旋时要充分，臀部左右摆动时，以胁肋部的两侧协调引伸，带动尾椎至颈椎逐节拔伸，动作要柔中带刚，以达到"开胯扩容"，培补元气的效果。

上步、退步要平稳，动作应缓慢。脊柱侧屈伸时，其动作幅度要根据练习者的柔韧能力而定，不可强求。

第三式　抻腰势

抻腰势，抻，与伸同，申也，展也，抻物长也；引戾也，朝相反的方向牵引；腰，从肉，要声，本作"要"，本义是胸与髋之间的部分，是肾脏的俗称，也指某物的中部或中间部分。本式动作通过手足在直线上两头牵拉，两头稍紧，中间松，带动躯干、四肢节节伸展，以通利关节；合掌伸展和内收，与心神的舒展和内敛相配合，侧重调心；以抬头翘尾与撑涌泉穴、牵引膀胱经相配合，升发阳气，引动肾水，上济"阳光"，以调心神。

一、动作路线与节点

教学时动作路线要清晰，动作节点应分明，连接动作慢不停，定势动作要稍停。

动作一，接开胯势的最后一动。重心左移，右脚内扣，重心由左向右移动，以左脚跟为轴，脚尖外展约 90°，身体随之左转约 90°；同时，两掌合于膈肌处，随后微上提，掌根桡侧与胸相距约 10 厘米，指尖向前上方；目视前方。

动作二，右腿自然伸直，左膝上提，小腿、脚尖下垂，脚趾内扣；同时，掌根与膻中穴同高，掌根桡侧与之相距约 10 厘米，指尖向前上方，与垂线约 30°；目视前方。

动作三，右腿伸直，左脚尖上跷，向前蹬出，左腿伸直；目视前方。

动作四，屈右膝，左脚向左前方约 30° 上步，成左弓步；目视前方。

动作五，两脚不动，躯干前倾约 45°；同时两掌向前上方伸出，先目视前上方，当手臂伸直时，下颏回收，目视前下方；同时，两臂前伸至上臂内侧贴耳，右脚跟向后下方牵引；配合吸气，动作略停。

动作六，左脚不动，右脚跟离地，右脚掌撑地；同时，手臂持续向前上方引伸；配合吸气，动作略停，目视前下方。

动作七，重心后移，右脚跟落地，随后屈右膝，同时，左脚掌趾跷起，左腿伸直，翘臀、塌腰、挺胸、抬头；两掌收回于膻中穴，掌根桡侧与膻中穴相距约 15 厘米，指尖向前上方，与垂线相距约 30°；配合呼气，动作略停，目视前上方。

动作八，重心前移，左脚掌落地；同时两掌向前上方伸出，先目视前上方，当手臂将要伸直时，下颏回收，目视前下方；同时，两臂前伸至上臂内侧贴耳，右脚跟向后下方牵引；配合吸气，动作略停。

动作九至动作十，重复动作六至动作七 1 遍。

动作十一，接上动。起身，右腿微屈，左脚掌内扣约 135°，重心左移，右脚尖外展约 135°，同时身体右转约 180°；目视身体的前方。

重复动作二至动作十 1 遍，唯左右相反。

本式前伸、后坐一次为 1 遍，先左 2 遍，后右 2 遍。

动作十二，左腿伸直起身，右脚掌内扣约 90°，脚尖向前，重心右移，左脚跟内碾约 45°，两脚平行，与肩同宽，直立；目视前方。随后，屈膝下蹲约 45°；同时，两掌分开，转掌心向下，指尖斜相对，下按，引气归元，按至与肚脐同高，相距 10 厘米；配合呼气，目视前下方。

二、动作要领与关窍

以动作之"根"，由内动而外展，由心回而气归，是要领之关键。腿之根在胯，臂之根在肩，躯干之根在于腰，动作"总根"在于心，所谓心动而形动是矣！心平而神宁，神宁而气归其位，气归其位则能蓄，蓄则能伸，伸则能下，下则能定，定则能固，固则能萌，萌则能长，长则能退。因而要找到动作的出发点，从"心"出发，调心为要，让心平淡自如，让心放收自如，让心真诚自如，让心仁爱宽容，让爱心滋润动作，引领动作，达到以神领舞、以舞调心的目的。

本式动作，通过合掌与躯干、四肢的伸、展、收、敛等方法，侧重调理心。心是五脏之一，为君主之官，心藏神，心为神之舍也，主持血脉的运行，其华表现于面，在形体上心与血脉相连；开窍于舌，舌为心之苗也，反映心的生理功能和病理变化；在津液方面表现为汗，在七情方面与思相应。因而，在合掌时，掌心要空，劳宫穴自然相对，且有运化空间。十指相合，井穴相接，十指连心，利于气血平衡，安心宁神。

两头牵引，两步完成，力点在两头，中间应放松。第一步，后脚跟为力点，向斜下方引伸；引伸时，腰脊放松，命门放松，以环跳穴伸展至委中穴，委中穴伸展至承山穴，承山穴伸展至脚跟，以脚跟为力点引伸。手臂向前上方伸出，当臂将要伸直时，下颏回收至上臂在耳朵两侧，保持颈椎呈正常生理位置，以配合手臂的伸展牵引。手臂伸展时，肘微屈，不强直，保持掌心空，十指相接，掌根不要分开，以中指端的中冲穴为力点向斜上方引伸。引伸时，脊椎放松，肩胛放松，肩井穴放松伸展至曲泽穴，曲泽穴伸展至劳宫穴，劳宫穴伸展至中冲，以中冲为力点引伸。第二步，后脚跟离开地面提踵，以脚掌为力点向斜下方引伸，同时，撑涌泉穴，前腿的膝关节微屈，躯干和上肢的要领与前相同。

伸展为练，收敛为养，通过合掌内收与塌腰、翘尾相呼应，达到心神收敛、内养，肾水上济于心。在手臂收回时，以"心"为中心，肩胛放松，肩井放松下沉，手臂自然下落回收于胸前，劳宫穴与膻中穴同高，保持空心掌；抬头不要过度，应在目视前上方的角度，要视而不见，听而不闻，保持心诚貌恭，面带微笑。在重心后坐时，前腿伸直，且前脚的大敦穴跷起，与翘尾塌腰相配合，引伸膀胱经，膀胱与肾相表里，以引动肾气，翘尾易升发阳气，引升肾水，促进心肾相交，水火相济，阴阳平衡。

抬头翘尾的后续动作要缓慢柔和，避免快而紧，特别是起身转正的动作，头尾缓慢中正，在起身时，以下颏回收相配合，与肩井穴放松下沉相呼应，松髋，松腰相接应，引气下行，引气归元。

上步时要避免两脚前后在一直线上，要保持身体平稳；前抻时手臂、躯干、后腿成直线，抻拉时避免突然用力和强直用力，要松中有紧，缓慢柔和。 重心向后时，以前脚大趾外侧的大敦穴为点跷起，同时充分翘臀塌腰，通过手、脚两头缓慢持续抻拉，节节引开，抻筋拔骨，调理任督两脉，导引三焦，促进各关节周围的肌肉、韧带及软组织的气血运行，通过脊柱的反向牵拉，对颈椎、腰椎及下肢关节有良好的保健和康复作用。

第四式 震体势

震体势，震，从雨，辰声，其本义是雷撼天地；震，动也，起也，以能震物而谓之震也。引伸之，凡动谓之震。体，身也，是"體"的简体字，从骨、从豊，其本义是指人身上的骨节系列，总十二属之名也。十二属者，顶、面、颐，首属三；肩、脊、臀，身属三；肱、臂、手，手属三；股、胫、足，足属三也。通过有韵律的震动，舞动身体，愉悦心神，使身体这件精美的"乐器"有序震动。以握固上提，上下伸展中焦，导引脾之升举的功能，与敲打胆经相配合，升发阳气，侧重调脾胃；敲击下丹田和骶骨，与左右拧转中焦相配合，震动下焦，鼓荡内气，培补元气，使气有所运，筋有所养，血有所行，以提高抗病能力。

一、动作路线与节点

动作一，接抻腰势的最后一动。两腿伸直；同时，两臂侧起至侧平举，掌心向下，指尖向外；配合吸气，目视前方。

动作二，屈膝，下蹲成马步；同时，两臂从体侧下落至约45°时，屈肘，两臂内收，与肩同宽，成弧形，上臂至前下方约45°，两掌与肚脐同高，掌心向上，指尖向前；配合呼气，目视掌心。

动作三，两腿缓慢伸直；同时，两手握固，大拇指指端掐无名指指根内侧，从小指至食指，依次内收抓握，收于腹前，拳面相对，拳心向上，拳轮轻贴肚脐两侧；目视前方。

随后，重心右移，左腿屈膝上提，高于水平（因人而异，循序渐进，不可强求），小腿下垂，脚趾上跷；同时，两臂内旋，转拳背相对，相距约5厘米，两腕自然上提，拳面经耳门，提至头顶上方，肘微屈，拳面相对，相距约10厘米；配合吸气，目视前方。

动作四，左腿放松下摆至后下方，约垂线向后15°（此时左脚不触地面）；同时，松肩坠肘，两臂分别从两侧下落，至水平时，由拳变掌，掌心向上，指尖向外。动作不停，两臂内旋下落，两侧的合谷穴轻击大腿外侧中线的胆经；配合呼气，目视前方。

左脚向左开步，稍宽于肩，脚大趾至脚跟依次落地，两腿自然伸直；同时，两臂顺势侧起约45°。

动作五，两脚不动；身体右转约45°，带动左臂，向体前划弧至前正中线，与膻中穴同高，掌心向上握固（划弧时，左臂逐渐外旋，肘微屈）；同时，带动右手向体后划弧至后正中线，与命门穴同高，掌心向上握固（划弧时，右臂逐渐内旋，肘微屈）；配合吸气，目视左手。

动作六，两腿屈膝下蹲约30°；同时，身体转正，松肩坠肘，左手拳轮轻击下丹田，同时，右手拳眼轻击骶骨；配合呼气，目视前下方。

动作七，两腿缓慢伸直；同时，躯干右旋约90°，两拳变掌，左手向右伸出，肘微屈，掌心向上，与膻中穴同高，指尖向右，右手向左伸出，肘微屈，掌心向上，与命门穴同高，指尖向左；目视左手。随后，身体转正，带动左手经右前方、前方、左前方至左，右手经左后方、后方、右后方划弧至右，两臂成侧平举，肘微屈，掌心向下，指尖向外；目视前方。

动作八至动作十三，同动作二至动作七，唯左右相反。

本式一左一右为1遍，共做2遍。

接第2遍最后一动。两腿缓慢伸直；同时，两拳变掌，左手向下、向左、向上，右手向下、向右、向上环抱，指尖相对，掌心向下；配合吸气，目视前方。

随后，两腿屈膝约45°；同时，两掌下按，引气归元，至腹前与肚脐同高，相距10厘米，指尖斜相对；配合呼气，目视前下方。

二、动作要领与关窍

本势动作通过内伸外展和内旋外转，以导引中焦，与敲打震动相配合，侧重调节脾胃。脾胃在中焦，是人体的"树根"，是后天之本，气血生化之源，有运化水谷、运化水液之功能，这一功能主要依赖于脾气的作用，"脾气主升"、"脾以升为健"。脾气将水谷精微上输于心肺，通过心肺的作用化生气血以营养全身，故又称"脾主升清"，"清"是指水谷精微等营养物质。由于脾为气血生化之源，气能摄血，气的固摄作用健全，血液不致外溢，因而，脾具有统血的功能。脾与胃相表里，脾气主升，胃气主降，胃以降为和，以通为用。脾胃在中焦形成了气机升降的枢纽。本式动作就是依据脾胃的生理功能特点，上下伸展中焦，左右拧转中焦，配合"震"法，以调理脾胃。因此，要求伸展与震动、拧转与震动要协调配合，相互促进其导引作用。

握固上提与脚踩"大地"相配合，力在腕关节与目视前下方相配合，是内伸外展中焦的要领。如果只顾上提，不关照脚下，就会脚下"无根"，导致升气有余，降气不足；因而，在上提时，脚下要有"入地三尺象个桩，金鸡独立稳当当"之感。力在腕关节上提至定势动作时，必有意在腕，意为气之帅，气为血之帅，意到气至，气至血达，因此，力在腕关节上提至定势动作时，应与目视前下方相配合，眼睛是心灵的窗户，目之所至，心之所使，意之相随，气之相伴，上下互根，升降相因，升降有度，内导外引，以达调脾理胃之功效。

在此基础上，随着进一步练习，应注重要领细则，在下蹲时，应松髋屈膝、脚底平稳向下蹲，与环跳穴放松引伸至委中穴，委中穴放松引伸至涌泉穴相配合，使下蹲动作自然完成；在手臂下抱时，应松肩、坠肘、落腕向下抱，与肩井穴放松引伸至曲泽穴，曲泽穴放松引伸至劳宫穴相配合，使手臂自然下落。在握固内收时，以劳宫穴"寻找"下丹田，使气自然内收，自然内敛，以引气归元。在手臂内旋至拳背相靠时，应起于肩，带动肘、腕逐节内旋；在上提时，应起于肩，带动肘、腕逐节上提，手臂上提与躯干以中焦为中心伸展相配合，使内导外引，内伸外展，达到内外结合的效果。

手臂两侧下落敲打胆经与提膝的腿下落相配合，运用"震"法，以升发少阳之气，疏通胃气。在手臂下落时，应先肩井穴放松下落，带动肘、腕自由下落，不要刻意用力，在下落过程中，手臂内旋，以手阳明大肠经的合谷穴敲打足少阳胆经。在敲打时，不要刻意用力，以手臂下落的惯性，自然敲打，敲打之后，随敲打的反作用力顺势弹开。提膝的高度因人而异，不可强求；向下摆腿牵引要顺势放松，下摆松髋、送膝时，引踝是关键，用力来源于动作惯性。摆腿敲击时，动作宜轻缓。通过躯干、四肢的惯性和自身重力作用下牵引，伸展关节，可使髋关节、膝关节、踝关节得到牵拉，缓解长期过度负重引起的损伤，对下肢关节有良好的保健康复作用。

敲打气海穴和骶骨与左右拧转中焦相配合，鼓荡内气，疏导中焦，健脾和胃。在敲打下蹲时，应松髋，屈膝下蹲 30°左右，不要过度下蹲，以免腰腹紧张；在敲打时，随着松髋下蹲，身体转正之势，松肩井、坠肘、落腕，随自由下落的惯性之力敲打气海和骶骨，以"敲山震海"，疏通"肠道"。如果用力过度敲打，腹肌就会紧张，张力增加，腹部的气机是外张而不是内敛，在习练时应避免。

第五式　揉脊势

揉脊势，揉，从手，柔声，其本义是使木弯曲或伸直，有来回揉捏、揉摩、揉擦、搓洗等，通"柔"，使其柔和，有牵引之意；脊，本义是人和动物背上中间的骨头，称脊背、脊肋、脊骨、脊梁、脊椎、脊髓、脊柱等，揉脊势主要通过脊柱带动四肢左右侧伸和侧屈，宣发和肃降肺气；左右侧伸和侧屈时，从踝至膝、髋、脊柱、肩、肘、腕到手指，从下向上逐节伸展和由下向上逐节收敛，以动诸关节，促进气血的疏通。

一、动作路线与节点

动作一，接震体势最后一动。重心左移，右脚收至左脚内侧，右脚掌着地，成右丁步；同时，两臂向下、向左、向上摆，左臂摆至与肩同高时，掌心向下，指尖向左；右臂摆至左下方约 45°，指尖向左。两肘微屈，配合吸气，目视左手。

动作二，动作不停。左腿保持屈膝约 45°，右脚以脚掌为轴，带动右腿外展，展至脚尖向右；同时，臀向左摆，躯干向右侧屈至右上方，约垂线向右 45°，带动左臂向上、向右摆，摆至右上方，约垂线向右上方45°，肘微屈，掌心向上，指尖向右；右手至左腋下，右手的劳宫穴与大包穴同高，两穴相距10厘米，屈肘虚腋，配合呼气，目随左手。当躯干向右侧屈约45°时，向右转头，配合呼气，动作略停，目视右下方。

动作三，从动作二最后的定势，按原来的动作路线，返回动作一。

动作四，右脚向右开步，略宽于肩，重心右移，右膝微屈，左脚收回至右脚内侧，左脚掌着地，成丁步；同时，两臂向下、向右摆，右臂摆至与肩同高，掌心向下，指尖向右；左臂摆至右下方，约垂线向右下方45°，两肘微屈，掌心向下，指尖向外；配合吸气，目视右手。

动作五，同动作二，唯左右相反。

动作六，从动作五最后的定势，按原来的动作路线返回动作四。

动作七，同动作四，唯左右相反。

重复动作二至动作六1遍。

本式一左一右为1遍，共做2遍。接第2遍最后一动。左脚开步，两脚平行，稍宽于肩，两腿伸直；同时，左臂向下、向左、向上至侧平举，右臂至右侧平举，肘微屈，掌心向上，指尖向外。随后，两臂向上环抱，指尖相对，相距约10厘米，掌心向下，手臂成弧形；配合吸气，目视前方。然后，两腿屈膝约45°；同时，引气归元，两掌下按至腹前，与肚脐同高，相距约10厘米，指尖斜向相对；配合呼气，目视前下方。

二、动作要领与关窍

脊柱左右揉动与肺主气的功能相配合，以促进肺气的升降开合，脊柱是人体的脊梁，是由颈椎7节、胸椎12节、腰椎5节，还有骶椎和尾椎组成，上下椎体的连接形成了"管道"，内容脊髓，是大脑、中脑、延脑向下延伸的部分，是中枢神经，有神经内连脏腑，外达四肢百骸。脊椎的搓动，五脏六腑皆动，如何动之有理、有节、有效呢？五脏六腑之气有一个共同的特点，即是根据各自的功能在做升、降、开、合变化和运行，其中肺主一身之气，司呼吸，主气机宣发和肃降，有肺朝百脉，主治节之功能。因此，揉脊应侧重与肺的功能相应。肺分左右，故动作采用左右搓揉脊柱，左伸展、右收敛；右伸展，左收敛；左紧右松，右紧左松；左升右降，右升左降；是阴扶阳入，阳扶阴入的方法，以导肺主气，促进肺气的宣发和肃降，通脏腑之气，以通为安。

碾摩涌泉与挤压大敦相配合，以助气升发，涌泉是肾经的起穴，肾藏精，为气之根，在功能上促进并为下一式动作启动气机。碾摩涌泉穴的同时 挤压大敦穴，大敦穴是肝经的起穴，肝气有升发之调达、疏泄的功能，通过对肝经的刺激，促进宣发，同时与肺的肃降相配合，达到"肝起肺落致中和"的效果。另一方面，碾摩涌泉和挤压大敦是运用踝、膝、髋关节充分旋转的方式，足三阴三阳经的重要穴位多在下肢三大关节处，对其旋转的本身就是疏通气血，通利关节。因此，在旋转之后的放松就更加重要，旋转是"练"，回旋是"养"，养时要松柔缓慢，形成内敛之势。

手臂的伸展与"推弓"相配合，达到宣发与肃降相促进。手臂的伸展是躯干伸展的延伸，在动作上与下肢、躯干一致呈弧线。手三阴三阳经的重要穴位多在肩、肘、腕关节处，与下肢、躯干的伸展宣发相配合，应松柔伸展，使宣发有"窗口"，通利有"出路"，达到以舞宣导的作用。另一方面，推弓的手臂要"帮忙"，伸展的一侧是伸、是升、是宣、是炼、是阳；推弓的一侧是屈、是降、是敛、是养、是阴，因此，推弓的一侧相配合，使气机宣发和肃降适度而不过。转头有利于脊柱侧伸时，由下向上至颈脊，节节伸展，要求转头时要缓慢松柔，只有缓慢松柔脊柱的小关节才能松开伸展，如果头紧脖子僵，连接椎体的韧带就紧张，如果长时间紧张牵拉，易导致伤害。目下视，有气机向下的作用，以调节气机不要过分宣发，过侧为害。同时，目下视有助于屈侧的气机内敛，为下一个动作做好准备。

侧伸时要求伸展一侧的腿、躯干、手臂、呈"弓形"从踝关节向上至膝、髋、脊柱、肩、肘、腕逐节松柔伸展；从伸侧变为屈侧的过程不忽视，伸时练、屈时养，养时宜收敛，因此，从伸转为屈时，从踝至膝、髋、脊柱、肩、肘、腕、手指，由下向上逐节收敛内养。

起脚及落脚时应轻起轻落，左右移步要平稳，收髋提膝时，以腰带动，动作幅度因人而异；动作配合呼吸，手臂起时吸气，落时呼气。脊柱左右侧屈、伸展，增强脊柱关节周围韧带的伸展性、弹性和肌肉力量，以维护关节的稳定性，通过侧屈、侧伸和腿的外旋，有助于疏理肝气，宣发肺气。

第六式　摆臀势

摆臀势，摆，其本义是排列、放置，有摆放、摆平，使其平衡、有序之意；臀，是指人体的臀部，是躯干与下肢的连接部位，是人体的"支架"，有足三阴经和足三阳经通过。摆臀势主要以尾椎为力点划圈带动腰椎、胸椎柔和摆动，疏导关窍，促进脏腑气化，侧重调理肾。肾是先天之本，元气之所藏也，有藏精纳气的功能。通过脊柱的卷屈与伸展、左右摆臀推臂、合掌旋腕与肩胛转动相辅助，促进肾藏精与炼精化气的功能；促进肾纳气与炼气化神的功能。

一、动作路线与节点

动作一，接揉脊势最后一动。两腿屈膝约45°不变，下颏回收，由头经颈椎、胸椎、腰椎、骶椎、尾椎，从上向下逐节缓缓牵引前屈约45°；同时，两掌沿垂线下按至两膝之间，逐渐转指尖向下，掌背相靠，两肘微屈；目视两掌。

动作二，两腿缓慢伸直，同时，由尾椎至骶椎、腰椎、胸椎、颈椎、头，从下向上依次缓缓逐节伸直后成直立；两臂同时上提，两掌经前正中线提至胸前时，前臂成水平，指尖向下。动作不停，松肩坠肘，逐渐转指尖向上，转至胸前合掌，掌根与膻中穴同高，相距约10厘米，前臂约成水平；配合吸气，目视前下方。

动作三，两腿屈膝约45°，其他动作不变。

动作四，膝与脚尖相对，方向不变，保持头正颈直，臀部向左、左前方缓缓摆动；同时，两掌向左、左前方缓缓推出，两臂撑圆；配合呼气，动作略停，目视左前下方。

动作五，臀、臂放松还原至中正，同动作三。

动作六，同动作四，唯左右相反。

动作七，臀、臂放松还原至中正，同动作三。重复动作四至动作七1遍。

动作八，膝与脚尖相对，方向不变，保持头正颈直，向左摆臀，同时，两掌以腕为轴，向左倾斜约45°，目视左前下方。动作不停，以尾椎为点，顺时针划平圆 2 圈；同时两掌以腕为轴，以中指尖为点，顺时针划平圆 2 圈，两掌划圆时，保持与垂线约 45°；自然呼吸，目随划圈方向略微转视，至第 2 圈终点时，动作不停，尾椎及两掌向前弧线转正，目视前方。

动作九，同动作八，唯左右相反。本式一左一右为 1 遍，做 2 遍。然后顺时针划 2 圈，逆时针划 2 圈。

动作十，逆时针划圈最后一动时，两掌从大拇指至小指依次分开，转掌心向上，指尖向前，随后由小指至大拇指依次内收，旋腕，两掌从腋下向后穿至肩胛骨下，掌心向后，指尖向下，左右腕关节贴于脊柱两侧。

动作十一，两腿缓慢伸直；同时，两掌下推至环跳穴；配合吸气，目视前方。随后，两臂逐渐外旋侧起，经侧平举。动作不停，向上环抱，指尖相对，相距约 10 厘米；目视前方。然后，两腿屈膝约 45°；同时，引气归元，两掌经体前下按，与肚脐同高，相距约 10 厘米，指尖斜相对，掌心向下；配合呼气，目视前下方。

二、动作要领与关窍

脊柱逐节卷曲与俯身下按相配合，促进椎间关节伸展。练习时，先下颏回收，枕骨上领，玉枕穴凸起，牵引颈椎，从第一颈椎开始至胸椎、腰椎、骶椎、尾椎，从上向下，节节卷曲，与收腹含胸、伸臂相配合，促进椎间关节伸展。疏导督脉和膀胱经，抻开玉枕关、夹脊关和尾闾关，升发阳气，利于肾水上升，同时，向下伸臂相配合，导引心气下行，促进心肾相交。因而，在卷曲时，要连绵不断，不能"断劲"。脊柱的关节多且复杂，要有效伸开，应松紧适宜，在放松时关节易抻开，如果没有适当的"紧"，关节无力抻开。在实际练习中，能感受到节节卷曲即可，不要过于执着把关节抻开，过者为害。在两手臂向下伸时，要松肩，肘微屈，力点在中指端，侧重疏导心包经，心气通了，心气自然下行，以通为要。

脊柱逐节伸直与合掌下蹲相配合，导引脊柱关节逐节收敛。节节伸直时，从尾椎开始，至骶椎、腰椎、胸椎、颈椎，逐节放松，收敛伸直，最后抬头中正，手臂上提时，从肩至手，逐渐上提。通过脊柱卷曲如钩和逐节伸展，促进了督脉的伸展和收敛、任脉的收敛和伸展，疏导了任督二脉及其重要的点、关、窍，主要有尾闾关、命门、夹脊关、玉枕关、百会穴、印堂穴（上丹田）、膻中穴（中丹田）、气海穴（下丹田）、会阴穴。以引气归位，促进肾藏精纳气，心神内敛，心肾相交，水火相济，为摆臀做好辅助导引。

左右前方摆臀与左右前方推臂相配合，牵引髋关节和肩关节，增大其活动范围，为合掌划圈和尾椎划圈做好准备。左（右）摆臀时，两脚尖与两膝的方向保持不变，重心没有明显的左右移动，相对稳定，利于左右摆臀，牵引髋关节。在摆臀时，以尾椎末端的长强穴为力点摆动，腰、胸椎随势摆动，柔和缓慢，重心不左右移动。以点带面，以疏导任督两脉导引膀胱经。膀胱与肾为表里关系，因而，在摆臀的同时，脚趾抓地，涌泉穴内含，涌泉为调理肾经的重要穴位，以疏通肾经，导引肾气。合掌向左右伸臂时，掌心要空，劳宫穴内含。劳宫穴是调理心包经的重要穴位，通过立掌外推和劳宫内含，疏导心包经，通过手臂圆撑，疏导心经。通过对心包经和心经的疏导，以调心气，为本节动作侧重调肾以辅助。在大舞功法中，侧重调肾时，以调心为辅助；侧重调心时，以调肾为辅助。

尾椎划圈与合掌划圈相配合，带动脊柱，脊柱带动脏腑做缓慢柔和地摆动，侧重调肾，是本式的主体动作。其动作及要领要符合导引肾藏精纳气的功能。因此，在尾椎为力点划圈时，不要追求划的圈大，应松柔缓慢划圈，同时有下垂之意，以带动腰椎、胸椎柔和摆动，促进脏腑气化、腰为肾之腑，侧重调肾，使藏中有升，纳中有化，利于炼精化气。

为了对肾的有效调理，本式没有采用直接尾椎划圈摆臀，而是运用了脊柱卷曲和伸展，左右摆臀与推臂等辅助动作导引相配合。在尾椎划圈时，以合掌旋腕划圈相辅助。要求合掌成空心，劳宫穴相应，十指端的"井穴"相连，且位于中丹田的前方。两掌划圈的同时，通过两臂带动肩胛划圈，对背部的夹脊关、膏肓穴、神道穴、天宗穴、肩井穴等关键的点和窍进行放松疏导，利于心神内敛，心气下行，促进肾的收藏和气化，利于炼气化神。因此，合掌划圈要避免僵硬用劲，用掌根相互推转，宜松柔连贯，以利于带动肩胛划圈，导引上焦，与摆尾相呼应，疏导三焦，通调水道，促进肾主水的功能。

第七式　摩肋势

摩肋势，摩，从手，麻声，本义是摩擦；摩，研也，有切磋之义，故说相观而善之谓摩；摩，通"磨"，阴阳相摩，天地相荡；刚柔相摩，八卦相荡；也有按摩的含义，《素问》中说："上之下之，摩之浴之，薄之劫之，开之发之，适事为故"。肋，从肉，力声，本义是肋骨，在胸部的两侧，故称两肋；肋，勒也，所以捡勒五脏也。本式动作通过左右俯身攀足，让手足阴阳经气相接；以退步摩肋侧重导引六腑；根据脏与脏、腑与腑、脏与腑的关系，推摩大包穴以调脾促进调胃；推摩两肋以调肝促进调胆；左右拧腰调肾以促进调理膀胱；肩胛的前后搓揉以调肺、心、心包，促进调理大肠、小肠和三焦，以达到脏腑相摩，六腑相荡，以通为用，各司其职。

一、动作路线与节点

　　教学时动作路线要清晰，动作节点应分明，连接动作慢不停，定势动作要稍停。动作一，接第六式的最后一动。两腿伸直；同时，两臂侧起至侧平举，掌心向下，指尖向外，配合吸气，目视前方。

　　动作二，重心右移，左脚掌内扣约45°，随后重心左移，左腿微屈，右腿伸直，右脚掌趾跷起，以右脚跟为支点，外撇约90°；同时，身体右转约90°。动作不停，重心向后，向前俯身，带动两臂立圆抡臂，左臂向上、向前、向下至左掌心轻贴右脚尖，左指尖向前下方，左肘微屈；同时，右臂向下、向后、向上至后上举，右掌心向上，指尖向后上方，右肘微屈；配合呼气，动作略停，目视前下方。

　　动作三，右臂屈肘，右掌收至右腋下，掌心向内，指尖向下。随后，右脚向右后约30°退步，重心后移，成左虚步，同时，躯干直立，随之左旋；右掌根沿腋中线向下推摩，向下超过髋关节，随之，右手向前划弧上摆，摆至前正中线，与膻中穴同高，右肘微屈，掌心向下，指尖向前；同时左掌经左髋外侧弧线上提，提至腋下，掌心向内，指尖向下；配合呼气，目视右手。

　　动作四，左脚向左后约30°退步，重心后移，成右虚步，同时，躯干右旋；左掌根沿腋中线向下推摩，向下超过髋关节，随之，左手向前划弧上摆，摆至前正中线，与膻中穴同高，左肘微屈，掌心向下，指尖向前；同时，右掌向下，经右髋外侧弧线上提，提至右腋下，掌心向内，指尖向下；配合呼气，目视左手。

　　动作五，同动作四，唯左右相反。

动作六，同动作四。

动作七，接第 4 次退步摩肋最后一动。左腿屈膝下蹲，右腿伸直，右脚掌趾离地跷起，重心向后，同时身体前俯；左掌下按，左掌心轻贴右脚尖，指尖向前；右臂向下，经右髋关节外侧弧线摆至后上方，成后上举，掌心向上，指尖向后上方；配合呼气，动作略停，目视前下方。

动作八，起身，右脚掌内扣约 135°。动作不停，重心右移，左脚掌趾跷起，外撇约 135°，左腿伸直；身体左转约 180°。动作不停，重心向后，俯身，带动左臂内旋，并向前、向上经头顶弧线向下、向后至后上举，掌心向上，指尖向后上方，肘微屈，带动右臂向下，从右向上经头顶向前、向下，右掌心轻贴左脚尖，指尖向前；配合呼气，动作略停，目视前下方。

动作九至动作十三，重复动作三至动作七，唯左右相反。

本式左边退 4 步，4 次摩肋，右边退 4 步，4 次摩肋。4 次摩肋为 1 遍，左右各做 1 遍。

动作十四，接动作十三最后一动。左脚掌内扣约 90°，脚尖向前，随后重心稍左移，右脚跟内碾约 45°，两脚平行，与肩同宽，两腿伸直；同时，起身向右转体约 90°，身体中正，带动右臂内旋向前、向上，经头顶上方至右侧平举，掌心向上，指尖向外；左臂向下，从左向上至左侧平举，掌心向上，指尖向外；目视前方。

随后，两臂向上环抱，指尖相对，相距 10 厘米，掌心斜向下，手臂成弧形；配合吸气，目视前方。然后，两腿屈膝约 45°，同时，引气归元，两掌经体前下按，与肚脐同高，相距约 10 厘米，指尖斜相对，掌心向下；配合呼气，目视前下方。

二、动作要领与关窍

俯身攀足与抬头跷足侧重导引手足三阳经，为摩肋的整体动作侧重调理六腑做好"热身"。在起身转体至第一个俯身攀足时，为什么编排了两臂侧起呢？手三阳经循行于手臂外侧，行走方向是从手走向头。足三阳经循行于腿的外侧，行走方向是从头走向足。以手三阳经和足三阳经循行的部位和走向，掌心向下两臂侧起与伸膝脚趾抓地、松髋、松肩慢抬臂形成了引动手足三阳经的动作元素。当臂抬至与肩高时，向右转身，右臂向下，左臂继续向上，牵引左侧的手三阳经和足三阳经，随着立体抡臂，俯身攀足，抬头跷足，躯干与上下肢的协调配合，以牵引和疏导六腑之经气。因而，要求下肢动作，髋以环跳穴为点，膝以委中穴为点，踝以解溪穴为点，趾以井穴为点；上肢动作，肩以肩井穴为点，肘以曲池穴为点，腕以神门穴为点，指以井穴为点，躯干以脊柱为主线，以点带面，以下丹田之气引动腰，以腰带肩，以肩带臂，以臂带腕，形于手指，引气令和，动诸关节，柔和连贯。通过左右共4次俯身攀足，以提高"摩肋"的健身效果。

摩肋与退步相配合，侧重调理六腑。六腑是胆、胃、小肠、大肠、膀胱、三焦的总称。多为中空有腔的内脏，其共同的生理功能是传化饮食与水液。根据六腑的生理特点，运用了退步摩肋的方法。退步避免走"一"字，左脚左后方，右脚右后方，步法轻灵脚踩稳，脚踏实地不颠足，每步定势成虚步，重心在后看前方，避免同手又同脚；两手往返走弧线，无论推出和收回均走下弧线，匀速推摩，力在掌根，用力柔和不轻浮；推摩线路应明确，腋中线向下推，经过大包穴，止点超过髋关节，沿着胆经向下推，具体止点各不同，根据身体状况而定，但不应追求推摩的长度而动作变形。为了提高推摩胁肋的效果，在推摩前应充分拧腰，两臂前伸后拉，牵引胁肋，随着呼气推摩，顺势导引。

为了整体导引六腑，本动作还运用了脏与脏、腑与腑、脏与腑的关系。其中推摩大包穴，大包是脾之大络，脾经的止穴，是调脾的主要穴位之一，脾胃是表里关系，脾气升举，胃气和降，升降相因，相互促进，要求掌根经大包穴向下摩运，推摩要顺达，节节贯穿，连绵不断，眼随手走，心平气和。以腰带动脊柱做左右旋转，牵引躯干两侧的胁肋部和推摩胁肋，是疏气理肝的有效方法。《灵枢》中说："邪在肝，则两胁中痛。"因肝居下，其经脉布于两胁，胆附于肝，是表里关系，少阳之脉循于胁，左右牵引和推摩胁肋，是对肝胆的直接导引，胆为六腑之首，肝主疏泄，有疏导之功，促进六腑的传化饮食和水液；左右拧腰，固肾壮腰，腰为肾之府，肾藏精纳气，是先天之本，是能量的仓库，肾与膀胱相表里，相辅相成，相互促进其生理功能的正常运行；肩胛前后搓动和牵引，对肺、心和心包有综合调理作用，肺主气，有宣发肃降之功，与大肠为表里关系，有经络相互络属，在动作的升降开合和肺气的升降出入中，促进六腑的传化功能。为了达到侧重调理六腑，五脏相促进，还运用了两臂对称内旋立体抡臂的导引元素，促进了脏腑的调理。

从上可知，本式动作，不仅手脚并用，躯干配合，而且五脏六腑一起"参入"，达到大舞功法的整体调节，脏与脏、脏与腑、腑与腑相促进，在整体中有侧重，在侧重中有整体，达到整体平衡；不仅是前六式的总结，而且为最后一式做好准备。另外，本式要求身体的协调性较高，通过练习不易协调的动作，可提高身体的协调性；在开始教学和练习时，可把动作分解，如先练退步，再练站立姿势摩肋，然后再整体练习。

第七式　飞身势

飞身势是健身气功·大舞第八式动作，也是最后一式动作。飛，鸟翥也，像张翼之形，本义是鸟飞，有飞舞之意，在空中自在飞翔；身，躬也,象人之形，其本义是人的躯干。引申义有身心、生命、性命等。意在通过功法练习和修心养性，使身心自在，提升生命质量，达到福寿康宁。本式动作通过迈步轮臂、脊柱蠕动、躯干旋转、四肢拧转，配合起吸落呼，运用肺朝百脉的功能，侧重导引任督二脉、十二经脉和带脉，以达到理气、敛气、固气、养气的目的。

一、动作路线与节点

动作路线要清晰，节点应分明，连接动作慢不停，定势动作要稍停。

动作一，接第七式的最后一动。重心右移，右腿伸直独立，左腿屈膝提起，小腿自然下垂，脚尖向下；同时，两臂侧起，稍高于肩，肘微屈，掌心向下，指尖向外；配合吸气，目视前方。

动作二，右腿屈膝，左脚向左前方约30°上步，脚尖向前；同时，两臂向前下方划弧，两臂自然下落，左臂至左前方，右臂至右前方，肘微屈，两掌与肚脐同高，掌心向下；配合呼气，目视前下方。

动作三，重心左移，左腿伸直独立，右腿屈膝提起，小腿自然下垂，脚尖向下；同时，两臂侧起，稍高于肩，肘微屈，掌心向下；配合吸气，目视前方。

动作四，左腿屈膝，右脚向右前方约30°上步，脚尖向前；同时，两臂向前下方划弧，两掌自然下落，与肚脐同高，肘微屈，掌心向下，配合呼气，目视前下方。

动作五，重复动作一至动作四1遍，唯第4步是右脚落在左脚内侧并步，两膝微屈。

动作六，两腿缓慢伸直；同时左臂向前上方约45°划弧上举，左手举至前正中线，肘微屈，掌心斜向下，指尖向前上方；右臂向后下方约45°弧线下摆，右手摆至后中线，肘微屈，掌心斜向上，指尖向后下方；配合吸气，目视左手。

动作七，两膝微屈，头向右平转，躯干向右回旋；同时，左臂外旋、右臂内旋，上臂与前臂之间约为120°角，左上臂保持水平线向上约45°，掌心向外，指尖向前上方，右上臂保持向后下方约45°，掌心向外，指尖向后下方；配合呼气，动作略停，经右转视左下方。

动作八，两腿缓慢伸直；同时，肩、髋放松，带动左臂内旋，右臂外旋至侧平举，掌心向下，指尖向外；配合吸气，目视前方。

动作九，两腿屈膝下蹲约30°；同时，松肩坠肘，两掌弧线下按，与肚脐同高，左、右掌按至左、右前下方，指尖方向与此对应；配合呼气，目视前下方。

动作十，重复动作一至动作七，唯上步改为退步，且先退右脚。

重复动作八，唯左右相反，两臂侧平举时，掌心向上。

本式上4步为1遍，退4步为1遍，前后各1遍。

二、动作要领与关窍

飞身势是最后一式动作，是"丰收季节"，要"颗粒归仓"。那么大舞功法是如何做好"颗粒归仓"的呢？就像五谷种植，收获方式各不同，这就要去了解前七式动作做了哪些"功"呢？首先在起势中以体现天人合一思想为序幕；昂首势时，以脊柱反弓，抬头翘尾，升发阳气，以抱气下蹲，引气归元，侧重疏导任、督二脉，发动气机，收敛心神，神注桩中，为练功做好准备；第二式至第六式侧重调理五脏，根据五行与五脏的关系，以五行相生顺序侧重导引。开胯时侧重引导肝，肝在五行中属木，季节属春，开窍于目，在体主筋，其华在爪，在志为怒，与胆为表里，在经为足厥阴肝经，具有藏血、疏泄之功，因此，运用顶髋旋腿，展臂转头，侧重疏肝理气；木生火，肝生心，抻腰势侧重调节心，心在五行中属火，季节中属夏，开窍于舌，在体合脉，其华在面，在志为喜，与小肠为表里，在经为手少阴心经，具有主血脉，藏神之功，因此，运用合掌屈伸，以调心神，抻腰翘臀，以肾济心；火生土，心生脾，震体势侧重调脾，脾在五行中属土，季节中属长夏，开窍于口，在体合肌肉，主四肢，其华在唇，在志为思，与胃为表里，在经为足太阴脾经，是气血生化之源，后天之本，具有运化升清和统摄气血之功，因此，运用上引伸展四肢，左右拧转，引伸中焦，"搓揉"中焦，下落敲打，震荡脾胃，促进消化；土生金，脾生肺，揉脊势侧重调肺，肺在五行中属金，季节中属秋，开窍于鼻，在体合皮，其华在毛，在志为忧、为悲，与大肠为表里，在经为手太阴肺经，具有主气司呼吸，宣发肃降，肺朝百脉，主治节的功能，因此，运用左右侧屈，左右侧伸，左右松紧转换，节节松展，节节收敛，达到宣发肃降，以舞宣导，通利关节的目的；金生水，肺生肾，摆臀势侧重调肾，肾在五行中属水，季节中属冬，开窍于耳和二阴，在体主骨，主骨生髓，其华在发，在志为惊、为恐，与膀胱为表里，在经为足少阴肾经，是先天之本，具有藏精纳气，主水之功，因此，运用了左右摆臀，平圆摆臀，引肾动气，合掌旋腕，调心火以温肾水，达到肾阴肾阳平和，安定精气，达到固精培元的目的；水生木，肾生肝，以理推论，要循环前势的动作，但在一套结构完整的功法中，不是简单重复，而是完整表达，有始有终，因此，根据脏与腑的关系，在摩肋势中侧重调理六腑，运用退步摩肋，左右翻转，促进六腑开合，柔和"蠕动"，以通为用。

从以上综述来看，合情合理地设计第八式动作，要达到依势而行，顺势而收，并非易事，首先要总结理论的高度，从理论到实践中"寻找"方法。从整体来观察，大舞之始，从心神入手，以五脏为核心，以六腑相辅，以经络为"网纲"，因而，最后一势从经络入手，如网收纲，形成整体"收网"，因此，采用了两臂如翅的"飞翔"动作、从头到尾、从手到脚的拧转动作，侧重引导十二经脉、任督二脉和带脉，整体调理，形成内敛之势，自然收功。

迈步轮臂与起吸落呼相配合，运用肺朝百脉的功能以理气，运用肾纳气的功能以固气。肾为气之根，肺为气之主，肾藏精纳气，肺肃降沉气，肺金生肾水，一降一纳，完成固气、收气、敛气、养气过程。因此，动作要领是以下丹田为中心，以丹田之气为整体动作的动律，迈步时，以下丹田带动髋，以髋带膝，以膝带踝，松柔贯穿；同时，抡臂时，以下丹田带动脊柱做小幅度的蠕动，以脊带肩，以肩带肘，以肘带腕，节节贯穿，随着起吸落呼，形成整体升降开合，使气顺达而直养，气有所藏。

脊柱旋转与四肢拧转相配合，运用了"紧出松入"之理和"开闭行气"之法。水能漂石，势也；通过周身拧转，形成收敛之势，如同海绵吸水，拧紧放松时形成吸收、内敛之势，且各得其所，自然完成。但应注意两点，一是拧转时，两膝应微屈，若直膝僵硬，气易上浮。二是拧转时以下丹田为中心，带动躯干和四肢拧转，避免僵硬，拧转是"造势"，重点是拧后的回旋过程，应缓慢松柔，神光内敛，外导内引，绵绵若存，心善气定，用微笑温暖周身，不要担心气能否收回，不要计较气收回的多或者少，不要执着气是什么样，让身心自然而自在，功到自然成。

利用"节分点"教好健身气功

崔 建

所谓"节分点",是健身气功功法动作里的关键点,是在调身过程中特定的动作转换点。灵活运用"节分点"进行教学,对正确理解动作要点、尽快掌握规范动作、更好提高练功效果,以及正确传播健身气功具有重要的意义,可称得上是教学健身气功调身的好帮手。这里,拟就"节分点"的特点和运用,谈谈个人的认识和体会。

一、"节分点"的特点

(一) 简单、清晰、易学

"节分点"的特点之一,是在动作教学过程中,使复杂的动作变得简单,动作线路清晰,让学员一学就会,容易上手。例如,易筋经中"卧虎扑食势"的动作教学,可以分成 8 个"节分点":①右脚内扣约 45°,左脚收至右脚内侧成丁步。②两拳提至肩部云门穴。③左脚向前迈一大步,同时两虎爪向前扑按成虎扑食状。④重心后移,躯干由腰到胸逐节弯曲成弓形。⑤以胸腰椎逐节蠕动,带动手臂的蠕动传到虎爪。⑥上体下俯,两爪下按着地。⑦塌腰、挺胸、抬头、瞪目成反弓形。⑧起身,双手握固收于腰间章门穴。这样的分解划分,动作路线清晰,化繁为简,易学易记,学员学起来就会省心省力,起到事半功倍的教学效果。

(二) 准确、规范、效高

"节分点"的另一个特点,是具有"承前启后""阴阳转换"等运动特征,标明动作到此需要变化了。例如，十二段锦"冥心握固"的动作教学，可分如下 6 个"节分点"：①两手从膝关节内侧分别向体前 45°前伸，掌根离开膝部。②两臂外旋向斜上方举起，两掌举到与肩同高。③抬头，两掌继续向上举至两臂与水平成 45°。④两臂内旋，两掌下落至前平举与肩同宽。⑤两掌由身前下按至腹部与肚脐同高。⑥两手拇指抵无名指根节握固，置于两膝内侧。由此可见，利用"节分点"教学，可以使学员学习的动作准确、到位规范。

又如，易筋经"韦驮献杵第一势"，左脚向左侧开半步为一个"节分点"；两臂向前抬至前平举为第二个"节分点"；两掌合于胸前为第三个"节分点"。两手前举时拇指向上领劲，其余四指向前伸展，转变为沉肘带掌收回，动作和劲力都发生了变化。可见，按照"节分点"讲解、示范和练习，对学员正确领会动作要领，把握动作劲路及内涵具有重要的作用。与此同时，学员的动作准确、规范，也加大了肌肉、筋骨、关节，以及内脏活动的幅度，提高了运动效率，加强了健身气功的锻炼效果。

二、"节分点"的运用

"节分点"主要运用于动作的分解教学中，首先是选好"节分点"，其次是把握"节分点"的动作要领。

（一）合理选取"节分点"

在健身气功教学中，只有针对一个具体动作，认真分析它的动作路线、方向和技术要点，才能找出合适的"节分点"。例如，十二段锦"叩齿鸣鼓"动作就可分 7 个"节分点"。两拳变掌运动至两腰间时，可选取腰间的那点动作为一个"节分点"；当两臂内旋向体侧平举至与肩同高时，两臂外旋，可选取两手与肩同高时的那点为第二个；第三个是两臂屈肘，掩耳；第四个是叩齿；第五个是拔耳；第六个"节分点"是食指弹击后脑；第七个"节分点"是拔耳，两手前伸按于腹前。按此分节，就可让学员知道，此动作线路关键点（即节分点）一是腰间，一是两手与肩同高的那点，同时了解动作运动至腰间后，掌心才由向下随臂内旋转向后，待两臂侧平举至两手与肩同高时，两掌心才由向后转为向前，而后再屈肘成通天指。又如，十二段锦"摇转辘轳"动作的前后交叉绕肩动作，可选取两手不动，上体左转，以肩为轴，右臂前摆，左臂后摆至两上臂成一条直线，也即两肘与肩平时为一"节分点"；上体向右转正，两臂继续上摆，当肘尖向上，也即两肘夹于头的两侧时定为一"节分点"；上体向右转，左臂前摆，右臂后摆至两上臂成一条直线，也即两肘与肩平时为一"节分点"；上体向左转正，两臂下落，肘尖向下，也即还原成开始时为一"节分点"。这样明白了这四个"节分点"，前后交叉绕肩的动作就容易把握了。这样选取"节分点"，学员容易按"节分点"的方位学会动作线路，从而达到动作准确、规范功法的要求。

为了让学员更好地掌握动作细节，提高练功效果，可把动作的"节分点"定得更详细些。如十二段锦"摇转辘轳"动作的向前向后绕肩动作，可以选定展肩扩胸，两肘后夹到极限位为一"节分点"；向上提肩到最高位为一"节分点"；向前合肩含胸，沉肩至两肘前夹到极限位为一"节分点"；还原成正身端坐为一"节分点"。这样选取的"节分点"，容易掌握功法细节，动作准确到位，从而能更有效地刺激手三阴三阳经、督脉、膀胱经、背俞穴，打开夹脊关，获得更好的锻炼效果。

（二）正确把握"节分点"的动作要领

把握"节分点"的关键，是要注意"节分点"处动作的转换要求。如动作路线、方位、劲力的转换，手型、手法、步型、步法、身型、身法、眼法的转换要求等等。例如，前面所列举的"摇转辘轳"，向前向后绕肩动作的四个"节分点"的动作要领都是：以肩胛骨为动力，尽可能使肘部动作幅度达到最大，而且要紧中有松，整体动作速度均匀、连绵不断、圆滑匀畅。又如上面"冥心握固"动作中的"两臂内旋，两掌下落至前平举与肩同宽"这一"节分点"，其要点是：从此点开始，在两掌下按、气沉丹田的同时，体会百会穴向上领起、提拉颈腰椎的本体感觉。由此可见，只有正确把握了"节分点"的动作要领，理解了功法的内涵，才能做到正确运用"节分点"，进而为教好健身气功服务。

综上所述，"节分点"在健身气功教学中，具有简单、清晰、易学、准确、规范、效率高等特点。因此，选取好"节分点"，把握"节分点"的划分，并灵活运用于分解教学中，对提高健身气功的教学和练功效果，具有事半功倍的作用。

阶梯式教学在传播健身气功中的应用及思考

马 剑 付秀素

阶梯式教学是指将一个系统性教学过程划分为若干阶段的教学模式，而不同教学阶段在认知层面上又具有不同的层级差异，教学内容也按照由低向高等级依次实施，使教学质量伴随着阶梯式的教学过程得到循序渐进地提高。认真探讨阶梯式教学的阶段划分，对于适应和规范健身气功教学，具有十分重要现实的意义。

一、健身气功教学的三个阶梯

目前，大多数学练健身气功者，往往对中国传统文化的理解和认识不够。然而，健身气功的运动特点及相应技术要求均与中国传统文化具有紧密的联系性。不了解中国的传统文化，将很难练好健身气功。基于此，健身气功教学的一般规律可遵循由动作到理论的基本原则。具体实施可分为三个阶梯，即健身气功技术规范化教学阶段、领会健身功法功能与价值教学阶段、健身气功原理教学阶段。第一阶段主要目的是让学员初步掌握健身气功的基本功法，第二阶段目的是使学员在巩固提高基本功法技术的同时，深入领会具体功法操作的健身功能与价值，第三阶段则是在前两个阶段基础上，掌握一定的健身气功健体强身的基本原理，即回答健身气功为什么能够健身，其相应的理论支撑是什么。

（一）技术规范化的初级教学阶段

在此阶段之前，学员对健身气功的表现形式和运动特点还未形成一个完整、清晰的概念。该阶段是学员接触健身气功的初始时期，能否充分调动学员学习的积极性，为阶梯式教学的可持续运行奠定基础显得尤为突出。因此，在第一阶段的基本功法学习与掌握阶段，功法选择是一个重要环节。在初级教学阶段教学中，首先应当选择运动较为简单、实用性较强，并且能够充分展现健身气功特点的功法。其次，还应当特别关注学员的兴趣与爱好，将有利于学员对功法的掌握与学习。针对新编健身气功，此阶段教学的主要内容选择 1~2 个功法为宜。

初级教学阶段的主要目的是以传授规范性动作的技术教学为主导（动作技术教学阶段）。此阶段的教学更强调动作技术的规范化、标准化，使学员对技术动作具有非常清晰的认识，能够清楚地判断哪种动作是科学合理的，哪种动作是错误的。同时，学员们也应当初步认识功法中什么样的动作对身体是有益的，什么样的动作对身体是有害的。在此动作技术教学过程中，适当进行功法动作的功能解释与说明也是非常必要的。只有这样，学员们对功法才能呈现较为清晰的概念与认识。

（二）领会功能与价值的中级教学阶段

经过第一阶段的学习，学员对健身气功具有了一定的了解与认识，对健身气功的基本操作手法也具备了一定的基础。在此基础上，应当给学员预留一些自我消化与吸收技术的过程与时间，不宜马上向学员开展新授内容的学习与练习。通过自我修炼与反复认知，学员将对自身练习的功法产生新的心得与体会，他们会产生更多的问题，同时技术也将得到巩固与提高。

中级教学阶段在整个阶梯式教学中起到了承上启下的作用，其教学目标相对宽泛，主要包括三方面，即巩固提高前期功法技术、进一步拓展功法练习内容、充分领会功法技术的功能与价值。在三方面的目标中，领会功法中各势动作的功能与价值是该阶段教学的核心，其他两方面目标均是围绕核心目标而开展。中级教学阶段是健身气功在海外传播的关键时期，也是影响学员对健身气功能否产生终身练习意识、巩固对健身气功健身观念的关键时期。在此时期，针对功法的功能与价值，进一步深化教学内容与教学方法，可大力提高学员对健身气功的认识能力，有效提升中国传统文化的影响与作用。

（三）认知气功原理的高级教学阶段

从三个阶段的教学表现形式来看，第一阶段以技术教学为主，理论认知为辅；第二阶段教学则以功能价值认知为主，技术教学为辅；第三阶段教学则是以基本理论教学为主，兼顾课外技术辅导练习。此阶段是以认知健身气功原理为主导的教学高级阶段，主要回答健身气功为什么能够健身，其理论基础是什么，健身机理是什么。如果前期的教学是"知其然"的教学过程，此时期的过程则是"知其所以然"的过程，这是健身气功教学活动达到的一种高级境界。因此，认知健身气功原理的高级教学阶段的主要教学目的，是掌握健身气功具有健体强身、延年益寿功能与价值的基本原理。

该阶段教学的具体内容主要包括功法动作的健身机理、中国传统文化中的阴阳学说、五行学说、经络学说。通过第三阶梯的教学，学员将对中国健身气功的基本理论有更为理性的认识，同时对中国传统文化有一个更为深刻的了解，进而促进学员学习中国健身气功的主动性与积极性。

二、阶梯式教授健身气功应以系统教学作为指导思想

阶梯式教学以系统教学为指南，不同阶段，其内容与讲解的层面具有不同的侧重。但在不同阶段之间，其认识与理解具有一定的关联性和递进性。

一项完整的教学，其教授的内容之间均应有一定的系统性，即一节课程的不同内容之间应当具有一定的系统性，一个阶段中不同课程之间也应当具有相互联系的系统性。只有如此，学生学习才可循序渐近，逐步达到教学的既定目标。系统性教学要求内容有机联系。阶梯式教学虽然划分为三个阶段，但三阶段内容并非完全割裂、相互之间互不交融。第一阶段侧重于技术动作规范，第二阶段侧重于功能与价值的领会，进入第三阶段，教学内容相对侧重于原理的讲授，但也要结合具体的功法进行说明与讲解。

三、阶梯式教授健身气功应当注意的事项

（一）教学时间安排以简短为宜

学练健身气功的人群相对松散，包括社会各阶层的职业者，基本是以业余爱

好者的身份参加，学习时间也多以业余为主。同时，限于人力、物力与财力的现实情况，目前教授健身气功一般以短期教学为主。因此，在教学过程中，应当充分利用节假日等业余时间，进行全方位的教学，充分发挥出功法教练的最大能力。根据目前的教学情况，每一阶段的学习，根据内容多少，一般可控制在 1 周左右时间为宜，伴随阶段的递增，其学习时间相应延长。如果学习时间安排过长，可能影响学员的正常工作、学习与生活。

（二）组织管理严谨与可持续

阶梯式教学中的阶梯，其内含有连续性意义，必须保证学习人群练习健身气功具有一定的连续性，才能有效实施阶梯性教学。为充分保障相对固定健身气功练习人群及其长期的练习，不论是在站点还是在俱乐部等场所，必须拥有相对固定的组织者与管理者。对于组织者与管理者而言，他们的职责更重要的是发挥与练习者沟通桥梁作用，教学之后，在学员自由练习期间，组织者与管理者应当及时进行回访交流与辅导，并做好个人学习档案，保证与学员联络的畅通。同时，健身气功行政主管单位也可以尝试通过网络的形式，在网站中建立一个论坛，解答学员问题或者进行信息的传送，或者将个人练习心得与体会通过网络与学员共同分享。由此，健身气功教学的长期机制才能建立起来，健身气功才能在海内外得到更为深入的推广与传播。

（三）兼顾个性化的健身气功传授

由于健身气功学员相对松散，个体流失现象是比较常见的。阶梯式教学应当根据实际情况，变换教授方案，可以超越阶梯式教学的一般模式，采取量身定制的教学方案，体现个性化的教学服务，以保证健身气功教学活动能够在有限条件下，发挥出最大的功能与价值。

健身气功学练"三部曲"

王言群

在日常练功中，我们常会发现这么一种现象，那就是一个非常喜欢健身气功的爱好者，虽然每天花费很多时间学练功法，可仍然很难掌握功法的锻炼要领。分析其主要原因是学练不得法。如何才能帮助这些学练不得法的爱好者尽快掌握一种功法技能，让他更好地享受健身气功带来的快乐，是笔者常常思索和探究的问题。这里笔者从健身气功的本质特征出发，结合多年来的教学实践经验，向大家推荐一种健身气功学练"三部曲"的方法，即按照由形而息再之心的次序学练健身气功。希望能够对初学者乃至教学者有所启发。

一、学练第一部曲——形

对健身气功初学者来说，学练健身气功第一部曲是要掌握"形"的锻炼方法和要领。这里的"形"指的是自身的形体活动和身体姿势的调整，即"调身"，它是功法动作的外在表现。

"形"的基本内容主要包含三个方面。一是手法、手型。譬如，五禽戏中的"虎爪、鹿角、鸟翅"，易筋经中的"龙爪、虎爪、荷叶掌、柳叶掌"等。俗话说，"心灵手巧"。现代脑生理学研究指出，大脑皮质反射区中手部反射区也占有相当大的区域。功法中手型的规律性变化可以有效地刺激手部不同的神经肌肉，使得大脑皮质能够产生良好的适应性变化。二是步法、步型。身体重心的转换移动和动作的运行都依赖步法、步型的变化。步法总的要求是"迈步如猫行"，变化要轻灵圆活。三是身法，包括"胸、背、腰、腹、臀"五个部分。四种健身气功锻炼要领中所说的"重视脊柱的屈伸旋转"，实质讲的就是身法。

一个人只有掌握了"形"的方法与要领，做到了"引挽腰体，动诸关节"，才能达到"以求难老"的锻炼目的。作为健身气功初学者，一定要下大功夫把第一部曲走好、唱好，要对动作的路线、方位、角度、虚实、松紧分辨清楚，做到姿势工整，方法准确，才能为今后深入练功打下坚实的基础。

二、学练第二部曲——形＋息

较为熟练的掌握"形"的要领之后，就要进入学练第二部曲了，这时要注意形体动作与呼吸的密切配合。如果说第一部曲要做到"引体令柔"，那么第二部曲就要做到"导气令和"，把"引体"与"导气"相结合，使之"形息相依"。

一般来说，呼吸与动作具有"起（升）吸落（降）呼，开吸合呼，蓄吸发呼，紧吸松呼等"的配合规律。譬如，五禽戏中"鸟飞"动作，两臂举起"展翅飞翔"时要随着重心上升吸气，屈膝下落两手合拢时要随着重心下降呼气，这是"升吸降呼"的配合；易筋经中"出爪亮翅式"动作，两手成柳叶掌立于胸前扩胸蓄劲时要吸气，两手成荷叶掌前推发劲时要呼气，这是"蓄吸发呼"的配合；八段锦中"五劳七伤向后瞧"动作，"向后瞧"颈部肌肉拧紧时要吸气，"向前看"颈部肌肉放松时要呼气，这是"紧吸松呼"的配合。

实质上，呼吸与动作配合的规律是一致的，总起来说就是"开吸合呼"。如"鸟飞"动作"展翅"时胸部要展开吸气，下落"合翅"时胸部要合拢呼气。当然，呼吸和动作的熟练配合要有一个过程，不可能一蹴而就。如何才能达到呢？要从自然呼吸与动作配合做起。自然呼吸是我们每个人无时无刻不在进行的呼吸方式，在自然呼吸时慢慢把动作和呼吸结合在一起，跟着动作变化而自然地呼吸。当自然呼吸与动作熟练配合时，呼吸就会慢慢变得深、细、匀、长，这时还可以起到收摄心神的作用，为学练第三部曲做好准备。如果违背了呼吸与动作配合的自然规律，进行不切实际的配合追求，就会使得呼吸不调、动作僵滞，甚至出现憋气等现象，反而没有了效果。

三、学练第三部曲——形＋息＋心

如果以练习方法中完整练习法和分解练习法加以区分，那第一、二部曲可以说是分解练习，第三部曲才是真正的完整练习法。循序渐进这个原则是符合认识论规律的，也是学练好健身气功的重要原则。从这个原则出发，第一、二部曲是第三部曲的前提和基础，第三部曲是前两部曲的目标与追求。因为只有"形体活动、呼吸吐纳和心理调节相结合"，才能真正体现出健身气功的本质特征，才能进入健身气功锻炼那种身心合一的境界，才能获得健身气功锻炼应有的效果。

无论是"形"，还是"息"，还是"形＋息"，都是能够"看得见，摸得着"的，可无形无相的"心理调节"到底是怎么回事，第三部曲应该怎么"弹"，是需要我们首先弄清楚"心理的实质及其包括的内容"以及意识本质的。人的心理是什么？国际心理学联盟副主席张厚粲在《中国心理学现状与发展前景》一文中，用通俗易懂的语言进行了解释。她阐释人的心理"第一，它是脑的机能。没有脑子不行。第二，是现实的反映。它能反映外界的现实。但是还得加上第三条，就是人的反映不是消极被动的，是积极主动的，能够自觉进行的。人不仅认识现实，还要改造现实，心理学要达到高度发展水平，就必须研究这些问题"。概而言之，张厚粲关于心理实质的三条说明，那就是"'心理'是人脑对客观世界的主观反映"。辩证唯物主义意识本质理论指出，"意识是对客观存在的主观映象，是人脑对客观世界的反映过程，是对外界输入的信息不断加工制作的过程"。把"心理的实质"与"意识的本质"相联系，不难看出两者内涵的一致性。

根据意识"包含着知、情、意三者的统一"的论断，可以认为健身气功"心理调节"的内容有"知、情、意"三个方面。"知"是有关"形体活动和呼吸吐纳"的理论知识，以及如何增进健康、产生健康效应的机理等理论知识。例如，形体活动时运动的关节、肌肉、路线和方法，呼吸吐纳的方法及其如何与形体活动协调配合等。"情"是指情感、情绪。健身气功锻炼时，练功者要进入良性的情感状态，并根据不同的动作设计进入不同的情绪状态。譬如，五禽戏要求锻炼时要进入"五禽意境"，演虎像虎，演熊像熊，做到形神合一。"意"指意志，"是指人类追求某种目的和理想时表现出来的自我克制、毅力、信心和顽强不屈等精神状态"。了解了"心理"的本质及其包含的内容，再来阐释第三部曲的含义，就是在较为熟练地掌握了形体动作及呼吸与动作配合之后，结合不同功法特点和具体动作要求，利用大脑的机能充分发挥"想象力"，进入相应的意境要求，并逐步达到三调合一的身心境界。

有两点需要补充说明。第一点是提出学练"三部曲"的目的，不仅是为初学者提供一定的理论指导，更为重要的是要告诉初学者一定要遵循循序渐进的学练原则，并要时刻把握"形体活动、呼吸吐纳和心理调节相结合"的健身气功本质特征。千万不要在没有熟练掌握动作与呼吸的时候，就开始"想象、贯注意念"，甚至是"胡思乱想"，这是学练过程中的"冒进主义"，对学练者有百害而无一益。第二点是三部曲之间没有绝对的界线划分，也并非学练完三部曲就可以终结健身气功的实践认识过程。"实践、认识、再实践、再认识"的认识论原理，同样适用于健身气功的学练过程。俗话说"艺无止境"，学练健身气功永远是个不断学习、不断提高的过程。学练过程中，我们只有根据不同时期的认识和实践水平，不断改进完善"形""形+息""形+息+心"的境界，才能逐步提高功力水平，获得最大效益的健身效果和更加和谐的心身技能。

健身气功教学中的审美特征

司红玉

这里所说的审美特征，是指在教学健身气功时，不同时刻所产生意象的一个过程，是其发展的一种策略，是吸引人产生内在想学的一种强烈欲望。研究认为，健身气功教学中的审美特征，表现为一个由低到高的连续运动过程：起始于练习者的"虚静"状态是产生审美的基础，经过"守神"出现"高峰体验"是审美过程，归于"物化"是审美目的。

一、"虚静"是健身气功教学产生的审美基础

我们知道，每个体育项目都有各自的专项准备活动，而健身气功不管采用何种静功、动功为主的准备练习活动，都有一个目的，那就是使精神集中，大脑充分放松，趋于"虚静"。《易传》提出"寂然不动,感而遂通天下",通过"寂然"的心境，潜心于自然造化，"直接冥会（不是直接知觉）幽深的本根"，把它迁移到教学健身气功时，同样，只有寂然（虚静）才能冥会它幽深的本根，进而达到悦志悦神的目的。为什么呢？因为"虚静"在这里是指通过不同教学手段，使练习者排除干扰、内心空明澄静的一种心理状态。练习者的虚静正是以凝神专注的浅层表征伴随着精神需要，因为练习者把练习健身气功看作是对身体改变具有创造性的活动，必然会有精神享受的一种需求，而这种需求，就是审美需求，"是人类在寻求精神愉悦的意识指导下对从事创造活动所获精神愉悦的再度体验过程中诞生的"。正是有了审美需求，自然就会有审美体验的积极成果，这种积极成果是什么呢？首先要分析练习者的"虚静"状态，其实质就是由外部环境向内部环境的转移，其特点是外静内动。"实现'虚静'的过程，实际上也是一个变'外部注意'为'内部转移'的过程。这是一个变观察为思索，变感觉为体验，变感受为回味，变认知为想象的过程"。由此可见，练习者虚静的外静内动是一种积

极的心理平衡状态。这样一来，练习者通过"三调"使外静指向内动，内动实现外静，动静结合，以静养动，形成了练习者的动态心理平衡状态，这是产生审美体验的基础。而后，就会有健身气功"调心"中的存想法所产生的"寂然凝虑，思接千载，悄然动容，视通万里"的结果。所以，练习者外向的耳目空无一物，而收于内视，专注于内心世界的结果是精神驰骛于八极之远，心息神游于万仞之高，就会出现超越时空的神思想象，即产生审美超越。所谓审美超越，就是对现实的超越和对真实的澄明，其特点在于它既是超越的也是审美的，意味着对感性杂多世界的扬弃，而后开启练习者内在的心灵自由。这时练习者身体的每一部分都是新的感觉，会全身心地沉浸到功法动作中去，忘记周围的一切，超越了生活中的酸甜苦辣等种种烦恼，摆脱了世俗的功名利禄的羁绊。这实际在经历着一种"心灵"的洗礼，是练习者调到"虚静"状态的必然结果。也就是因为审美超越，使练习者的整个身体沉浸于某种情境之中，身体的一切感觉都被调动起来，不再被划分为具体器官，器官变成了活的身体，精神的触觉。可以说这种审美超越又成了练习者的精神动力和审美需要。

所以，作为教学者，学生要想很快获得这种审美超越，必须进入"虚静"状态，惟有如此，他们的身份才能转换为审美主体。当然，教学者、习练者要达到虚静之心不是与生俱来的先天造化，需要一个积学储宝、酌理富才、研阅穷照的漫长实践过程。同时，"虚静"不是寂然不动，枯坐入冥，它要求练习置身于自然之中，与天地万物同呼吸，吐故纳新，击浊扬清，静中观动，来"……疏渝五藏，澡雪精神"。以此成为审美观照，进而才会产生审美超越。

二、"高峰体验"是练习健身气功的审美过程

在健身气功教学中，由于它的功法特点，决定了在教技术的同时，应以它的功法原理、文化内涵等为主要内容，再通过不同练习手段使之虚静。由于练习者的审美能力及素养不同，对此感兴趣的程度也就不一样。但能正确地长期坚持练习者，他们都会出现短暂的令人心旷神怡的感觉，这种感觉笔者认为就是"高峰体验"。它来源于马斯洛的心理学概念，但又有自己的特点。如果说通过"调心"而达到的"虚静"是审美注意状态的唤醒，那么，在这种状态被唤醒以后，还需要自觉地"守神"、调节练习者的心理，以便使审美注意能保持一定的张力而最

终实现"高峰体验"，这时练习者"……进入一种静息状态，但并不是思维毫无活动，而是处于人的各种潜能和谐运动的那样一种无限的状态"。具体而言，练习者在潜意识中蓄积着为意识所失落的广大的信息簇，由于没有意识的束缚和第二信号系统所要求的有序化，大脑可以从中汲取充足的氧气，所以此时的思维活动甚至比在意识状态中更为活跃奔放，各种意象元素自由地变化，频繁地分合，逐步趋向和谐，归位于一点，这一过程在瞬间完成，并在第一时间被呈现出来，这就是练习者的审美"高峰体验"。

此时练习者成为"静"本身，消解了时间与空间的阈限，仿佛进入了另外一种听域，另外一种视境，"身体在陶醉于自己的强力感时便会进入美学状态，变得轻盈、敏感、兴奋"。此刻也能凸显健身气功的益智功能："……在平常的情况下，我们只能一部分智能用于活动，另一部分智能则用在管束某些同样的智能上。现在，在高峰体验的时刻，这种浪费没有了，全部智能都可以用于活动了。他变得像一条没有水闸的河流可以自由流淌了。"所以说练习者出现审美高峰体验的一瞬间，感觉自己聪明了许多。

由此，审美高峰体验给练习者带来内在感觉的明晰而纯粹，不再被外物裹挟着走。而这种感觉对于现代人来说，是大有裨益的。一方面，练习者内在感受能力的增强，能够使人不再沉陷于眼前的俗事而勇往直前；另一方面，提高了感悟生命美的意义和价值，从而能够融浸于生活和世界之中，体味其中的真味，使其心境进入"至美至乐"的境界中，从而使外在表现的"形"与内在体验的"神"紧密地结合起来，进入审美"物化"阶段。

三、"物化"是练习健身气功的审美目的

"高峰体验"过后，是练习者生命的"悠游"和层层超越，以至达到"物化"。所谓"物化"，就是《庄子·齐物论》上所说的物我一体，这在审美中是存在的，没有它就没有审美。所以，能把"物化"作为审美主体的对象化，是一种物我不分、主客一体的浑然境界。

在练习健身气功时，练习者经过调心以达"虚静"，经过"守神"后的精神追求所达到的审美极境，它超越于"高峰体验"，但有自己的审美"物化"特点。在这里把"物化"之"物"看作是功法技术，因为"'物'不仅指作为与人相对

而言的自然界的物质存在，包括了超越于有形物体之外的事物"。由此，笔者把功法技术当作"物"就有了依据。不过，客体本身（功法技术）与主体（练习者）原本就具有不可分割性，这也是练习者能审美"物化"所具有的特殊性基础。所以，在高峰体验过后，练习者把感情移到功法技术当中，把它作为审美对象进行观照，这种观照不是一般的，因为功法技术与练习者具有"血源关系"，练习者会投入更多的情感，来融化为一。这样，物我的界限就消失了，物亦我，我亦物，两者难分难解，真正进入到健身气功的内部精神世界。

也许，并不是每个练习者都有审美"物化"的体验。毕竟"物化是审美体验的最深刻层次，它标志着主体已步入了审美对象的精神世界，使主体达到了审美体验的顶峰"。当然，如果有审美"物化"的体验，一般而言，应该发生在练功结束前的"引气归元"之中，因为"'引气归元'之妙在于聚'三调'为一体，会出现主客体合一的'虚静'、'明'的精神状态，它恰恰是'心斋'之反映"。"心斋"反映的是"心物、身心、主客界限将会消融，微妙难以言述的整全感受充满修行者的体验世界……"这样，"引气归元"与"心斋"具有异曲同工之妙，是练习者获得审美"物化"的载体，而此时练习者的身心和谐程度最高，审美体验层次最深。

总之，在教学中，要根据不同对象、时间等，强调其审美特征，满足练习者的精神需求，并以此为动力，大大提高健身气功在全民健身中的"品牌效应"，进一步凸显这种由"身体的实践产生的内在体验延伸至体外，乃有'身心和'的个体和谐、'上下和'的人际关系和谐、'天地合'的自然关系和谐"的健身理念，为更好地贯彻实施《全民健身条例》服务。

论健身气功教师应具备的素养

姜　娟

健身气功是一项极富中国传统养生文化底蕴，同时又极具现代科学理念和崭新时代特色的运动。因此，在健身气功教学中，仅仅教会人们掌握正确的功法技术是远远不够的，还需要将其历史底蕴、文化内涵等适时地向学习者介绍，并帮助他们树立正确的观念、积极的心态和习练热情等，才能算得上是一名优秀的健身气功教师。基于此，健身气功教师不仅要具备过硬的技术功底与教学基本技能，同时还需要必备一些相关的素养。在此，拟就健身气功教师应具备的素养作一简要阐述。

一、史学素养

史学素养，就是教者要对健身气功起源与发展的相关历史文化背景有所储备，并具有结合教学予以介绍的能力。这一能力主要从两个方面进行培养，一是贮备与健身气功项目自身起源与发展相关的知识；二是熟读与气功有关的历史人物与经典著作。教授功法时，在向人们介绍功法的来历及相关背景知识的基础上，再进行规范、优美的功法动作演练，可以帮助人们正确地认识健身气功项目。以健身气功·五禽戏的介绍为例,教学时要告知学习者，五禽戏的起源可以追溯到我国远古时代的人们为了消除关节"重腿"之症而发明的具有"利导"作用的"舞"。东汉末年的著名医家华佗在总结"吹呴呼吸，吐故纳新，熊经鸟伸"等导引功法的基础上，创编了五禽戏，距今已有1800余年历史。随着历史的发展，后人在华佗五禽戏的基础上又有所创新，南北朝时的名医陶弘景的《养性延命录》、明代周履靖的《夷门广牍》、清代曹无极的《万寿仙书》等著作中，对五禽戏动作及习练方法都有所不同的阐述，形成了五禽戏的不同流派。健身气功·五禽戏的动作编创是按照《三国志·华佗传》的记载，汲取了历代关于五禽戏文献的精华，有机地结合了现代形体美学、人体运动学编创而成的。在教授时做上述这样一个简要的介绍，会在人们的思想中对健身气功·五禽戏功法形成一个正向、积极的定势，使人们清楚健身气功项目是有着深厚历史文化底蕴的，而不是今人凭空思索、随意编创的，进而引发人们对健身气功的崇敬感。

二、中医学素养

中医学素养，就是教者要具备一定的中医学基础理论知识，并能够与健身气功的功法动作进行有机地结合，从医理的角度解读健身气功的养生健身作用。健身气功最初起源于人们为了消除疾病、行气活血、柔筋健骨、养生长寿而进行的导引、吐纳之术，这就决定了健身气功与中国医学在终极目标上的高度一致性。再者，古代的导引、行气、养生等功法，多为古代著名医家或致力于养生长寿的人所创。他们多用中医学理论知识阐述功法和功理，如南北朝时著名医家陶弘景在其所著《养性延命录》中，就已经发现六字诀中的六种吐气法可以缓解体内的病灶，"凡病之来，不离于五脏，事须识根。不识者，勿为之耳。心脏病者，体有冷热、吹呼二气出之；肺脏病者，胸膈胀满，嘘气出之；脾脏病者，体上游风习习，身痒痛闷，唏气出之；肝脏病者，眼疼愁忧不乐，呵气出之"。后人在六字与脏腑的对应归属上虽略有不同，但在通过呼吸导引充分调动脏腑的潜在能力预防或缓解疾病方面确已达成共识。教者平素要注重中医学基础理论知识的积累，如中医学的整体观、阴阳学说、五行学说、脏象学说、经络学说、精气神学说、人体的主要穴位、经络走向等等，并能够知晓健身气功具体动作所能影响或刺激的穴位、经络与脏腑，对人体阴阳平衡的调理作用等等。同时，教者还需要掌握一些古代哲人、医家等对运动的主张，如庄子的"吹呴呼吸，吐故纳新，熊经鸟伸，为寿而已矣。此导引之士，养形之人，彭祖寿考者之所好也"。华佗的"人体欲得劳动，但不当使极耳，动摇则谷气得消，血脉流通，病不得生。譬如户枢，终不朽也"。陶弘景的"顺应四时、调摄情志、节制饮食、适当劳动、节欲保精、服气导引"等等。结合中医学知识讲授健身气功功法的特点与养生健身作用，会提高人们学习的兴趣，并帮助人们树立正确的健身气功观。

三、现代科学素养

现代科学素养，就是教者要具备一定的生理学、保健学、健康心理学方面的理论知识，并能够与健身气功功法技术进行有机地结合，从科学的角度阐释健身气功对人体的益处。生活在当下的国人，几乎完全接受着来自于现代科学的教育，思想和思维也基本都浸润在现代科学之中，甚至对现代科学知识接受的广度与深度远远超过了对中国传统文化的了解程度。作为新时期编创的健身气功功法，始终遵循着以科学的精神为指导的理念，从功法编创的方式、功法论证到效果检验都科学求实、严谨规范地开展，并从体质测量学、生理学、心理学、生物化学等角度验证了健身气功对人体健康的积极作用。健身气功功理作用的阐述，既符合传统功法的内在规律和中医养生学的系统理论，又有现代科学知识的融会贯通和阐释。这就需要我们在教授健身气功时，不仅要从中医学的角度讲述、分析功法技术的要点与作用，同时还要掌握和运用相关的现代科学知识。我们认为，从宏观的角度，要了解健身气功对人的生理、心理调节的作用，健身气功"三调"的生理学、心理学基础；从微观的角度，要知晓健身气功每一个动作能够锻炼、改善、强健的身体部位等。这些知识在功法教学中适时地结合动作进行讲授，会使练习者从科学的角度认识健身气功运动的目的，体验健身气功给人体带来的积极作用，使教学取得事半功倍的效果。

四、信息素养

信息素养，就是教者要对健身气功的相关政策、编创、推广和传播的现状有所了解，并能够有意识地向学员进行介绍。健身气功虽然源自于具有上千年历史的导引养生功法，但相对已经有广泛群众基础的其他健身运动项目，如太极拳、健身舞等，毕竟还是一个较为新鲜的事物。加之由于种种因素，人们在刚刚接触健身气功时，往往在内心中会存有一定的疑虑。为了让人们能够科学地认识和锻炼健身气功，我们有必要对健身气功上述知识给予介绍，帮助他们对健身气功项目有一个较为全面、正确地了解。首先，介绍国家为了更好地服务群众身心健康，专门设立了健身气功管理中心和健身气功协会以及各级体育部门推广健身气功。其次，介绍为了帮助大家科学规范地习练健身气功，国家还下发了《健身气功管理办法》，实施了社会体育指导员技术等级制度等。再次，要向学员介绍健身气功在国内外的发展情况。如国内有百县千村，百大公园健身气功展示与评比活动，健身气功交流大赛，健身气功指导员、教练员、裁判员培训等。海外已在30多个国家和地区传播推广了健身气功养生文化和功法技术，并连续举办多届国际健身气功交流比赛大会等。作为健身气功的传播者，无论是社会体育指导员还是教师，在教授健身气功时，将与健身气功发展相关的信息传递给学员，帮助学员更为及时、准确地了解健身气功的发展状况，有利于增强健身气功爱好者的信心和激发他们的练功热情。

五、需求素养

需求素养，就是教者要能够从当下人们对健康的高度诉求出发，宣传健身气功在实践健康生活方式中的作用。由于社会环境的改变，生活节奏的加快，工作压力的增大，人们一方面高度重视自身的健康，另一方面又不得不以自身的健康为代价来实现或提升自己的人生价值。现代人虽然已经能够意识到运动对健康的重要性，并已在行动上初露端倪，开始利用有限的余暇进行身体锻炼，但选择何种锻炼方式是一个非常关键的问题。我们可以从如何选择健身运动这一关键问题着手，向人们介绍健身气功不仅是安全有效、简单易行的运动方式，而且由于其具有注重调身、调息、调心的运动特点，对改善人体身心健康具有独特的作用，以及在练功过程中可以体会并践行中国古代的养生之道等。从需求的角度，引导人们认识健身气功，将其作为缓解身心疲惫、保养生命的运动手段，是推广传播的根本所在。

习练健身气功缘何女多男少

胡晓飞

健身气功以其深邃的哲理、科学的手段、优美的姿势和显著的疗效深受国内外广大群众的喜爱。随着国家对健身气功的大力推广，健身气功"百城千村"活动的开展，使人们练习健身气功的积极性更加高涨，练习也更具有组织性、科学性和实效性，使许多人增进了健康、挣脱了病魔，进而促进了家庭和睦、社会和谐、生活幸福。健身气功也因此于2011年9月，在国际奥委会第14届群众体育大会上获得由奥委会主席罗格亲自颁发的群众体育"发展与促进奖"。这是本届大会颁发的仅有的三项大奖之一，这充分说明健身气功的价值受到国内外不同阶层人士的高度认可，是一项能够造福人类的、值得大力宣传和推广的健身运动。

然而，调查发现，目前参加健身气功锻炼的人群很不均衡，表现在：中老年人多，年轻人少；离退休人员多，在职人员少；普通人群多，高收入人群少；低学历多，高学历少；尤其值得注意的是，女性多，男性少。有调查显示，在国内各健身气功站点的练习者中，男女比率约为8:2；而据笔者长期在国内外教学观察发现，不论国内国外，不分地域文化，也不分宗教信仰，参加健身气功学习的学员中，男性也仅占总数的20%以下。为什么会出现这种情况？有何改进办法？

一、产生的原因

客观地说，产生健身气功练习者女多男少的原因很多，笔者通过调查发现主要有以下六种。

（一）健身气功的练习特征更适合女性

从男女阴阳特征来看，男性属阳，喜欢能体现出节奏明快、刚猛有力、胜负分明、空间开阔的阳性活动，如球类、拳击、跑步等能体现出现代奥运精神更高、更快、更强的练习项目。女性属阴，其偏爱的活动则正好和男性相反，比较喜欢那种节奏缓慢、动作柔和、不计输赢、内敛沉静的练习项目。而健身气功是起源于原始氏族社会的大舞，并且长期以来，由于儒释道养生家的积极参与，使它饱蘸了中华传统文化中阴阳平衡和中庸和谐之道。虽然从其功法特点来说，也提到"动静结合，刚柔相济和快慢相间"，但总的运动特征还是属于"柔和缓慢，连贯圆活、沉静内敛"的绵缓运动，这种绵柔的"舞"的特点正契合了女性阴柔身心特点的需求。比如说"导气令和"的绵缓要求和"引体令柔"的柔韧要求，就正适合女性的生理特征。而男性最初练起来就显得非常的笨拙和僵硬。据调查，大多数男性练习者普遍反映健身气功功法动作较复杂且难度较大，而几乎所有女性练习者则认为功法的难度和复杂程度恰到好处。

（二）健身气功的运动强度和量更适合女性

从目前健身气功中心组织编创的 9 种功法来看，其练习强度属于小强度或极小强度运动，且各套功法的练习时间较长，最多的接近 19 分钟（如六字诀），最少的也有约 12 分钟（如八段锦、易筋经等）。因此，这种运动强度很小、运动量适中、而时间又较长的练习，比较适合缺乏长期锻炼、心态又比较平和的中老年妇女体力和心理的要求，而对阳刚有余、心情较急躁的男性来说，就嫌强度太小、时间过长了点。

（三）从对自己身体的关注度来看

中岛宏博士认为："许多人不是死于疾病，而是死于无知。"这说明越多的掌握养生知识、理论与方法，就对自己的健康越有益。从生理角度来看，女性大都要经历生产的阵痛和例假的周期性疼痛，这无异于在时刻提醒她们要呵护自己的身体，这点从她们参加体检的次数远远大于男性的结果不难看出，也使她们比之男性来说在人体的生理解剖知识方面要丰富得多，对自己的身体状况也更加敏感，对自己的身心健康也更加关注，从而强化了她们的自我保护意识和养生健身练习追求的意识。而健身气功从名称和目的来看，本身就是为健身养生服务的，它承载着诸多的养生健身文化内涵，包括方法、理论与哲理等。使习练者更容易从中学习到养生保健知识，并帮助他们建立科学的生活方式，从而有利于他们的身心健康。因此，更容易吸引女性参加。

（四）从男女扮演的社会角色来看

从社会的发展来看，男性承担的社会责任更重，在参与活动中他们或多或少需要有一定的面具来保护自己，对交往和练习的客观条件，比如伙伴的职业、地位等，环境、场地、装备等情况，要求也比较高。即使是在退休后都不能马上完全摆脱某些习惯和架子，融入到练功人群中；而女性则通常扮演的是家庭主角，承担的家庭负担较重。在与社会交往中，她们比较随性和自然，没有太多负担，不需要带着面具，也不讲究交往和练习的环境、场地、准备、对象，这样，不仅可以很快地融入到健身气功站点中去，而且由于其能够放下和舍得，因而更容易在健身气功的练习中表现出"舞"和"戏"的成分，从而也更容易达到"精神内守"的练功境界，也更易获得那份"恬淡虚无"的练习效果，从而增强了其继续学练健身气功的信心，提高了兴趣，参与练习的女性就自然会多起来。

（五）从人类学的角度来看

从人类学的角度来看，在原始氏族社会，一般男性都是外出打猎、捕鱼，这是他们的主要食物来源，这样他们必须要找准目标，一击而中或一网打尽就可以了，而不能挑挑拣拣；为了家族的生存，他们要的是收获，至于过程怎样，还来不及享受，也就是说，男性注重的是一目了然的结果。而女性则不是这样的，女性主要在家里带孩子做家务，外出的采摘只是作为辅助性的食物，而这种食物又是多样性的，而且品质好坏各不相同；因此，她们在外出采摘时不仅仅是看结果，而是可以东走走、西逛逛，边走边采，在获得食物的过程中充分享受了大自然的阳光和美景，进而产生了注重享受过程的习惯。这也就是为什么女人爱逛商店，而男人到商店买了东西就走的原因。而健身气功不像现代体育那样可通过竞争马上得到明确的输赢结果，也不像针灸、中药、西药和手术那样，追求的是立竿见影的治已病的效果；而是通过长期的习练，在享受练习的过程中，达到壮中补元的效果，使自己的体质获得潜移默化的改善，预防和缓解包括"文明病"在内的各种慢性疾病，从而达到"治未病"的目的。这正符合女性长期以来形成的过程重于结果的习惯，这样女性比男性更加青睐"健身气功"练习就不足为奇了。

（六）从消费观和交友观来看

有研究表明。男性比女性更善于交际，并且其朋友关系更加稳固，而且业余爱好多于女性。这就使得男性在退休后之初依然不会感觉寂寞，会有很多事要做。加之，女性向来比男性节俭，而参加健身气功站点的人们，其年消费额几乎为零，这一点也契合了女性节俭的特点，使得参加健身气功站点锻炼的男女比率出现女性远远大于男性的情况。

二、解决的对策

众多的研究表明，健身气功不仅在全面提高练习者的生理、心理和社会心理的健康水平，防治疾病方面有积极作用，而且在帮助人们建立科学养生理念、形成科学生活方式、学习养生文化和提升智慧等方面也具有一定的作用。阿里巴巴总裁马云曾说过："我做生意能够获得成功，主要得益于我练习太极，我是从太极哲理中，体会中国传统文化精髓的。"因此，健身气功女多男少的练习现状对健身气功的发展不利，需要采取相应的措施加以改进。具体方法如下。

（一）加强宣传教育

这主要应从男性的需要出发。

强调其预防疾病、强身健体的功能，而不应该纠缠在治疗疾病的目的上，更不能宣扬迷信，夸大健身气功的作用。

大力宣传中国传统养生文化中的精髓，即未病先防，并强调合理养生，建立科学生活方式是预防疾病的重要手段和方法，而通过健身气功练习不仅可以使我们达到强身健体的目的，还可以帮助我们建立科学的生活方式。

要加强对享受健身气功练习过程的研究和宣传，充分说明享受练功过程比追求结果重要，并且享受了过程就一定会获得好的练习效果。

注重对通过健身气功练习获得事业成功事例的挖掘整理和宣传，用事实来调动男性朋友练习的积极性和自觉性。

（二）创编出适合男性练习的功法

根据需要创编适合男性需要的健身气功功法。

研究男性生理、心理和身体素质特征，创编出适合男性运动方式、练习形式、运动强度、运动量特点的健身气功功法。具体来说，方式要突出刚柔相济，形式要简单点、强度要大点、运动量也要适中、时间稍短点。

根据各行各业人们的具体需求，创编相应的健身气功功法，特别是适合那些男性就业者比率较大行业的健身气功功法。如石油工人健身气功功法、出租司机健身气功功法、白领人员健身气功功法。

开发具有游戏和比赛性质的健身气功功法，使男性可以兴趣盎然地参与其中。

开发男女合练的健身气功功法，可以是双人练习、也可以是集体多人练习的形式。

（三）鼓励女性练习者带动男性练习

鼓励女性练习者动员自己的男性亲人或朋友来参加练习，可以采取一些相应的奖励政策。如少收或不收费，组织夫妇练习者郊游，颁发物质和精神奖励，开设免费夫妇培训班等。

（四）建立高档俱乐部和会所

针对男性消费意识强的特点，适当建立一些收费高的俱乐部或会所。但其教学内容要精致，服务质量要高规格，服务项目要配套，可提供系列养生服务项目，如养生文化讲座、中医按摩、药膳等，并且要环境优美，舒适宜人。从而吸引一些成功人士参加学练。

图书在版编目（CIP）数据

健身气功知识荟萃（二）/ 国家体育总局健身气功管理中心编 . –北京：人民体育出版社，2014（2015.5.重印）
ISBN 978-7-5009-4710-3

Ⅰ.①健…　Ⅱ.①国…　Ⅲ.①气功–健身运动–基本知识
Ⅳ.①R214

中国版本图书馆 CIP 数据核字（2014）第 198941 号

*

人民体育出版社出版发行
三河兴达印务有限公司印刷
新　华　书　店　经　销

*

787×960　16 开本　21 印张　350 千字
2014 年 9 月第 1 版　　2015 年 5 月第 2 次印刷
印数：5,000—7,000 册

*

ISBN 978-7-5009-4710-3

定价：45.00 元

社址：北京市东城区体育馆路 8 号（天坛公园东门）
电话：67151482（发行部）　　邮编：100061
传真：67151483　　　　　　　邮购：67118491
网址：www.sportspublish.com
（购买本社图书，如遇有缺损页可与邮购部联系）